Parul Mour Agarwal
Sonali Taneja

Controvérsias em Endodontia

Parul Mour Agarwal
Sonali Taneja

Controvérsias em Endodontia

ScienciaScripts

Imprint

Any brand names and product names mentioned in this book are subject to trademark, brand or patent protection and are trademarks or registered trademarks of their respective holders. The use of brand names, product names, common names, trade names, product descriptions etc. even without a particular marking in this work is in no way to be construed to mean that such names may be regarded as unrestricted in respect of trademark and brand protection legislation and could thus be used by anyone.

Cover image: www.ingimage.com

This book is a translation from the original published under ISBN 978-620-2-00509-8.

Publisher:
Sciencia Scripts
is a trademark of
Dodo Books Indian Ocean Ltd. and OmniScriptum S.R.L publishing group

120 High Road, East Finchley, London, N2 9ED, United Kingdom
Str. Armeneasca 28/1, office 1, Chisinau MD-2012, Republic of Moldova, Europe
Printed at: see last page
ISBN: 978-620-7-78837-8

Índice:

CONTROVÉRSIAS
IN
ENDODONTIA

Autores:
Dr. Parul
Coautor:
Dr. Sonali Taneja
Dr. Sonal Soi

Introdução

A endodontia é uma disciplina dinâmica e em evolução, com avanços consideráveis em técnicas e materiais na última década. Apesar do advento da tecnologia moderna na prática endodôntica atual, a especialidade ainda está envolta em controvérsias, tanto a nível clínico como teórico. Embora existam estas controvérsias, os endodontistas e os médicos de clínica geral não conseguem chegar a acordo sobre muitos parâmetros que conduziriam a resultados clínicos de sucesso.[1]

A prática da medicina dentária apresenta uma grande diferença devido ao local de prática, ou seja, entre a prática privada e a institucional, bem como entre o médico de clínica geral e os especialistas. O tratamento endodôntico em si oferece uma vasta gama de opções a um clínico na forma como um simples canal radicular pode ser efectuado. Mas, infelizmente, não existe uma prática unânime ou mesmo um ponto de vista entre os **clínicos1** a nível nacional.

A controvérsia sobre o tratamento endodôntico não é nova. A partir de cerca de 1912, houve uma ampla aceitação da teoria da "infeção focal" que resultou na extração em massa de dentes vitais e sem polpa. Não foi até bem depois da Segunda Guerra Mundial, com a disponibilidade de melhores radiografias, anestésicos, novos métodos e produtos, e a publicação do primeiro grande livro de texto dedicado à "Terapia de canais radiculares" que a teoria da "infeção focal" perdeu o favor e "salvar" em vez de extrair o dente tornou-se o "padrão de tratamento". Nos últimos anos, no entanto, a controversa teoria da infeção focal tem recebido um ressurgimento de apoio, uma vez que as infecções orais têm sido associadas a várias condições sistémicas.[2]

Possivelmente, um dos factores que mais contribui para as controvérsias frequentemente encontradas no campo da endodontia é a falta de compreensão de que os processos de doença da polpa têm geralmente uma etiologia microbiológica. Embora os passos críticos para a realização de tratamentos eficazes do ponto de vista microbiológico tenham sido delineados e testados ao longo de muitos anos de investigação, o conhecimento adquirido é frequentemente negligenciado ou ignorado.[3]

As doenças da polpa dentária têm frequentemente uma origem infecciosa e os tratamentos destinam-se a controlar as infecções do sistema de canais radiculares.[3] Muitos sistemas de classificação diferentes têm sido defendidos para as doenças pulpares. Estas classificações misturam condições clínicas e histológicas, resultando em muitos termos e diagnósticos erróneos para a mesma situação clínica. A confusão no diagnóstico também pode surgir quando se utiliza uma classificação com uma vasta seleção de condições que se sobrepõem.[4]

Um dos principais objectivos do estabelecimento do diagnóstico é determinar o tratamento clínico necessário.[4] Nenhuma técnica única pode interpretar e diagnosticar de forma fiável todas as condições pulpares,[5] e pode haver confusão quanto à sua validade ou adequação em diferentes situações clínicas.[6] Uma das principais deficiências dos actuais métodos de análise da polpa é o facto de monitorizarem indiretamente a vitalidade da polpa através da medição das respostas neurais e não da circulação vascular.[7] A controvérsia na determinação da eficácia dos diferentes testes deve ser avaliada através de estudos mais alargados que comparem os seus resultados com a análise histológica.

A preservação de uma polpa vital e funcional, tanto nos dentes decíduos como nos permanentes, é um objetivo primordial para todos os clínicos. As evidências actuais sugerem que o diagnóstico e as novas modalidades de tratamento com base científica permitiram que as polpas potencialmente "afectadas" continuassem a funcionar sem a necessidade de tratamento endodôntico completo ou extração. No entanto, continua a existir controvérsia entre todos os profissionais no que diz respeito às indicações para o capeamento pulpar direto e indireto, incluindo a pulpotomia, a utilização de formocresol e outros medicamentos e outras considerações relativas ao planeamento do tratamento. Para além disso, uma compreensão sólida do processo carioso e do potencial regenerativo da polpa deve servir de base a todas as decisões.

O tratamento de um dente imaturo com um sistema de canais radiculares necrótico e uma raiz incompletamente desenvolvida é um desafio significativo.[8] O medicamento mais comummente preconizado é o hidróxido de cálcio, embora recentemente tenha sido manifestado um interesse considerável na utilização do agregado de trióxido mineral.[9] A capacidade do clínico para gerir a saúde do tecido pulpar remanescente durante o procedimento é fundamental.[10] À medida que novas opções de tratamento se tornam disponíveis, é da maior importância investigar quais são as melhores opções, com base em evidências, de modo a procurar proporcionar aos doentes o melhor tratamento possível.

Este ponto de vista foi estimulado nos últimos anos por uma melhoria notável das ajudas tecnológicas neste campo da medicina dentária. Os clínicos podem agora efetuar a instrumentação intracanal de forma mais previsível do que no passado, sem endireitar ou bloquear os canais radiculares ou causar outros erros de procedimento que eram prevalecentes com o antigo armamento. Além disso, foram desenvolvidos métodos melhorados para uma obturação eficaz dos canais radiculares.[3]

Um dos maiores problemas no tratamento endodôntico é identificar e manter o comprimento biológico do sistema de canais radiculares. Quando o tratamento do canal radicular termina na constrição apical, obtém-se uma condição óptima de cicatrização com um contacto mínimo entre o material de obturação e o tecido apical. Têm sido utilizados diferentes métodos para localizar a posição do terminal do canal e medir o comprimento de trabalho dos canais radiculares. No entanto, este tem sido um importante tema de debate durante décadas e o ponto exato de terminação da terapia de canal radicular ainda é considerado um tópico controverso.[11]

A dimensão horizontal, ou seja, a largura de trabalho do sistema de canais radiculares, não só é mais complicada do que a dimensão vertical (comprimento de trabalho), como também é mais difícil de investigar, porque varia muito em cada nível vertical.[12] A importância de alargar o espaço pulpar está bem estabelecida, mas ainda é discutível quanto à dimensão suficiente na região apical.[13] No entanto, ainda não há consenso sobre como lidar com a largura apical ideal e a conicidade do preparo.[14]

O desbridamento completo do canal radicular é considerado essencial para o sucesso da terapia endodôntica a longo prazo. A preparação quimio-mecânica do canal radicular tem como objetivo remover os detritos e a smear layer. As vantagens e desvantagens da smear layer, e se esta deve ou não ser removida dos canais radiculares instrumentados, são ainda objeto de controvérsia.[15] Os defensores afirmam que a remoção da smear layer permite o contacto íntimo dos irrigantes e medicamentos com os túbulos dentinários potencialmente infectados, aumenta a força de ligação dos selantes de resina, resultando num selamento apical significativamente melhor. Por outro lado, os opositores à remoção da smear layer descobriram que a smear layer actua como uma barreira, inibindo a colonização bacteriana dos túbulos dentinários.[16] Também existe controvérsia sobre a melhor forma de remover a smear layer.

Outra área de interesse é o potencial de remoção de detritos com irrigação adicional.[16] Apesar dos avanços alcançados em todos os campos da investigação dentária, principalmente nas últimas duas décadas, a procura de um irrigante ideal continua a ser um desafio para a Endodontia.[15] Muitas soluções irrigantes têm sido estudadas extensivamente para determinar quais apresentam as melhores propriedades necessárias, mas o irrigante ideal ainda não foi encontrado.[17] A concentração do irrigante também é motivo de debate e permanece controversa; muitos autores recomendam uma concentração de 5,25% de hipoclorito de sódio, enquanto outros preferem uma concentração menor, de 3% ou mesmo 0,5%.[18] Alguns sugerem a diluição do NaOCl para limitar a sua citotoxicidade, enquanto outros indicam que o NaOCl pode perder alguma da sua eficácia antibacteriana e capacidade de dissolução de tecidos quando é diluído.[17]

As controvérsias parecem ter atormentado a endodontia desde o seu início e, hoje em dia, encontramo-nos envolvidos em mais um debate sobre a colocação ou não de um medicamento intra-canal na consulta.[19] Tem sido utilizada uma vasta gama de produtos químicos para desinfetar o sistema de canais radiculares, incluindo formocresol, cresatina, aldeídos, antibióticos, esteróides e Ca(OH)$_2$.[20] Além disso, foram propostos diferentes veículos para serem misturados com o pó de hidróxido de cálcio para formar uma pasta, o que também tem sido objeto de controvérsia na endodontia.[21]

A obturação do espaço radicular, englobando materiais de obturação e selantes, sofreu muitas alterações, embora lentas, ao longo de várias décadas.[22] Atualmente, estão disponíveis numerosos cimentos para canais radiculares com base em várias fórmulas. No entanto, a controvérsia sobre a toxicidade dos cimentos complica a decisão dos clínicos na escolha de um cimento adequado.[23]

Tão importante quanto o que é retirado, é o que é colocado. Embora muitos tenham defendido a utilização da técnica de compactação lateral ou uma obturação de cone único para obter um selamento apical de qualidade, a técnica em si não favorece necessariamente a obturação das irregularidades do canal. Reconhecendo este facto, é necessária a utilização de uma técnica de guta-percha amolecida com calor ou amolecimento químico para conseguir uma obturação completa.[24]

Embora os materiais de obturação adesivos se encontrem nas fases iniciais de desenvolvimento e tenham maior potencial do que os métodos tradicionais, parece não existir nenhum material de preenchimento adesivo do canal radicular que possa obturar perfeitamente o espaço do canal com uma massa sólida sem lacunas.[25] O conceito de criar uma unidade mecanicamente homogénea com a dentina radicular é excelente em teoria, mas é mais fácil falar do que fazer estes "monoblocos ideais" no espaço do canal radicular.[26] No entanto, é provável que a investigação e o desenvolvimento contínuos resultem em melhorias e materiais mais eficazes.

A restauração de dentes tratados endodonticamente é uma das situações mais desafiantes da prática clínica do médico dentista. Apesar da abundância de literatura sobre este tópico, ainda existe muita controvérsia e empirismo. Além disso, estão a ser introduzidos rapidamente novos conceitos que requerem uma análise mais aprofundada antes de se poder recomendar uma aceitação generalizada.[27] Embora a grande maioria dos estudos in vitro tenha comparado diferentes tipos de pinos, materiais de núcleo e cimentos de cimentação, estes são considerados muito menos importantes do que a quantidade e a qualidade da estrutura dentária coronal circunferencial remanescente.[28]

O tratamento de canal com uma ou várias visitas tem sido objeto de debate na comunidade endodôntica desde a década de 1990. Quando os clínicos são confrontados com a escolha do regime de tratamento que deve ser proposto ao doente, as questões centrais a considerar não são apenas a eficácia, as complicações e o custo, mas também o conforto, a preferência e a satisfação do doente. Não existem provas que sugiram que um regime de tratamento seja melhor do que o outro.[1] O médico prudente precisa de tomar decisões cuidadosamente à medida que vão surgindo novas provas.[29]

Ao longo do último século, a literatura dentária tem refletido consistentemente uma controvérsia relativamente ao efeito da doença periodontal na polpa dentária e, mais recentemente, ao efeito da necrose pulpar na iniciação e progressão da perda óssea marginal. Estas doenças apresentam desafios para o clínico no que respeita ao diagnóstico e prognóstico dos dentes envolvidos. É essencial fazer um diagnóstico correto para que o tratamento adequado possa ser efectuado.[30]

Os últimos 30 anos trouxeram poucas mudanças, e apenas uma quantidade modesta do conhecimento biológico acumulado encontrou aplicação clínica na área endodôntica. Não é, portanto, surpreendente que, neste campo da medicina dentária, existam muitos pontos de vista e opiniões contraditórios quanto ao tratamento adequado dos distúrbios endodônticos.[3]

Esta dissertação da Biblioteca é uma tentativa de fornecer uma visão de diferentes questões controversas que têm sido debatidas no campo da endodontia nos últimos anos.

Capítulo 1

Controvérsias na teoria da extração versus raiz e tratamento da infeção focal

HISTÓRIA[31]

Embora tenha sido localizado um caso deste tipo de trabalho durante o século 19th , a maioria dos casos relacionados com o presente tema diz respeito ao período da primeira metade do século 20th ao período específico de 1900 a 1940. Estes trabalhos são os seguintes:

Um foco de infeção contém micróbios patogénicos e pode ocorrer em qualquer parte do corpo. Os focos de infeção têm sido associados às amígdalas, adenóides, seios nasais, cavidade oral, próstata, apêndice, vesícula biliar e rim.

Em 1890, W.D. Miller associou a presença de bactérias à doença pulpar e periapical. Descreveu a infeção focal e recomendou o tratamento e a obturação dos canais radiculares. A primeira alegação relatada de uma cura para uma doença associada à infeção focal foi feita por Hipócrates, que acreditava ter curado um caso de artrite através da extração de um dente.

No início de 1800, Benjamin Rush, um médico americano e signatário da Declaração de Independência, também relacionou a cura da artrite com a extração de dentes.[32]

Em 1904, F. Billings relatou uma série de curas de doenças através de amigdalectomias e extracções dentárias. Ele descreveu que bactérias cultivadas de pacientes com artrite séptica podiam produzir artrite em coelhos.

Em 1909, E.C. Rosenow descreveu "A Teoria da Infeção Focal" como uma infeção localizada ou generalizada causada pelas bactérias que viajam através da corrente sanguínea a partir de um foco de infeção distante. Introduziu também os conceitos de "localização electiva", segundo os quais as bactérias teriam afinidade por órgãos específicos do corpo. Também descreveu a "transmutação" como o processo em que uma espécie de bactéria se transforma espontaneamente noutra espécie. A transmutação foi utilizada para explicar o facto de outros investigadores não conseguirem reproduzir os seus resultados. Muitos médicos proeminentes começaram a defender a remoção das amígdalas, adenóides e dentes como remédio para doenças causadas por micróbios e factores de virulência de infecções focais distantes.

Em muitos casos, a doença reaparecia e os pacientes tinham de enfrentar a dificuldade adicional de viver com dentições mutiladas. Em meados da década de 1920, começava-se a acreditar que a teoria estava a ser levada longe demais.[33] Com o progresso no campo da bacteriologia, as pesquisas que supostamente apoiavam a teoria eram cada vez mais descartadas. Os estudos não eram reproduzíveis e surgiram questões relativas a culturas mistas no trabalho do Dr. Rosenow.

Em 1928, W.L. Holman desacreditou efetivamente o conceito de localização electiva. Ele apontou inconsistências entre os dados dos estudos que apoiavam a teoria, incluindo incongruências nas tabelas que relatavam os resultados. Além disso, observou as dificuldades em aplicar resultados de estudos em animais a doenças humanas e questionou a variabilidade das doses bacterianas utilizadas nos estudos e o momento do sacrifício dos animais.[34]

Durante a década de 1930, a perspetiva da infeção focal mudou em relação à artrite. Numa revisão da artrite crónica em 1935, Chester Keefer indicou que duvidava que a infeção focal estivesse relacionada com a artrite.[35] Outros que reviram os dados consideraram-nos controversos, mas favoreceram uma abordagem terapêutica mais conservadora do que a defendida anteriormente.[36]

Em 1938, num estudo de Cecil e Angevine sobre 200 casos de artrite reumatoide, que não mostrou qualquer benefício da amigdalectomia ou das extracções dentárias. Em 1939, Vaizey e Clark Kennedy demonstraram que os pacientes tornados edêntulos por "razões médicas" desenvolviam artrite e dispepsia subsequentes e que o edentulismo causava, de facto, indigestão **32** em vez de a curar.

Em 1940, uma publicação crítica de Reimann e Havens levantou várias questões relacionadas com a teoria da infeção focal. Estas incluíam (1) a teoria da infeção focal não foi provada; (2) os agentes infecciosos eram desconhecidos; (3) grandes grupos de pessoas com amígdalas não eram piores do que aqueles que tinham as suas amígdalas removidas; (4) os pacientes que tinham os seus dentes ou amígdalas removidas não ficavam melhor após a cirurgia; (5) os efeitos benéficos raramente podiam ser associados à cirurgia; (6) os efeitos nocivos da cirurgia muitas vezes superavam o benefício da cirurgia; (7) os focos de infeção muitas vezes curam após a recuperação de uma doença sistémica ou de medidas de higiene e dieta melhoradas.

Nos anos 30 e 40, os editoriais e a investigação refutaram a teoria da infeção focal e apelaram a um regresso ao tratamento dentário construtivo em vez de destrutivo. Em 1939, Fish reconheceu quatro zonas de reação formadas em resposta a bactérias implantadas nos maxilares de cobaias. Descreveu as bactérias como sendo confinadas por leucócitos neutrófilos polimorfonucleares a uma zona de infeção. Fora da zona de infeção está a zona de contaminação que contém células inflamatórias, mas não bactérias. A seguir, a zona de irritação contém histocitos e osteoclastos. No exterior, havia uma zona de estimulação com maioritariamente fibroblastos, botões capilares e osteoblastos. Fish teorizou que a remoção do nidus da infeção levaria à resolução da infeção. Esta teoria tornou-se a base para o sucesso do tratamento do canal radicular.

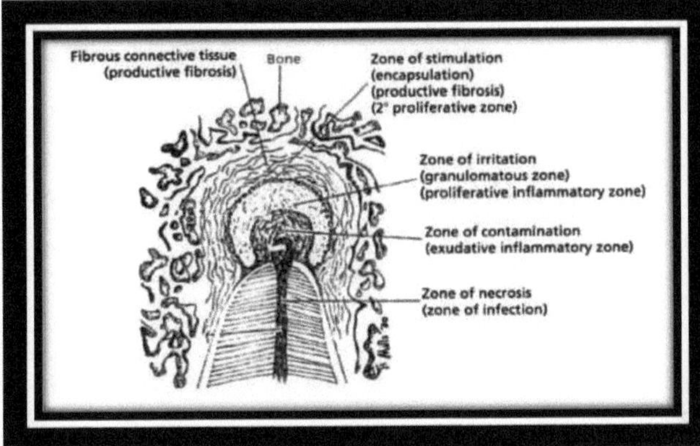

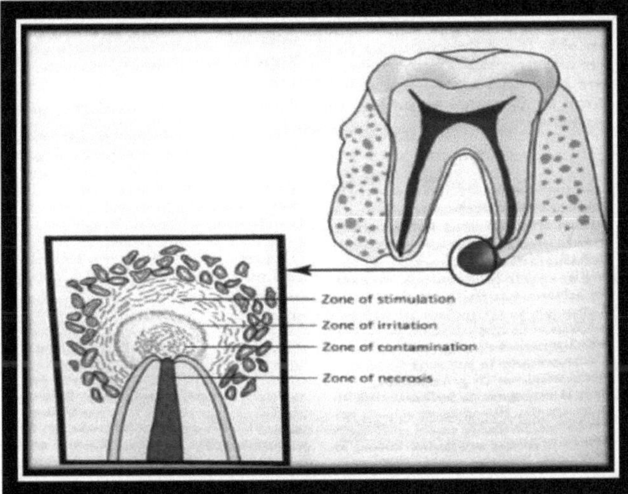

Figura 1: ZONAS DE INFECÇÃO DO PEIXE

ENDODONTIA E INFECÇÃO FOCAL[32]

Numerosos estudos tentaram determinar a importância de vários agentes patogénicos microbianos nas infecções pulpares e periapicais. Os esforços têm sido dificultados por amostras de pequena dimensão, falta de aleatorização ou utilização de casos consecutivos, definições de caso variadas e falta de documentação relativa à presença/ausência de cárie dentária e doença periodontal, diferentes conhecimentos em técnicas de cultura, estado de saúde variado dos pacientes e potencial contaminação microbiana durante os procedimentos de amostragem.

Apesar destas dificuldades, existem dados suficientes para estabelecer que todas as infecções orofaciais, independentemente da sua origem, partilham os principais agentes patogénicos microbianos: VGS (estreptococos do grupo viridans), Porphyromonas gingivalis, Prevotella intermedia, Veillonella, Fusobacterium nucleatum, Peptostreptococcus micros, Bacteroides forsythus, Eubacteria, Lactobacilli e Actinomyces. Outros agentes patogénicos menos comuns ou raros incluem Propionibacterium acnes, Candida albicans, Enterococcus, Staphylococci, Pseudomonas aeruginosa, Serratia marcescens, Eikenella corrodens, Corynebacterium, Selenomonas e Wolinella reta. Não se sabe exatamente quantos destes microrganismos raros são contaminantes.

Os agentes patogénicos orais com possivelmente maior relevância para a patologia pulpar incluem Dialister pneumosintes, Eubacterium e Prevotella endodontalis. A importância relativa destes agentes patogénicos nas infecções pulpares, periapicais e periodontais, ou na pericoronite, peri-implantite e disseminação infecciosa para áreas contíguas (orbital, submandibular, mediastínica) é principalmente quantitativa e não qualitativa. Qualquer infeção orofacial que se propague rapidamente é suscetível de ter um componente substancial de VGS.

O risco exato de bacteriemia associado às lesões endodônticas e à terapêutica é objeto de alguma controvérsia. Aparentemente, não existe nenhum estudo que defina a incidência/magnitude de bacteremias espontâneas de canais radiculares infectados com lesões perirradiculares crónicas ou com abcessos periodontais agudos. Tais bacteremias podem ocorrer durante o tratamento de canais radiculares infectados e seria importante compreender bem a sua incidência/magnitude.

Bender et al.[37] determinaram uma incidência de 0-15% de bacteriemia se a instrumentação permanecesse dentro do canal e 15% se fosse estendida para além do ápice. Baumgartner et al.[38] encontraram uma incidência de 3,3% com endodontia não cirúrgica e uma incidência de 83-100% com endodontia cirúrgica. Num estudo que instrumentou intencionalmente para além do ápice, foi detectada uma incidência de bacteriemia de 34-54%.[39] Al-Karaawi et al.[40] determinaram que a bacteriemia "cumulativa" com um grampo de dique de borracha em crianças era 175 vezes superior à de uma extração dentária, enquanto uma banda de matriz era apenas quatro vezes superior, o que contrariava outro estudo do mesmo grupo, segundo o qual a incidência de bacteriemia utilizando um modelo de dique de borracha/cunha/bandas de matriz era de 9-32%.[41]

Uma das dificuldades em comparar qualquer procedimento dentário utilizando dados cumulativos com extracções dentárias é que nunca foi determinado durante quanto tempo os locais de extração dentária produzem bacteremias durante a fase de cicatrização. Se a instrumentação ocorreu para além do ápice pode não ser prontamente determinada e a profilaxia antibiótica para a prevenção da endocardite seria apropriada se o melhor julgamento clínico do dentista é que tal determinação não pode ser feita. A questão das bacteremias resultantes da aplicação do dique de borracha deve ser esclarecida, uma vez que o grau de trauma associado à sua utilização é uma variável provável. É razoável concluir, com base nos dados acima referidos, que a endodontia não cirúrgica pode ser o procedimento de tratamento dentário com menor probabilidade de produzir bacteremias significativas, quer em termos de incidência quer de magnitude.

Roberts et al. (1997)[41] estudaram uma variedade de procedimentos dentários utilizados rotineiramente em dentisteria pediátrica. Quatro procedimentos utilizados em medicina dentária conservadora causaram bacteremias com uma frequência significativamente superior ao valor de referência de 9,4%: polimento dos dentes 24,5%, injeção intraligamentar 96,6%, colocação de dique de borracha 29,4% e colocação de banda de matriz com cunha 32,1%. Em comparação, a escovagem dentária isolada causou uma bacteriémia de 38,5% em algumas ocasiões. Os organismos isolados eram típicos da bacteriemia odontogénica, na medida em que 50% dos isolados foram identificados como variedades de estreptococos viridans. Estes dados mostram que uma maior variedade de procedimentos dentários do que foi previamente documentado causa bacteriémia.

Sonbol et al. (2009)[42] investigaram a prevalência, intensidade e identidade microbiana da bacteriemia após procedimentos dentários conservadores. Os procedimentos foram a colocação de um dique de borracha, a utilização da broca rápida, a utilização da broca lenta e a colocação de uma banda e cunha de matriz. Os resultados mostraram que a prevalência de bacteriémia foi significativamente maior após a colocação do dique de borracha e a colocação da banda de matriz e da cunha, em comparação com a linha de base. As bactérias mais frequentemente isoladas foram Streptococcus spp. (56%), Actinomyces spp. (15%) e Staphylococcus spp. coagulase-negativo (15%). O estudo concluiu que os procedimentos dentários conservadores são uma causa significativa de bacteriémia.

Dezan et al. (2012)[43] avaliaram a ocorrência de anacorese na região periapical de cães submetidos a obturações de canais radiculares. A cultura e a amplificação do DNA por PCR revelaram a presença da bactéria inoculada apenas em tecidos periapicais de cães sacrificados 48 horas após a bacteremia e não em animais sacrificados após 30 dias. As impressões digitais AP-PCR das colónias recuperadas de S. pyogenes e a presença de marcadores genéticos de resistência a antimicrobianos eram semelhantes à estirpe inoculada. Os periápices tratados endodonticamente pareceram ser propensos à ocorrência de anacorese e não houve relação entre o fenómeno e o nível de obturação do canal radicular.

MICRORGANISMOS ORAIS E DOENÇAS CARDIOVASCULARES[32]

O interesse atual na potencial associação entre microrganismos orais e doenças cardiovasculares intrigantes foi recentemente submetido a um exame minucioso. Com base na teoria da "resposta à lesão" da formação do ateroma, é colocada a hipótese de que a "faixa gorda" inicial observada nas fases iniciais da aterosclerose pode ser iniciada por microrganismos que se depositam na região, promovem a libertação de citocinas pró-inflamatórias do tecido danificado e dos macrófagos, resultando na formação de ateromas complexos e/ou na desestabilização do ateroma e subsequente trombogénese e oclusão arterial. Esta hipótese é elegantemente simples e um exemplo clássico de infeção focal.

A doença cardiovascular é uma doença multifatorial clássica com mais de 100 factores e marcadores de risco, juntamente com polimorfismos genéticos que controlam a progressão do ateroma e iniciam a trombogénese. Os estudos dentários raramente controlaram os factores de risco mais reconhecidos e importantes, ou seja, o perfil lipídico coronário, a hipertensão, a diabetes mellitus, a obesidade, o sexo, a idade, os factores socioeconómicos, o stress do estilo de vida, os níveis de homocisteína e, mais importante ainda, o tabagismo e a genética. É certo que isto pode ser difícil e dispendioso, mas sem estes controlos não temos mais do que uma hipótese. Estudos mais recentes e exaustivos indicam uma associação muito limitada, se é que existe, entre a doença periodontal e as doenças cardiovasculares, particularmente se os estudos forem bem controlados em relação ao tabagismo.

Os dados epidemiológicos só podem determinar a possível causalidade através da utilização de estudos de intervenção que decidem se a eliminação de uma variável altera o início ou o curso da doença. Mesmo assim, surgem questões válidas no caso de doenças orais (gengivite e periodontite) com uma potencial atividade ao longo da vida: será que uma única intervenção (ou seja, terapia periodontal incluindo cirurgia) altera o curso da doença, será que uma série de intervenções (manutenção periodontal) será bem sucedida, será que nenhuma delas altera a doença e quantos estudos serão necessários por cientistas independentes para estabelecer a validade e, finalmente, quais serão as determinações finais de risco e custo-benefício. Os dentistas que atualmente aconselham os pacientes de que várias formas de tratamento dentário reduzem o risco de enfarte do miocárdio e de acidente vascular cerebral (doença aterosclerótica) devem abster-se desta prática até que existam provas científicas credíveis e substanciais de que tal é o caso. Este infeliz conselho aos pacientes não é mais científico hoje em dia do que os "100 por cento", o "dentulismo terapêutico" e a "varredura limpa" eram nos tempos áureos da Teoria da Infeção Focal.

DeStefano et al. (1993)[44] investigaram uma associação entre a doença dentária e o risco de doença coronária. Entre todos os 9760 indivíduos incluídos na análise, aqueles com periodontite tinham um risco 25% maior de doença coronária em relação àqueles com doença periodontal mínima. A má higiene oral, determinada pela extensão dos detritos dentários e do cálculo, também foi associada a um aumento da incidência de doença coronária. Nos homens com menos de 50 anos de idade, a doença periodontal foi um fator de risco mais forte para a doença coronária; os homens com periodontite tinham um risco relativo de 1,72. Tanto a doença periodontal como a má higiene oral mostraram associações mais fortes com a mortalidade total do que com a doença coronária. A doença dentária está associada a um risco acrescido de doença coronária, particularmente em homens jovens. A saúde dentária pode ser um indicador mais geral de higiene pessoal e, possivelmente, de práticas de cuidados de saúde.

Beck et al. (2005)[45] investigaram as relações entre a doença coronária prevalente (CHD) e 2 exposições, (1) doença periodontal clínica e (2) anticorpos Ig G para 17 organismos orais, e avaliaram o papel do tabagismo nestas relações. Os resultados indicaram que o estado periodontal não está significativamente associado à doença coronária, quer nos fumadores, quer nos que nunca fumaram. Análises semelhantes que avaliaram os anticorpos indicam que anticorpos elevados contra Treponema denticola, Prevotella intermedia, Capnocytophaga ochracea e Veillonella parvula estão significativamente associados à doença coronária entre os fumadores, enquanto Prevotella nigrescens, Actinobacillus actinomycetem comitans e Capnocytophaga ochracea foram associados à doença coronária entre os nunca fumadores. Os sinais clínicos de doença periodontal não foram associados à doença coronária, enquanto a resposta sistémica de anticorpos foi associada à doença coronária em fumadores e nunca fumadores. Estes resultados indicam que a qualidade e a quantidade da resposta do hospedeiro às bactérias orais podem ser uma exposição mais relevante para os eventos coronários aterotrombóticos sistémicos do que as medidas clínicas.

Savarrio et al. (2005)[46] investigaram se era produzida uma bacteriemia detetável durante a terapia não cirúrgica dos canais radiculares. Os resultados mostraram que, através de uma cultura convencional, estava presente uma bacteriemia detetável em 9 (30%) dos 30 pacientes que não tinham uma amostra de sangue de controlo pré-operatório positiva. Em 7 (23,3%) pacientes, a mesma espécie de organismo foi identificada tanto na corrente sanguínea como na amostra de papel do sistema de canais radiculares. Globalmente, a PCR apresentou taxas de deteção mais baixas em comparação com a cultura convencional, com 10 de 90 (11%) das amostras de sangue a apresentarem ADN bacteriano. A tipagem PFGE foi efectuada para dois pares de culturas isoladas do sangue e das pontas de papel; verificou-se que estas eram geneticamente idênticas. O estudo concluiu que o tratamento não cirúrgico dos canais radiculares pode provocar uma bacteriemia detetável.

Lockhart et al. (2008)[47] compararam a incidência, a duração, a natureza e a magnitude da bacteriemia relacionada com a endocardite resultante da extração de um único dente e da escovagem de dentes, e para determinar o impacto da profilaxia com amoxicilina na extração de um único dente. Os resultados mostraram que a incidência cumulativa de bactérias relacionadas com a endocardite em todas as 6 colheitas de sangue foi de 23%, 33% e 60% para os grupos de escovagem dentária, extração-amoxicilina e extração-placebo, respetivamente. Foram identificadas diferenças significativas entre os três grupos nas colheitas 2, 3, 4 e 5. A amoxicilina resultou numa diminuição significativa das culturas positivas. O estudo concluiu que, apesar de a amoxicilina ter um impacto significativo na bacteriemia resultante de uma única extração dentária, dada a maior frequência de higiene oral, a escovagem dos dentes pode constituir uma ameaça maior para os indivíduos em risco de endocardite infecciosa.

Naguib et al. (2013)[48] avaliaram a incidência de bacteriemia após vários procedimentos em crianças submetidas a tratamento dentário sob anestesia geral. Os resultados mostraram que todas as hemoculturas foram negativas antes da intubação (linha de base) em todos os pacientes. No entanto, a percentagem de amostras positivas na extração de dentes decíduos foi de 80%, 20% para pulpotomia de dentes vitais, 30% para pulpotomia de dentes não vitais, 50% para pulpectomia de dentes vitais, 60% para pulpectomia de dentes não vitais, 40% para preparação de coroas, 10% para preparação de cavidades e a de intubação nasotraqueal foi de 11,4%. O estudo concluiu que os doentes tratados sob anestesia geral dentária têm de ser avaliados através de um exame físico pormenorizado e, se necessário, deve ser administrada profilaxia antibiótica, a fim de evitar uma nova endocardite bacteriana inesperada.

Capítulo 2

INTRODUÇÃO[31]

Os microrganismos causam praticamente todas as patologias da polpa e dos tecidos periapicais. Para tratar eficazmente as infecções endodônticas, os clínicos devem reconhecer a causa e o efeito da invasão microbiana do espaço da polpa dentária e dos tecidos periapicais circundantes. O conhecimento dos microrganismos associados à doença endodôntica é necessário para desenvolver uma compreensão básica do processo da doença e uma fundamentação sólida para o tratamento eficaz dos pacientes com infecções endodônticas. Embora a grande maioria dos nossos conhecimentos se refira às bactérias, estamos agora conscientes do potencial da doença endodôntica estar associada a fungos e vírus.

INFECÇÕES ENDODÔNTICAS[49]

As infecções endodônticas podem ser classificadas de acordo com a localização anatómica (infeção intrarradicular ou extrarradicular) e o tempo de permanência dos microrganismos no canal radicular (*infeção primária, secundária ou persistente*).

Infeção primária, causada por microrganismos que inicialmente invadem e colonizam o tecido pulpar necrótico (infeção inicial ou "virgem")

Infeção secundária, causada por microrganismos não presentes na infeção primária, mas introduzidos no canal radicular em algum momento após a intervenção profissional (ou seja, *secundária* à intervenção)

Infeção persistente, causada por microrganismos que faziam parte de uma infeção primária ou secundária e que, de alguma forma, resistiram aos procedimentos antimicrobianos intracanais e foram capazes de suportar períodos de privação de nutrientes nos canais tratados.

Tanto as infecções persistentes como as secundárias são, na sua maioria, clinicamente indistinguíveis, exceto nos casos em que surgem sinais e/ou sintomas de infeção num dente previamente não infetado - um exemplo típico de infeção secundária.

A infeção intrarradicular é causada por microrganismos que colonizam o sistema de canais radiculares.

A infeção extrarradicular caracteriza-se pela invasão microbiana dos tecidos perirradiculares inflamados e é uma sequela da infeção intrarradicular. É certo que as infecções extrarradiculares podem ser dependentes ou independentes da infeção intrarradicular.

ASSOCIAÇÃO DE MICRÓBIOS COM A DOENÇA ENDODÔNTICA[31]

Antony van Leewenhoek,[50] o inventor dos microscópios de lente única, foi o primeiro a observar o microbiota oral isolado da placa dentária e de uma cavidade pulpar exposta.

W. D. Miller é considerado o pai da microbiologia oral. Em 1894, Miller[51] tornou-se o primeiro investigador a associar a presença de bactérias à doença pulpar.

Kakehashi et al.[52] em 1965 verificaram que não ocorreram alterações patológicas nas polpas expostas ou nos tecidos periapicais em ratos sem germes, no entanto, em animais convencionais, a exposição da polpa levou à necrose pulpar e à formação de lesões periapicais.

Antes de 1970, muito poucas estirpes de anaeróbios estritos foram isoladas e identificadas devido a métodos inadequados de cultura de anaeróbios. A importância das bactérias anaeróbias nas patologias pulpares e periapicais foi revelada com o desenvolvimento de métodos de cultura de anaeróbios e a utilização de meios de cultura selectivos e não selectivos. No entanto, mesmo com os métodos de cultura mais sofisticados, ainda existem muitos microrganismos que permanecem incultiváveis.

A dinâmica das bactérias nos canais radiculares infectados foi estudada em macacos durante 3 anos. Inicialmente, predominavam as bactérias facultativas; contudo, com o passar do tempo, as bactérias facultativas foram substituídas por bactérias anaeróbias. Os resultados indicam que ocorre um processo seletivo que permite às bactérias anaeróbias uma maior capacidade de sobrevivência e de multiplicação. Após quase 3 anos (1.080 dias), 98% das **53-55** bactérias cultiváveis eram anaeróbios estritos.

Em 1989, Sundqvist et al. cultivaram canais radiculares intactos e encontraram 91% dos organismos **56** eram anaeróbios estritos.

Em 1991, Baumgartner et al. efectuaram culturas nos 5 mm apicais de canais radiculares expostos por cáries, tendo-se verificado que 67% eram anaeróbios estritos.[57]

Embora não tenha sido feita uma correlação absoluta entre qualquer espécie de bactéria e a gravidade das infecções endodônticas, várias espécies têm sido implicadas em alguns sinais e sintomas clínicos. Essas espécies incluem bactérias de pigmentação escura, Peptostreptococcus, Eubacterium, Fusobacterium e Actinomyces. A Tabela 1 resume a percentagem de incidência de bactérias isoladas de canais radiculares intactos de cinco estudos combinados. [56,58-61]

Tabela 1: Bactérias cultivadas e identificadas nos canais radiculares de dentes com radiolucências

apicais[56,58-61]

Bactérias	Percentagem de incidência
Fusobacterium nucleatum	48
Streptococcus spp	40
Bacteroides spp	35
Prevotella intermedia	34
Parvimonas micra	34
Pseudorami bacter	34
Peptostreptococcus anaerobius	31
Lactobacillus spp	32
Eubaoterium lentum	31
Fusobacterium spp	29
Campylobacter spp	25
Peptostreptococcus spp	15
Actinomicetos spp	15
Mogibacterium timidum	11
Capnocytopbaga ochracea	11
Eubacterium brachy	9

Selenomonas sputigena	9
Veillonella párvula	9
Porpbyromonas endodontalis	9
Prevotella buccae	9
Prevotella oralis	8
Propionibacterium propionicum	8
Prevotella denticola	6
Prevotella loescheii	6

Eubacterium nodatum

Outras espécies isoladas em baixa incidência incluíram Porphyromonas gingivalis, Bacteroides ureolyticus, Campylobactor gracilis, Atopohium minutum Lactobacillus catenaforme, Enterococcus faecalis, Anaerococcus prevotii, Eikenella corrodens e Pantoea agglomerans.

A identificação convencional de micróbios com base na coloração de Gram, morfologia colonial, características de crescimento e testes bioquímicos é frequentemente inconclusiva e produz identificações presuntivas.

Bactérias com pigmentação escura (preta) têm sido associadas a sinais e sintomas clínicos em vários estudos. Anteriormente, Prevotella intermedia era a espécie de bactéria de pigmentação escura mais comummente isolada de infecções endodônticas. Em 1992, foi demonstrado que os isolados que se pensava serem P. intermedia eram uma espécie intimamente relacionada, atualmente conhecida como Prevotella nigrescens.

Estudos demonstraram que a **P. nigrescens** é, na verdade, a bactéria de pigmentação escura mais comumente identificada após o isolamento de canais radiculares e abscessos periapicais de origem endodôntica.[62,63] Outro estudo que associou bactérias de pigmentação escura a infecções endodônticas encontrou-as em 55% de 40 dentes intactos com polpas necróticas e periodontite apical. Dezasseis dos vinte e dois dentes da amostra estavam associados a drenagem purulenta ou a um trato sinusal associado.[64]

Estudos futuros utilizarão provavelmente métodos moleculares para detetar e identificar com maior precisão os micróbios utilizando ADN extraído. As estirpes de bactérias de pigmentação escura previamente identificadas utilizando técnicas convencionais foram determinadas como sendo Prevotella tannerae utilizando a PCR.[65] Vários estudos de dentes tratados endodonticamente que necessitaram de novo tratamento mostraram uma prevalência de bactérias facultativas, especialmente Enterococcus faecalis, em vez de anaeróbios estritos.[66-70] Estudos utilizando métodos moleculares detectaram numerosas outras espécies em canais radiculares que não cicatrizaram. Além disso, foi demonstrado que os fungos estão associados a um tratamento de canal radicular falhado.[71-73]

INFECÇÕES INTRARRADICULARES PRIMÁRIAS[74]

As infecções endodônticas têm uma natureza polimicrobiana, e as bactérias anaeróbias obrigatórias dominam conspicuamente a microbiota nas infecções primárias. Além disso, o microbiota endodôntico apresenta uma elevada variação inter-individual, indicando que a periodontite apical tem uma etiologia heterogénea e que múltiplas combinações bacterianas podem desempenhar um papel na causa da doença.

Segue-se uma visão geral dos principais grupos e espécies bacterianas consideradas como candidatos a agentes patogénicos endodônticos.

Tabela 2: Bactérias isoladas dos canais radiculares com infeção primária e periodontite apical[74]

Aerobes	Facultative Anaerobes	Anaerobes
Gram-positive cocci *Dietzia marii* *Micrococcus luteus* *M. lylae* **Gram-positive rods** *Arthrobacter* sp. *Brachybacterium* sp. **Gram-negative cocci** *Neisseria* sp. **Gram-negative rods** *Acinetobacter wolfii* *Campylobacter sputorum* *Kingella* sp. *Pseudomonas aeruginosa* *Wolinella curva* *W. recta*	**Gram-positive cocci** *Enterococcus faecalis* *E. faecium* *E. hirae* *Gemella haemolysans* *G. morbillorum* *Leuconostoc* sp. *Pediococcus acidilactici* *Rothia* sp. *Staphylococcus aureus* *S. epidermidis* *S. hominis* *S. warneri* *Stomatococcus mucilaginosus* *Streptococcus anginosus* *Str. constellatus* *Str. gordonii* *Str. infantis* *Str. intermedius* *Str. mitior* *Str. mitis* *Str. mutans* *Str. oralis* *Str. pyogenes* *Str. salivarius* *Str. sanguinis* *Str. sobrinus* *Str. suis* **Gram-positive rods** *Actinomyces meyeri* *A. naeslundii* *A. odontolyticus* *A. radicidentis* *A. viscosus* *Bacillus flexus* *B. megaterium* *B. pumilus* *Corynebacterium diphtheriae* *Lactobacillus fermentum* *L. gasseri* *L. casei* *L. rhamnosus* *Propionibacterium acnes* *P. propionicum* **Gram-negative cocci** *Gram-negative rods* *Actinobacillus* sp. *Citrobacter* sp. *Eikenella corrodens* *Enterobacter* sp. *Escherichia* sp. *Haemophilus influenzae* *Klebsiella pneumoniae* *Pasteurella* sp. *Proteus* sp.	**Gram-positive cocci** *Peptococcus* sp. *Peptostreptococcus anaerobius* *P. asaccharolyticus* *P. magnus* *P. micros* *P. prevotii* *Ruminococcus* sp. **Gram-positive rods** *Bifidobacterium* *Eubacterium brachy* *E. lentum* *E. nodatum* *Eubacterium* sp. *E. timidum* *Slackia exigua* **Gram-negative cocci** *Acidaminococcus* sp. *Veillonella dispar* *V. parvula* **Gram-negative rods** *Acidaminobacter* sp. *Bacteroides* sp. *Clostridium* sp. *Fibrobacter* sp. *Fusobacterium necrophorum* *F. nucleatum* *F. varium* *Leptotrichia* sp. *Megamonas* sp. *Mitsuokiella* sp. *Porphyromonas asaccharolyticus* *P. endodontalis* *P. gingivalis* *Prevotella buccae* *Pr. intermedia* *Pr. loeschia* *Pr. melaninogenicus* *Pr. oralis* *Pr. oris* *Selenomonas sputigena* *Treponema* spp.

Tabela 3: Bactérias isoladas de dentes tratados com doença periapical persistente[74]

Aerobes	Facultative Anaerobes	Anaerobes
Gram-positive cocci *Dietzia maris* *Micrococcus luteus*	**Gram-positive cocci** *Enterococcus faecalis* *E. faecium* *Gemella morbillorum* *Leuconostoc* sp. *Staphylococcus aureus* *S. epidermidis* *Str. anginosus* *Str. gordonii* *Str. mutans* *Str. pyogenes* *Str. sanguinis*	**Gram-positive cocci** *Peptococcus* sp. *Peptostreptococcus asaccharolyticus* *P. magnus* *P. micros*
Gram-positive rods *Brachybacterium* sp.	**Gram-positive rods** *Actinomyces naeslundii* *A. odontolyticus* *A. radicidentis* *A. viscosus* *Bacillus megaterium* *Corynebacterium diphtheriae* *Lactobacillus fermentum* *L. gasseri* *L. casei* *L. rhamnosus* *Propionibacterium propionicum*	**Gram-positive rods** *Eubacterium lentum* *Eubacterium* spp. *E. timidum*
Gram-negative cocci *Neisseria* sp.	**Gram-negative cocci** **Gram-negative rods** *Citrobacter* sp. *Eikenella corrodens* *Enterobacter* sp. *Escherichia* sp. *Klebsiella pneumoniae* *Proteus* sp.	**Gram-negative cocci** *Acidaminococcus* sp. *Veillonella* sp.
Gram-negative rods *Campylobacter sputorum* *Pseudomonas aeruginosa*		**Gram-negative rods** *Bacteroides* sp. *Fusobacterium* sp. *Leptotrichea* sp. *Porphyromonas endodontalis* *Prevotella intermedia* *P. melaninogenicus* *Selenomonas sputigena*

Tabela 4: Alterações taxonómicas recentes para espécies anteriores de Bacteroides[74]

***Porphyromonas*: dark-pigmented (asaccharolytic *Bacteroides* species)**
• *Porphyromonas asaccharolytica*
• *P. gingivalis**
• *P. endodontalis**
***Prevotella*: black-pigmented (saccharolytic *Bacteroides* species)**
• *Prevotella melaninogenica*
• *Pr. denticola*
• *Pr. loescheii*
• *Pr. intermedia**
• *Pr. nigrescens*
• *Pr. corporis*
• *Pr. tannerae*
***Prevotella*: non-pigmented (saccharolytic *Bacteroides* species)**
• *Prevotella buccae**
• *Pr. bivia*
• *Pr. oralis*
• *Pr. oris*
• *Pr. oulorum*
• *Pr. ruminicola*

Os estudos que utilizam PCR de largo espetro associados à análise de bibliotecas de clones[75,76] ou T-RFLP[75] indicaram que as bactérias ainda não cultivadas podem participar nas infecções endodônticas - mais de 40 a 55% do microbiota endodôntico é composto por filotipos bacterianos, ou seja, espécies que são conhecidas apenas por uma sequência do gene 16S rRNA e que ainda não foram cultivadas e totalmente caracterizadas.

Um estudo que utilizou tanto a biblioteca de clones do gene 16S rRNA como análises T-RFLP[75] encontrou alguns filótipos não cultivados entre as bactérias mais prevalentes em infecções intrarradiculares primárias, incluindo Lachnospiraceae clone oral 55A-34, Megasphaera clone oral CS025 e Veillonella clone oral BPl-85. Dois filotipos, Bacteroidetes clone oral X083 e Dialister clone oral BS016, foram detectados apenas em dentes assintomáticos, enquanto Prevotella clone oral PUS9, Eubacterium clone oral BP1-89 e Lachnospiraceae clone oral MCE7_60 foram detectados exclusivamente em amostras sintomáticas.[75] A deteção de filótipos ainda não cultivados em infecções endodônticas sugere que podem ser bactérias previamente não reconhecidas que desempenham um papel na patogénese de diferentes formas de periodontite apical.

OUTROS MICRORGANISMOS NAS INFECÇÕES ENDODÔNTICAS[74]

Embora as bactérias estejam mais frequentemente associadas às infecções endodônticas, estudos recentes que utilizaram métodos de identificação mais recentes demonstraram a presença de fungos, vírus e leveduras nos canais radiculares infectados.

A presença de C. albicans na polpa infetada e nas áreas perirradiculares foi demonstrada através da utilização de microscopia de luz e eletrónica, bem como de técnicas de cultura, tendo-se verificado que varia entre 7% e 55%.

O vírus Herpes simplex, o vírus Epstein-Barr e o citomegalovírus humano também foram isolados das amostras de dentes com lesões perirradiculares sintomáticas e assintomáticas.

INFECÇÕES EXTRARRADICULARES[31]

As lesões da periodontite apical formam-se em resposta a uma infeção intrarradicular e constituem, em geral, uma barreira eficaz contra a propagação da infeção ao osso alveolar e a outros locais do corpo. No entanto, em algumas circunstâncias específicas, os microrganismos podem ultrapassar esta barreira de defesa e estabelecer uma infeção extrarradicular.

A questão de saber se a infeção extrarradicular é dependente ou independente da infeção intrarradicular tem especial relevância do ponto de vista terapêutico. Por exemplo, o abcesso apical agudo é normalmente dependente da infeção intrarradicular - uma vez que a infeção intrarradicular é devidamente controlada através do tratamento do canal radicular ou da extração do dente e a drenagem do pus é conseguida, a infeção extrarradicular é tratada pelas defesas do hospedeiro e normalmente desaparece.

A actinomicose apical, por sua vez, tem sido considerada independente da infeção intrarradicular, no sentido de que, mesmo que o tratamento consiga erradicar os organismos intrarradiculares, a lesão não pode cicatrizar porque os agentes causadores estão fora do alcance dos procedimentos não cirúrgicos de tratamento do canal radicular. Assim, a actinomicose apical causada por espécies de Actinomyces e P. propionicum é tratada com sucesso apenas por cirurgia periapical, não sendo necessária a utilização de antibioterapia sistémica.

A incidência de infecções extrarradiculares independentes em dentes não tratados é concebivelmente baixa, o que é congruente com a elevada taxa de sucesso do tratamento não cirúrgico do canal radicular.

Fabricius et al. (1982)[54] mostraram a sucessão de anaeróbios estritos sobre anaeróbios facultativos com o passar do tempo no canal radicular, o que muito provavelmente ocorreu devido às alterações na ecologia do sistema de canais radiculares.

Yoshida et al. (1987)[77] encontraram uma correlação positiva entre o crescimento bacteriano e os sintomas clínicos. As espécies de Peptococcus magnus e Bacteroides foram frequentemente encontradas em casos clinicamente agudos, enquanto os estreptococos orais e as bactérias entéricas foram frequentemente isolados de casos clinicamente assintomáticos.

Molven et al. (1991)[78] examinaram os 2 mm mais apicais dos canais radiculares de raízes periapicais doentes para microrganismos através de microscopia eletrónica de varrimento (SEM). Predominaram as bactérias em forma de bastonete, mas também foram observados filamentos, espiroquetas e cocos. Os cocos e os bastonetes formaram por vezes micro-colónias .

Ocasionalmente, foram observados cocos ligados a filamentos formando estruturas semelhantes a "espiga de milho". Também foram encontrados depósitos semelhantes a placas bacterianas no interior do canal radicular.

Baumgartner et al. (1991)[57] cultivaram os 5 mm apicais dos canais radiculares em dentes com exposições pulpares e lesões periapicais dentro de uma câmara anaeróbia e, além disso, culturas duplicadas foram incubadas aerobicamente. As bactérias mais proeminentes cultivadas foram Actinomyces, Lactobacillus, Bacteroides de pigmentação negra, Peptostreptococcus, Bacteroides não pigmentado,   Veillonella, Enterococcus faecalis, Fusobacterium nucleatum, e Streptococcus mutans. Este estudo demonstrou a presença de bactérias predominantemente anaeróbias nos 5 mm apicais do canal radicular infetado.

Oguntebi (1994)[79] sugeriu que o microambiente dos túbulos dentinários favorece a seleção de relativamente poucos tipos bacterianos, independentemente da etiologia do processo infecioso: cárie dentária coronal ou necrose pulpar. As novas estratégias de tratamento destinadas a eliminar esta microflora devem incluir agentes capazes de penetrar nos túbulos dentinários e destruir estes microrganismos, uma vez que estes se encontram numa zona fora dos mecanismos de defesa do hospedeiro, onde não podem ser atingidos por agentes antimicrobianos administrados de forma sistémica.

Chaudhary et al. (1997)[80] ilustraram a natureza polimicrobiana das infecções endodônticas. O isolado aeróbico mais comum foi a Klebsiella pneumonia e o isolado anaeróbico predominante foi a espécie Bacteroides.

Siren et al. (1997)[81] mostrou que os canais radiculares que não foram selados em algum momento durante o tratamento, abrigavam bactérias entéricas com mais frequência do que os canais com uma selagem adequada entre as consultas. As bactérias entéricas também foram mais frequentemente isoladas em casos com um elevado número de consultas antes da amostragem.

Molander et al. (1998)[82] mostraram que a flora microbiana associada à doença pós-tratamento endodôntico é bastante diferente daquela encontrada nos casos de endodontia primária. Esta última consiste tipicamente numa mistura polimicrobiana com proporções aproximadamente iguais de espécies Gram-positivas e Gram-negativas, dominada por anaeróbios obrigatórios capazes de fermentar aminoácidos e péptidos. Nos canais de dentes com doença pós-tratamento, são encontradas menos espécies de microrganismos e é evidente a predominância de microrganismos Gram-positivos.

Hu et al. (1998)[83] isolaram 240 estirpes de bactérias de 22 canais radiculares decíduos infectados. Entre as 240 estirpes, 200 estirpes eram anaeróbios obrigatórios, pertencentes aos géneros Peptostreptococcus, Bacteroides, Veillonella, Eubacterium, Propionibacterium, Actinomyces e Fusobacterium. Bacteroides e Fusobacterium, especialmente P. gingivalis e F. nucleatum, estavam provavelmente relacionados com inflamação periapical aguda e Veillonella parvula com inflamação periapical crónica de dentes decíduos.

Rolph et al. (2001)84[1] demonstram que as técnicas moleculares podem detetar a presença de bactérias em infecções endodônticas quando as técnicas de cultura dão um resultado negativo utilizando um ensaio do gene 16S rRNA baseado em PCR. Os casos de novo produziram os géneros Enterococcus, Lactobacillus, Propionibacterium e Streptococcus e dois clones estavam relacionados com bactérias não cultivadas anteriormente, enquanto o caso de novo associado ao seio produziu os géneros Lactobacillus, Pantoea, Prevotella e Selenomonas. Os casos refractários produziram os géneros Capnocytophaga, Cytophaga, Dialister, Eubacterium, Fusobacterium, Gemella, Mogibacterium, Peptostreptococcus, Prevotella, Propionibacterium, Selenominas, Solobacterium, Streptococcus e Veillonella. As posições filogenéticas de vários clones associados aos subgrupos Clostridiaceae e Sporomusa do agrupamento Firmicutes também são apresentadas.

Pazelli et al. (2003)85 verificaram que nos canais radiculares decíduos humanos com polpa necrótica e lesões periapicais, a infeção é polimicrobiana com um grande número de microrganismos e uma predominância de estreptococos, microrganismos anaeróbios e bacilos de pigmentação negra

Chu et al. (2005)[86] teve como objetivo comparar os microrganismos cultiváveis em canais com radiolucências periapicais com espaço pulpar exposto e não exposto. O conteúdo dos canais foi analisado por cultura aeróbica/anaeróbica e técnicas de identificação convencionais. Entre os quatro géneros mais comuns, Prevotella foi significativamente mais comum no grupo exposto, enquanto não houve diferenças na prevalência de Actinomyces, Peptostreptococcus e Campylobacter entre os dois grupos de canais. Para além disso, o Fusobacterium nucleatum e o Propionibacterium acne foram significativamente mais comuns nos canais não expostos.

Saito et al. (2006)[87] teve como objetivo a identificação de bactérias através da análise da sequência de bibliotecas de clones de rDNA 16S de dentes infectados endodonticamente. A maioria das ta xas (65^2%) pertencia ao filo Firmicutes das bactérias Gram-positivas, seguido por Proteobacteria (10,9%),   Spirochetes (4,3%), Bacteroidetes (6,5%), Actinobacteria (2,2%) e Deferribacteres (2-2%). A identificação de novos filotipos associados a infecções endodônticas sugere que o endodonto pode ainda albergar uma proporção relevante de taxa não caracterizados.

Ercan et al. (2006)[88] investigaram o tipo de microrganismos isolados de tecidos pulpares necróticos e de tratamentos endodônticos falhados em canais radiculares infectados, utilizando técnicas microbiológicas avançadas estabelecidas para espécies anaeróbias. Os resultados mostraram que Peptostreptococcus spp foi o género microbiano mais predominantemente isolado, seguido de Streptococcus spp (14,2%), Porphyromonas spp (12,2%), E. faecalis (9,6%), Staphylococcus salivarius (8,6%), Prevotella spp (8.1%), Lactobacillus spp (7,1%), Actinomyces spp (7,1%), Candida albicans (4,1%), Fusobacterium spp (3,6%), Veillonella spp (2,5%), Eubacterium spp (2,5%), Bacillus spp (2,0%) e Escherichia coli (1,6%) foram outros tipos de bactérias recuperadas.

Ashraf et al. (2007)[89] avaliaram que a presença de candida albicans no sistema de canais radiculares de dentes com lesões periapicais era mais notória e estatisticamente significativa em comparação com os dentes sem lesões periapicais, pelo que a eliminação dos microrganismos do sistema de canais radiculares, utilizando soluções intracanais e medicamentos adequados, é da maior importância.

Cogulu et al. (2008)[90] descobriram que as espécies de bactérias mais prevalentes nos canais radiculares de dentes decíduos eram Enterococcus faecalis, Porphyromonas gingivalis e Treponema denticola

Fuhrmann et al. (2013)91 analisaram a microbiota de infecções endodônticas primárias e secundárias/persistentes de pacientes submetidos a tratamento endodôntico. Infecções monomicrobianas foram encontradas para Enterococcus faecalis e Actinomyces viscosus. *O E. faecalis* foi mais frequentemente isolado em infecções endodônticas secundárias (33%). A Moraxella osloensis foi isolada de uma infeção endodôntica secundária que apresentava uma obturação insuficiente do canal radicular acompanhada de uma ligeira sensação de dor. Uma nova composição bacteriana, composta por Atopobium rimae, Anaerococcus prevotii, Pseudoramibacter alactolyticus, Dialister invisus e Fusobacterium nucleatum, foi recuperada de dentes com abcessos apicais crónicos. Assim, concluiu-se que foram encontradas novas combinações bacterianas particularmente para os abcessos apicais crónicos.

Paula et al. (2013)[92] encontraram alta evidência da natureza polimicrobiana das infecções endodônticas primárias em dentes permanentes necrosados, e também mostraram que há um predomínio de bactérias anaeróbias. Os microrganismos encontrados foram: Porphyromonas gingivalis (27,8%), Porphyromonas endodontalis (42,6%), Prevotella intermedia (5,6%), Prevotella nigrescens (7,4%), Bacteroides forsythus (21%) e Enterococcus faecalis (>50%).

Capítulo 3

INTRODUÇÃO

O diagnóstico é, sem dúvida, o componente mais crítico de todos os tratamentos dentários e a endodontia não é exceção. Um diagnóstico exato é a pedra angular de uma terapia endodôntica subsequente. O objetivo geral dos testes de diagnóstico tem duas vertentes. O primeiro é obter dados objectivos a partir dos sinais e sintomas do paciente, bem como do resultado dos testes de diagnóstico; o segundo é reproduzir a queixa principal do paciente, caso este tenha tido episódios de dor no passado, localizá-la e avaliar a sua gravidade.[93]

O clínico deve compreender claramente que todos e quaisquer testes de diagnóstico são meramente adjuvantes no diagnóstico pulpar e periapical. O diagnóstico do tratamento não deve ser efectuado com base num único dado de diagnóstico. Deve haver dados corroborantes de pelo menos um outro teste antes de se recomendar o tratamento.[93] Na endodontia, o diagnóstico requer uma compreensão da histologia, neurologia e fisiologia pulpares, e a sua relação com os vários testes de diagnóstico habitualmente utilizados na prática dentária.[94]

CONTROVÉRSIAS NOS MEIOS AUXILIARES DE DIAGNÓSTICO

O diagnóstico do estado da polpa dentária deve ser visto como uma síntese da história, do exame clínico, dos testes especiais e do exame radiológico, e não como o resultado de um único **exame.**
teste específico.

Existem vários testes de polpa disponíveis, que podem ser agrupados como testes de sensibilidade ou testes de vitalidade. Os testes de sensibilidade da polpa incluem testes térmicos (estímulos de calor e frio), testes eléctricos da polpa (EPTs) e uma cavidade de teste. Os testes de vitalidade da polpa incluem a fluxometria Doppler a laser (LDF), a oximetria de pulso e a medição da temperatura do dente. Estes testes podem ser utilizados em conjunto com outros testes clínicos, como a sondagem periodontal, a percussão, a palpação, a mobilidade, a transiluminação e os testes anestésicos, para auxiliar o processo de diagnóstico.[96]

São os seguintes:

1. Meios auxiliares de diagnóstico que dependem da inervação.
2. Meios auxiliares de diagnóstico que dependem da circulação sanguínea

   1) AUXILIARES DE DIAGNÓSTICO QUE DEPENDEM DAS INERVAÇÕES

    A) Ensaios de pasta eléctrica

    B) Ensaios térmicos

    C) Testes anestésicos

    D) Cavidade de ensaio

A) ENSAIO DA PASTA ELÉCTRICA

O teste elétrico da polpa (EPT) é um tipo de teste de sensibilidade pulpar que pode ser utilizado como auxiliar no diagnóstico do estado da polpa dentária. No entanto, tal como os testes de sensibilidade pulpar térmicos, não fornece qualquer informação direta sobre a vitalidade (fornecimento de sangue) da polpa ou se a polpa está necrosada.[97]

O objetivo é estimular uma resposta pulpar submetendo o dente a um grau crescente de corrente eléctrica. Uma resposta positiva é uma indicação de vitalidade e ajuda a determinar a normalidade ou anormalidade da polpa. A ausência de resposta ao estímulo elétrico pode ser uma indicação de necrose pulpar.[98]

Os EPT avaliam a integridade das fibras A-δ aplicando brevemente o estímulo à superfície exterior do dente. Se as fibras A-δ forem estimuladas com sucesso, o paciente responderá reconhecendo uma breve sensação de pontada ou um formigueiro no dente. Se não houver fluxo sanguíneo no tecido pulpar, este tornar-se-á anóxico e as fibras A-δ deixarão de funcionar.[99]

O EPT não é fiável para testar dentes imaturos, porque as fibras mielinizadas que entram na polpa podem não atingir o seu número máximo até 15 anos após a erupção do dente, nem até estarem em função durante 4-5 anos. A falta de resposta dos dentes imaturos também pode ser causada pela falta de desenvolvimento do plexo de Raschkow na junção pulpo-dentinária.[97]

O teste da pasta eléctrica não pode ser o único utilizado para testar a vitalidade da pasta, devendo os resultados ser corroborados com os de outros testes, como o teste a frio ou o teste da cavidade. Por vezes, os resultados do teste da polpa eléctrica podem induzir em erro. Por exemplo, pode ocorrer uma resposta falso-positiva quando está presente polpa gangrenada húmida num canal radicular. Esta situação é pouco frequente e requer a passagem da corrente máxima através do dente para obter uma resposta. Outra causa de confusão pode ocorrer em dentes multirradiculares em que a polpa está parcialmente necrótica, com algumas fibras nervosas ainda vitais num ou mais canais radiculares.[98]

Um resultado falso-negativo sem resposta aparente à estimulação eléctrica é mais frequentemente enganador do que uma resposta falsa-positiva.

Situações que provocam resultados falso-positivos de EPT:[6]

- Os dentes não vitais com grandes restaurações metálicas são capazes de conduzir impulsos eléctricos para os tecidos periodontais ou para os dentes adjacentes
- Dentes multirradiculares com tecido vital numa raiz mas não nas outras
- Necrose de liquefação da polpa
- Estimulação dos nervos periodontais
- A saliva pode contaminar a ponta do ETP e atuar como meio líquido, dando origem à possibilidade de leituras falsas positivas
- Técnicas incorrectas

Situações que provocam resultados falso-negativos de EPT:[6]
- Dentes com restaurações extensas e uma base protetora da polpa
- Dentes recentemente traumatizados
- Dentes recentemente erupcionados com formação incompleta da raiz
- Medicação sedativa tomada pelo doente
- Pacientes com um limiar de dor invulgarmente elevado
- Doentes com perturbações psicóticas

Controvérsia sobre o local de colocação do elétrodo:

Lin et al. (2007)[100] determinaram o melhor local do elétrodo para testar a polpa dos dentes dos primeiros molares com uma unidade de diagnóstico Elements. A resposta mais baixa, tanto para os dentes maxilares como para os mandibulares, foi testada com o elétrodo do aparelho na ponta da cúspide mesiovestibular, uma vez que nos dentes permanentes a maior concentração de elementos neurais se encontra nos cornos pulpares, sendo progressivamente menor nas regiões cervical e radicular da polpa. Os outros locais apresentaram um aumento progressivo da resposta a partir da superfície mesiovestibular da cúspide, da superfície gengival mesiovestibular e do centro das cúspides de suporte. Não foi encontrada uma diferença significativa na resposta entre os indivíduos do sexo masculino e feminino, no entanto, os indivíduos do sexo masculino responderam com limiares mais elevados em todos os locais de teste, exceto na ponta da cúspide mesiovestibular dos molares superiores. Assim, em conclusão, o local ótimo para testar a polpa nos primeiros molares é a ponta da cúspide mesiovestibular.

Udoye et al. (2010)[101] identificaram o local ótimo ou apropriado para a colocação de eléctrodos nos dentes anteriores de adultos nigerianos e o valor do limiar destes dentes utilizando um EPT (utilizando o Digitest) e para determinar a influência do sexo, idade e arcada no resultado. Os valores de limiar mais baixos foram registados nos bordos incisais (com esmalte fino, elevada concentração de fibras nervosas nos cornos pulpares e trajeto reto dos túbulos dentinários) e os valores de limiar mais elevados foram registados na região do terço cervical (diminuição do número de fibras nervosas). Os dentes superiores, os caninos, o sexo masculino e o aumento da idade necessitaram de uma corrente eléctrica mais elevada para evocar uma sensação, enquanto os bordos incisais necessitaram de uma corrente mais baixa para evocar uma sensação.

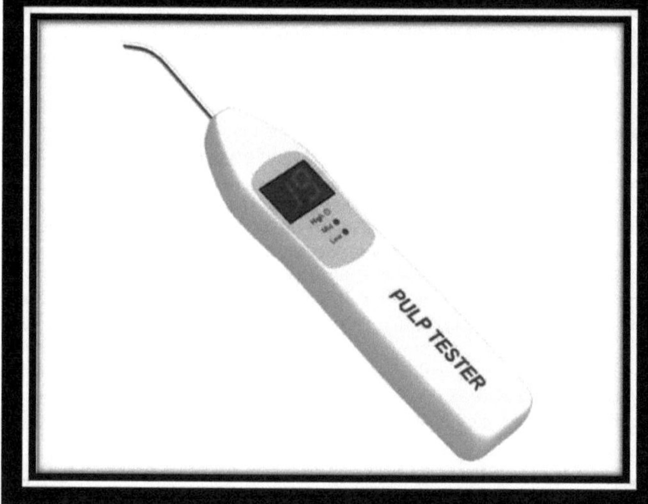

Figura 2: TESTE DE PULPAS ELÉCTRICAS

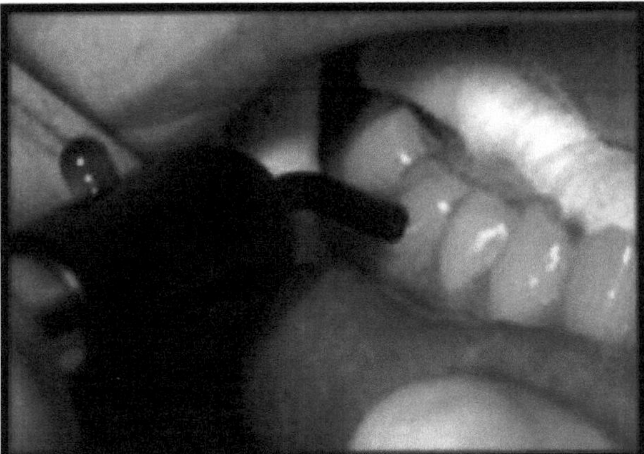

Figura 3: ENSAIO DE PULPAS ELÉCTRICAS

B) ENSAIOS TÉRMICOS

Estes testes envolvem a aplicação de frio e calor a um dente, para determinar a sensibilidade a alterações térmicas. Uma resposta ao frio indica uma polpa vital, independentemente do facto de essa polpa ser normal ou anormal. Um teste de calor não é um teste de vitalidade da polpa. Uma resposta anormal ao calor indica normalmente a presença de uma doença pulpar ou periapical que requer tratamento endodôntico.[95]

Controvérsia entre testes de calor e de frio

Existem também alguns debates controversos entre os testes de calor e de frio. Quando ocorre uma reação ao frio, o doente pode rapidamente apontar para o dente doloroso. A reação ao calor, quando descrita pelo doente, pode ser localizada ou difusa e, por vezes, referida a um local diferente.[98]

A seleção de um teste de frio ou de um teste de calor deve basear-se na queixa principal do doente. Se o paciente não relatar qualquer história de dor térmica, então, geralmente por facilidade e fiabilidade, é selecionado um teste de frio.[102] No entanto, tem sido afirmado que os estímulos térmicos só têm valor em dentes que são sensíveis a alterações de temperatura,[103] mas a temperatura e a duração dos testes térmicos não são bem controladas, pelo que os testes térmicos são algo variáveis, com um certo grau de subjetividade na distinção entre uma resposta normal e uma anormal.[104]

Os testes térmicos da polpa baseiam-se no fluxo de fluido através dos túbulos dentinários. Quando se coloca frio ou calor na superfície de um dente, o movimento do fluido nestes túbulos resulta na irritação dos tecidos periféricos, incluindo as fibras A-δ, o que resulta numa dor aguda. Se a polpa estiver gravemente inflamada, é também provável que a expansão do tecido pulpar devido à estimulação pelo calor, ou possivelmente a contração devido à estimulação pelo frio, possa induzir a estimulação das fibras C centralmente posicionadas.[105]

Petersson et al. (1999)[106] compararam a capacidade dos métodos de teste térmico e elétrico da polpa para registar a presença de tecido pulpar vital. A sensibilidade, que é a capacidade de um teste identificar dentes doentes, foi de 0,83 para o teste a frio, 0,86 para o teste a quente e 0,72 para o teste elétrico. O mesmo estudo avaliou a especificidade desses três testes. A especificidade diz respeito à capacidade de um teste identificar dentes sem doença, que foi de 0,93 para o teste de frio, 0,41 para o teste de calor e 0,93 para o teste elétrico. A partir dos resultados, verificou-se que o teste a frio tinha uma precisão de 86%, o teste elétrico da polpa 81% e o teste térmico 71%.

Controvérsia sobre a seleção de agentes para o teste do frio

Fuss et al. (1986)[107] compararam a fiabilidade de vários agentes de teste pulpar em dentes pré-molares humanos intactos. O despolpador elétrico, a neve de CO2 e o diclorodifluorometano foram considerados mais fiáveis do que o cloreto de etilo e o gelo na produção de uma resposta positiva. No entanto, em pacientes jovens, o teste da polpa eléctrica foi menos fiável do que a neve de CO2 e o diclorodifluorometano, mas mais fiável do que o cloreto de etilo e o gelo. Os agentes térmicos foram também comparados quanto à sua capacidade de diminuir a temperatura intrapulpar in vitro. A taxa de diminuição da temperatura foi maior quando a neve de CO2 ou o diclorodifluorometano foram aplicados no dente do que no caso do cloreto de etilo ou do gelo.

Jones et al. (2004)[108] compararam paus de gelo seco de dióxido de carbono (**CO2**) com spray de refrigerante (RS) para gerar uma resposta do paciente a partir de diferentes tipos de dentes restaurados em diferentes graus. Os resultados mostraram que (a) **o CO2** e o RS foram equivalentes na produção de uma resposta pulpar, independentemente do dente e da presença de restauração, e (b) **o CO2** demorou significativamente mais tempo a evocar uma resposta do que o RS, utilizando testes t emparelhados. Em conclusão, a RS e **o CO2 foram equivalentes** na determinação da reatividade pulpar, mas a resposta induzida pela R foi mais rápida.

Miller et al. (2004)[109] mediram e compararam a alteração de temperatura durante o teste térmico através de três métodos comummente utilizados (um picador de gelo, 1,1,1,2-tetrafluoroetano (TFE), neve de dióxido de carbono) que ocorre na junção dentina-polpa (PDJ) de dentes não restaurados e de dentes restaurados com restaurações de cobertura total feitas de PFM, porcelana pura ou ouro. Os resultados mostraram que os pré-molares intactos e os restaurados com restaurações de PFM ou de cerâmica pura responderam de forma semelhante aos testes térmicos. Nestes dentes, o TFE produziu uma diminuição de temperatura significativamente maior do que a neve de dióxido de carbono entre 10 e 25 segundos. Em conclusão, a aplicação de TFE numa bolinha de algodão #2 saturada foi o método mais eficaz para produzir uma redução de temperatura na PDJ de dentes intactos e daqueles restaurados com ouro, PFM e cerâmica pura, quando testados durante menos de 15 segundos.

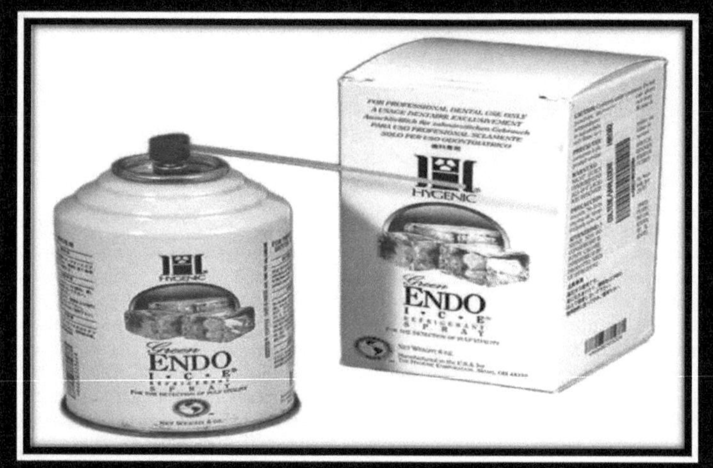

Figura 4: Pulverização de cloreto de etilo para ensaio a frio

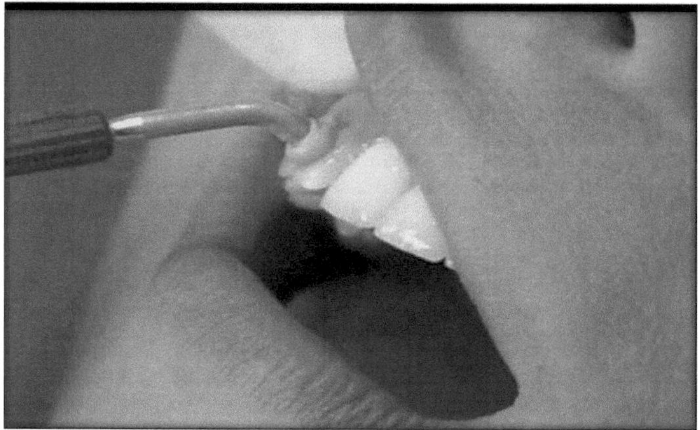

Figura 5: GUTTA PERCHA TERMOSOFTENADA PARA ENSAIO DE CALOR

C) TESTES ANESTÉSICOS[98]

Este teste é restrito a pacientes que estão com dor no momento do teste quando os testes habituais não conseguiram identificar o dente. O objetivo é anestesiar um dente de cada vez até que a dor desapareça e seja localizada num dente específico. Este teste é obviamente um último recurso e tem uma vantagem em relação à "cavidade de teste", durante a qual é possível a ocorrência de danos iatrogénicos.

D) CAVIDADE DE TESTE

A cavidade de teste tem sido sugerida como uma forma de "último recurso" de teste pulpar, uma vez que é um procedimento invasivo e irreversível.[97] É importante explicar o procedimento ao paciente porque tem de ser efectuado sem anestesia. A sensibilidade ou dor sentida pelo paciente é uma indicação da vitalidade da polpa; não está indicado qualquer tratamento endodôntico. Se não for sentida dor, a preparação da cavidade pode ser continuada até se atingir a câmara pulpar. Se a câmara pulpar estiver completamente necrosada, o tratamento endodôntico pode ser continuado. [98]

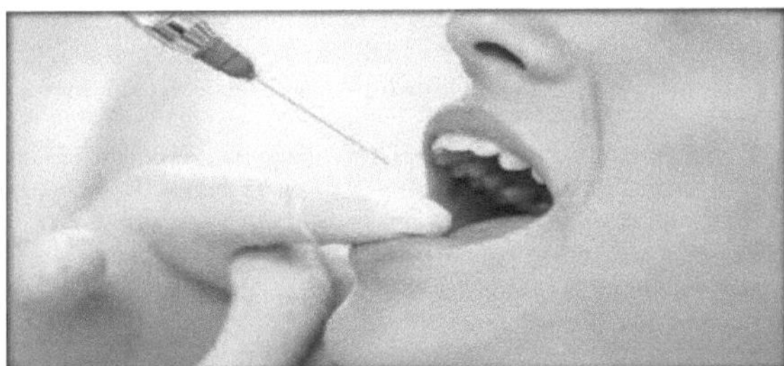

Figura 6: TESTES ANAESTÉTICOS

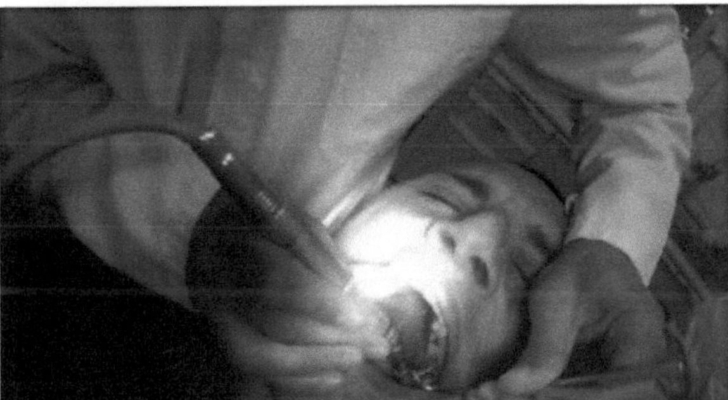

Figura 7: CAVIDADE DE ENSAIO

2) AUXILIARES DE DIAGNÓSTICO QUE DEPENDEM DA CIRCULAÇÃO SANGUÍNEA A)
Fluxometria Laser Doppler (LDF)

B) Oximetria de pulso

C) Espectrometria de duplo comprimento de onda

D) Medição da temperatura

E) Termografia eletrónica

F) Fotopletismografia de luz transmitida

A) FLUXOMETRIA LASER DOPPLER (LDF)

A fluxometria Doppler laser é uma técnica electro-ótica não invasiva que permite o registo semi-quantitativo do fluxo sanguíneo pulpar.[110] É um método não invasivo de avaliar e medir com precisão a taxa de fluxo sanguíneo num tecido. Este princípio é utilizado para verificar a presença de movimento sanguíneo no espaço pulpar. O LDF pode, assim, ser potencialmente utilizado para diferenciar um dente saudável e traumatizado com suprimento sanguíneo reduzido de um dente não vital.[6]

Evans et al. (1999)[110] determinaram a fiabilidade (medida como sensibilidade e especificidade) da fluxometria laser Doppler como método de avaliação da vitalidade de dentes anteriores traumatizados e compararam-na com testes de diagnóstico pulpar padrão. Nenhum dos outros métodos de diagnóstico pulpar padrão testados foi tão fiável. Este facto deveu-se geralmente a baixas sensibilidades, que variaram entre 0,92 para o teste de sensibilidade com cloreto de etilo e 0,36 para a radiolucência periapical e 0,16 para uma história de dor. A fluxometria Doppler a laser foi considerada um método fiável de avaliação do estado pulpar de dentes anteriores traumatizados, embora a sua utilização seja sensível à técnica e demorada.

Emshoff et al. (2004)[111] avaliaram as medições de fluxo sanguíneo pulpar (PBF) por Laser Doppler Flowmetry (LDF) e a gravidade da lesão dentária. Os resultados adversos foram classificados como tipo 1 (perda de sensibilidade), tipo II (perda de sensibilidade e radiolucência periapical) e tipo III (perda de sensibilidade, radiolucência periapical e descoloração cinzenta da coroa). O diagnóstico mais comum foi a perda de sensibilidade (37%). Um resultado do tipo II e III ocorreu em 20 e 19%, respetivamente. Foi demonstrado que a técnica LDF foi capaz de detetar diferenças relacionadas com o resultado nas medições PBF no acompanhamento de 36 semanas. Os resultados sugerem, assim, que as medições de PBF estão relacionadas com a gravidade dos resultados adversos.

Chen et al. (2011)[112] compararam a exatidão clínica, a fiabilidade e a repetibilidade da fluxometria Doppler a laser (LDF), de um teste elétrico da polpa (EPT) e de vários testes de sensibilidade térmica da polpa (**CO2**, Endo Frost [EF], Ice). **O CO2**, o EPT e a LDF foram os testes mais fiáveis e precisos, mas **o CO2** e o EPT foram menos repetíveis e menos demorados do que a LDF. O EF foi fiável mas não tão exato como o EPT e **o CO2 e** menos repetível do que o Ice e o LDF. O Ice foi o teste mais repetível, mas o menos exato e menos fiável.

Karayilmaz et al. (2011)[113] avaliaram e compararam a fiabilidade da fluxometria Doppler a laser (LDF), da oximetria de pulso (PO) e do verificador elétrico da polpa (EPT) para avaliar o estado pulpar como um método de teste de vitalidade, calculando a sua sensibilidade, especificidade e valores preditivos. A sensibilidade calculada foi de 0,915 para o EPT e de 0,813 para a PO. E a especificidade do EPT foi de 0,881 e a do PO foi de 0,949. Verificou-se que a fluxometria Doppler a laser é um método mais fiável e eficaz do que a PO e a EPT para avaliar o estado pulpar dos dentes humanos.

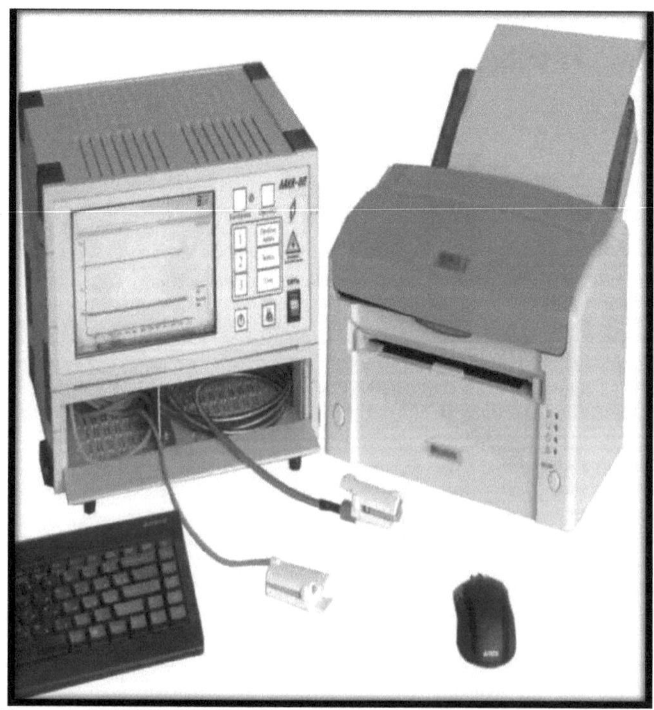

Figura 8: FLUXOMETRIA DO DOPPLER LASER

B) OXIMETRIA DE PULSO

É um método não invasivo para medir os níveis de saturação de oxigénio durante a administração de anestesia ou outros medicamentos com a ajuda de sondas nos dedos, ouvidos ou pés.[98] Trata-se de um teste completamente objetivo, que não requer qualquer resposta subjectiva do doente e que mede diretamente os níveis de saturação de oxigénio no sangue.[95] Esta tecnologia ainda está em fase de desenvolvimento e ainda não foi comercializada.

Goho (1999)[114] explora o uso de uma sonda auricular de oximetria de pulso modificada para avaliar a saturação de oxigénio vascular pulpar em dentes permanentes primários e imaturos. As leituras do oxímetro de pulso dos dedos do paciente serviram como amostra de controlo para comparação. Tanto os incisivos permanentes primários como os imaturos apresentavam valores de saturação de oxigénio (**SaO2**) mais baixos do que os valores de saturação de oxigénio (**SaO2**) registados nos dedos dos pacientes. Os dentes vitais apresentaram consistentemente valores de saturação de oxigénio (**SaO2**) inferiores aos valores registados nos dedos dos doentes.

Gopikrishna et al. (2007)[7] compararam a eficácia de uma sonda dentária de oxímetro de pulso feita à medida com os testes elétrico e térmico (1,1,1,2 Tetrefluoroetano) para medir o estado de vitalidade da polpa de dentes permanentes recentemente traumatizados durante um período de 6 meses. A proporção de dentes recém-traumatizados que mostraram uma resposta positiva nos testes térmicos/eléctricos da polpa aumentou de nenhum dente mostrando resposta no dia 0 para 29,4% dos dentes no 28º dia, 82,35% dos dentes aos 2 meses, 94,11% dos dentes aos 3 meses. No entanto, o oxímetro de pulso deu leituras de vitalidade positivas que se mantiveram constantes durante o período de estudo, do dia 0 aos 6 meses, em todos os doentes. Concluiu-se que o oxímetro de pulso é um método eficaz e objetivo de avaliar a vitalidade da polpa e que os planos de tratamento podem ser feitos imediatamente em vez de se esperar que os testes dêem resposta.

Dastmalchi et al. (2012)[115] conceberam uma sonda dentária de oximetria de pulso personalizada e avaliaram a sua eficácia em comparação com o verificador elétrico da polpa, o spray frio e um copo de borracha no teste de vitalidade da polpa. O teste da polpa utilizando a oximetria de pulso é mais fiável do que o teste elétrico, o copo de borracha e o spray frio. A sonda dentária de oximetria de pulso feita à medida é um método eficaz e objetivo para a avaliação da vitalidade da polpa.

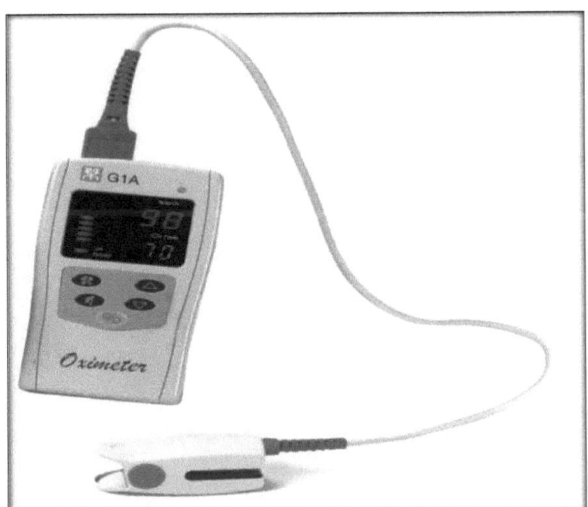

Figura 9: OXÍMETRO DE PULSO

C) ESPECTROMETRIA DE DUPLO COMPRIMENTO DE ONDA[116]

A espetrofotometria de duplo comprimento de onda é um método que mede as alterações de oxigenação no leito capilar e não nos vasos de alimentação, pelo que não depende de um fluxo sanguíneo pulsátil. É independente da circulação pulsátil. A oximetria de pulso é um método baseado na DWLS (espetrofotometria de duplo comprimento de onda).

D) MEDIÇÃO DA TEMPERATURA DA SUPERFÍCIE DO DENTE[95]

Embora não seja muito utilizada, a medição da temperatura da superfície dentária pode representar uma outra técnica de teste que utiliza termístores, termografia de infravermelhos e cristais colestéricos líquidos. Baseava-se no princípio de que os dentes com uma irrigação sanguínea pulpar intacta (estado vital/saudável da polpa) tinham uma temperatura da superfície dentária mais quente do que os dentes que não tinham irrigação sanguínea.

Stoops et al. (1976)[117] utilizaram termístores in vivo para determinar a temperatura da superfície de dentes contralaterais e referiram que os termístores eram extremamente consistentes no registo da temperatura de dentes com polpas necróticas e vitais. Também referiram que os termístores, tal como outros dispositivos sensíveis de medição da temperatura, eram afectados por uma pequena quantidade de saliva sobre o dente ou por uma corrente de ar na sala.

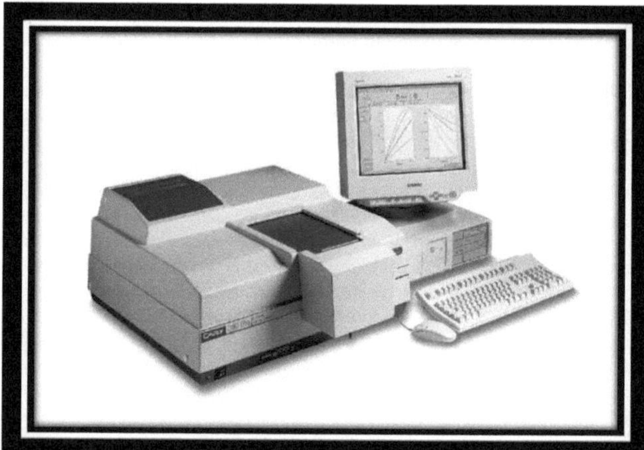

Figura10: ESPECTROFOTÓMETRO DE DUPLO COMPRIMENTO DE ONDA

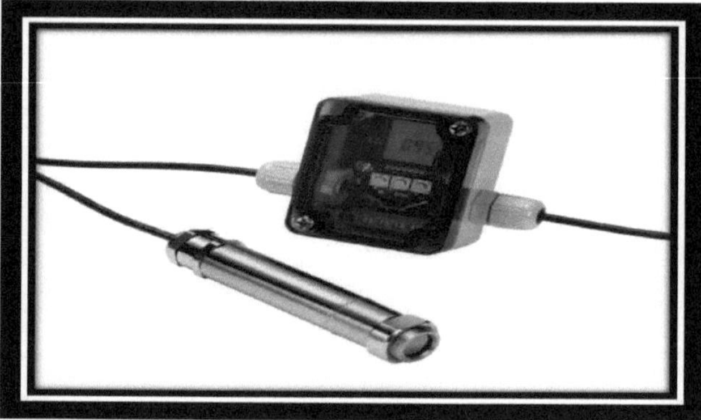

Figura 11: TERMOGRAFIA INFRAVERMELHA

E) TERMOGRAFIA ELECTRÓNICA[93]

j3 A termografia eletrónica produz imagens coloridas do corpo que indicam diferenças relativas de temperatura em áreas superficiais e profundas. Trata-se de uma técnica de imagem termográfica de infravermelhos controlada por computador.

Um dispositivo adequado para a obtenção de imagens termográficas por infravermelhos é o sistema de vídeo térmico Hughes Probeye. Esta câmara é capaz de detetar alterações de temperatura tão pequenas como 0,1°C numa vasta gama de temperaturas e a várias distâncias do objeto.

Pogrel et al. (1989)[11] utilizaram uma câmara termográfica de infravermelhos para registar os padrões de temperatura nas coroas dos dentes. A temperatura dos dentes incisivos superiores diminuiu da margem gengival para a borda incisal em aproximadamente 2,5 graus C. Os dentes vitais e não vitais tinham a mesma temperatura em repouso, mas após o arrefecimento com ar frio, os dentes não vitais eram mais lentos a reaquecer do que os dentes vitais. A câmara termográfica de infravermelhos pode fornecer um método para testar a vitalidade dos dentes com base no fornecimento de sangue em vez do fornecimento de nervos.

F) FOTOPLETISMOGRAFIA DE LUZ TRANSMITIDA[95]

A fotopletismografia com luz transmitida é uma das técnicas não invasivas para monitorizar o fluxo sanguíneo pulpar, para além do LDF. Foi sugerido que a TLP tem a vantagem de ter menos contaminação do sinal derivado do fluxo sanguíneo periodontal do que o registado pela LDF. A TLP pode detetar o fluxo sanguíneo pulpar em dentes permanentes jovens.

Miwa et al. (2002)[11] registaram a fotopletismografia de luz transmitida (TLP) de dentes permanentes jovens e examinaram a sua aplicabilidade à avaliação da vitalidade da polpa. Os resultados mostraram que ondas de pulso sincronizadas com a PPF foram registadas em todos os dentes saudáveis, enquanto que nenhum sinal de pulso foi reconhecido em dentes não vitais. A amplitude do sinal no TLP não foi significativamente afetada pela aplicação do dique opaco. Nos dentes saudáveis, verificou-se uma correlação significativamente negativa entre a amplitude do pulso TLP e a idade dos indivíduos. Assim, concluiu-se que a TLP pode detetar o fluxo sanguíneo pulpar em dentes permanentes jovens e é aplicável na avaliação da vitalidade pulpar.

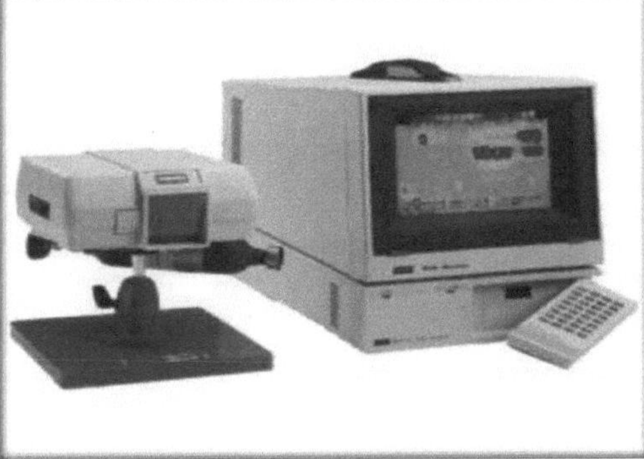

Figura 12: SISTEMA DE VÍDEO TÉRMICO DA HUGHES PROBEYE

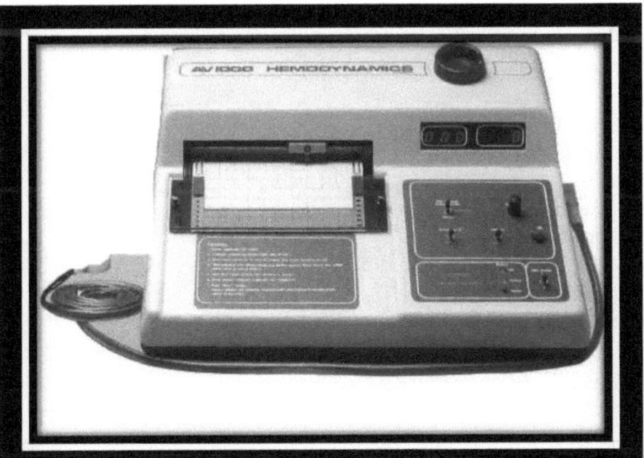

Figura 13: FOTOPLETÍGRAFO

Capítulo 4

Devido à inter-relação entre a polpa e os tecidos perirradiculares, a inflamação pulpar provoca alterações inflamatórias no ligamento periodontal, mesmo antes de a polpa se tornar totalmente necrótica. As bactérias e as suas toxinas, os agentes imunológicos, os restos de tecido e os produtos de necrose tecidular provenientes da polpa chegam à área perirradicular através dos vários forames dos canais radiculares e dão origem a reacções inflamatórias e imunológicas.

CONTROVÉRSIAS NA CLASSIFICAÇÃO DAS DOENÇAS DA POLPA[3]

Os dentes podem ser expostos a uma vasta gama de lesões que podem colocar em risco as funções vitais da polpa. Algumas das influências adversas não são infecciosas e incluem traumas de acidentes que interferem com o fornecimento neurovascular do tecido. Outras lesões e processos patológicos produzem defeitos na estrutura do dente. Exemplos comuns incluem cáries dentárias, atrito, erosão, abrasão e várias formas de fratura. Além disso, como consequência dos procedimentos de tratamento dentário para controlar a cárie e a doença periodontal ou para substituir dentes perdidos, a substância dentária é frequentemente perdida.

Embora as lesões em si possam interferir com a função normal da polpa, elas também podem abrir vias de acesso à polpa para uma variedade de agentes nocivos presentes na cavidade oral, dos quais a microbiota residente é o mais importante. Normalmente, as barreiras de tecido duro do dente, juntamente com a capacidade da polpa de montar uma resposta inflamatória adequada, permitem que o tecido, à semelhança de outros tecidos conjuntivos, suporte lesões e desafios bacterianos. No entanto, as exposições directas ao ambiente oral são uma ameaça para a polpa. É inegável que a polpa tem pouca capacidade de auto-cura em tal situação devido à falta de epitélios, que podem colmatar o defeito e, assim, compensar os efeitos deletérios dos microrganismos orais.

Se não for corretamente tratada, mesmo uma exposição pulpar mínima pode dar aos microrganismos orais a oportunidade de causar uma lesão inflamatória grave que, eventualmente, pode resultar na rutura completa do tecido. Uma vez que a polpa tenha perdido as suas funções vitais, o potencial de regeneração é reduzido no dente adulto, uma vez que os micróbios ocupam rapidamente o espaço pulpar e multiplicam-se em grande número. A consequência final deste desenvolvimento é uma libertação crónica de produtos bacterianos que conduzem a lesões inflamatórias peri-radiculares e possivelmente também a efeitos indesejáveis para a saúde sistémica.

Existem algumas controvérsias associadas à classificação da polpa e do tecido peri-radicular segundo diferentes estudiosos.

DISESE DE PASTA DE PAPEL:

Estas doenças foram classificadas da seguinte forma:

i)   CLASSIFICAÇÃO MAIS SIMPLES[121]

        a)   Aguda

        b)   Crónica

ii)   COM BASE NO GRAU DE ENVOLVIMENTO[121]

        a)   Aguda

           • Parcial/Focal

           • Subtotal/Geralizado

        b)   Crónica

           • Parcial/Focal

           • Subtotal/Geralizado

iii)   COM BASE NA PRESENÇA OU AUSÊNCIA DE COMUNICAÇÃO DIRECTA[121]

        a) Pulpite aberta (pulpite aperta)

        b) Pulpite fechada (pulpite clausa)

iv)   DE ACORDO COM **GROSSMAN**[122]

        A. Pulpite (Inflamação)

          - Reversível

             - Sintomático (agudo)

             - Assintomático (crónico)

          - Irreversível

             - Aguda

          a. Reação anormal ao frio

             b. Resposta anormal ao calor

- Crónica
    a. Assintomático com exposição pulpar
      b. Pulpite hiperplásica
      c. Reabsorção interna
B. Degeneração da polpa
- Calcular
- Outros
C. Necrose

v) DE ACORDO COM O **INGLE**[123]

A. Alterações inflamatórias
  a) Pulpalgia hiper-reactiva
    - Hipersensibilidade
    - Hiperemia
  b) Pulpalgia aguda
    - Incipiente
    - Moderado
    - Avançado
  c) Pulpalgia crónica
  d) Pulpite hiperplásica
  e) Necrose da polpa

B. Alterações retroactivas
- Pulpite atrófica
- Pulpite calcificada

vi) DE ACORDO COM **SELTZER E BENDER** (HISTOLÓGICO CLASSIFICAÇÃO)[123]

A. Alterações inflamatórias
  a) Polpa intacta com células inflamatórias crónicas dispersas (forma incipiente de pulpite crónica)
  b) Pulpite aguda
  c) Pulpite parcial crónica com necrose parcial
  d) Pulpite total crónica com necrose de liquefação parcial
  e) Pulpite parcial crónica (forma hiperplásica)
  f) Necrose da polpa

B. Alterações retroactivas
  a) Polpa atrófica
  b) Mineralização distrófica

vii) CLASSIFICAÇÃO CLÍNICA DE **ABBOTT** (UTILIZADA NA ESCOLA DE MEDICINA DENTÁRIA DA UNIVERSIDADE DA AUSTRÁLIA OCIDENTAL)[4]

a. Polpa clinicamente normal (com base no exame clínico e nos resultados dos testes)
b. Pulpite reversível
  - Aguda
  - Crónica
c. Pulpite irreversível
  - Aguda
  - Crónica
d. Necrobiose (Parte da polpa necrótica e infetada; o resto está irreversivelmente inflamado)
e. Necrose da polpa - Sem sinais de infeção
  - Infetado
f. Sistema de canais radiculares sem polpa e infetado
g. Alterações degenerativas
  -Atrofia
  -Calcificação do canal pulpar - parcial
              - Total
  -Hiperplasia

-Reabsorção interna - Superfície
- Inflamatório
- Substituição
h. Tratamento prévio do canal radicular
-Não há sinais de infeção
-Infetado
-Norma técnica (baseada no aspeto radiográfico) - Adequada - Inadequada
-Outros problemas - por exemplo, perfuração, canais perdidos, instrumento fracturado, etc.

DOENÇA DOS TECIDOS PERIRRADICULARES:

Alguns académicos deram o seu parecer sobre este tipo de classificação, sendo os mais significativos os seguintes

1)   DE ACORDO COM **GROSSMAN**[120]

    A. Doença perirradicular aguda
        a) Periodontite apical aguda (periodontite sintomática)
          • Vital
          • Não vital
        b) Abcesso alveolar agudo
        c) Exacerbação aguda de periodontite apical crónica (abcesso Fénix)
    B. Doença perirradicular crónica a) Periodontite apical crónica
          • Abcesso alveolar crónico
          • Periodontite apical cística
        b) Periodontite apical persistente
    C. Osteíte de condensação
    D. Reabsorção radicular externa
    E. Doença dos tecidos peri-radiculares de origem não endodôntica

ii)de   acordo com **INGLE**[31]

        a) Periodontite apical
          • Periodontite apical aguda (Sintomática)
          • Periodontite apical crónica (assintomática)
              o Granuloma perirradicular
              o Cisto Radicular
              o Osteíte de condensação
        b) Abcesso apical
          • Abcesso apical agudo
          • Abcesso apical crónico
          • Abcesso de Fénix
        c) Lesão peri-radicular não endodôntica
          • Quistos odontogénicos
                  o Cisto primordial
              o Cisto dentígero
              o Cisto periodontal lateral
              o Queratocisto odontogénico
              o Cisto apical residual
          • Lesões fibro-ósseas
              o Displasia cementária peri-radicular
              o Osteoblastoma e cementoblastoma
              o Fibroma cimentante e ossificante
        d) Tumores odontogénicos
          - Ameloblastoma
        e) Tumores não odontogénicos
          • Granuloma central de células santas
          • Cisto do ducto nasopalatino
          • Quisto ósseo traumático
          • Cisto globulomaxilar
          • Enostose

Capítulo 5

INTRODUÇÃO

Apesar dos progressos realizados no campo da biologia pulpar, a técnica e a filosofia do capeamento pulpar vital direto continuam a ser um assunto controverso. Os clínicos estão bem cientes das taxas de sucesso imediato e a longo prazo após a terapia de canal radicular, mas estão menos certos do sucesso do capeamento pulpar vital. Os investigadores demonstraram que as polpas expostas cicatrizam e formam dentina reparadora. Atualmente, percebe-se que o prognóstico variável do capeamento da polpa vital é predominantemente uma questão de restauração.[124]

TERAPIA DA POLPA VITAL

A terapia pulpar vital (TPV) é definida como um tratamento que tem como objetivo preservar e manter saudável o tecido pulpar que foi comprometido mas não destruído por cáries, traumatismos ou procedimentos de restauração.[125] Isto é particularmente importante no dente adulto jovem com desenvolvimento radicular apical incompleto. Tem sido recomendado que a TPV seja efectuada apenas em pacientes jovens devido à elevada capacidade de cicatrização do tecido pulpar em comparação com pacientes mais velhos. [126,127]

Outro benefício importante para a preservação da polpa vital é a resistência protetora às forças mastigatórias, em comparação com um dente obturado por um canal radicular.[128] É referido que a taxa de sobrevivência dos dentes tratados endodonticamente não é tão boa como a dos dentes vitais, especialmente nos molares.[129] Por conseguinte, a polpa vital deve ser preservada, se possível.

Uma das questões mais importantes na TPV é o estado do tecido pulpar. A escola tradicional de pensamento é que a TPV só deve ser efectuada em dentes com sinais e sintomas de pulpite reversível.[130] O problema é como podemos avaliar com exatidão o estado da polpa. Os sinais e sintomas clínicos, como os testes de sensibilidade e dor, não reflectem com precisão a condição da polpa.[131-133] Além disso, vários estudos relataram resultados de tratamento bem-sucedidos em dentes vitais com polpa cariada exposta, com sinais e sintomas de pulpite irreversível e lesões periapicais.[134-137] O grau de sangramento pulpar pode ser um melhor indicador do estado inflamatório pulpar.[134] O aumento da hemorragia no local de exposição, que é difícil de parar, sugere que a resposta inflamatória se estende mais profundamente no tecido pulpar e o procedimento de tratamento deve ser modificado, por exemplo, mudando de capeamento pulpar direto para pulpotomia parcial.

Além disso, outros factores podem afetar o sucesso da TPV. A presença de um *suprimento sanguíneo* adequado é necessária para a manutenção da vitalidade da polpa.[138] Além disso, a presença de um *periodonto saudável* é necessária para o sucesso da TPV, e dentes com doença periodontal moderada a grave não são candidatos adequados para o tratamento.[139]

Os candidatos adequados para a TPV incluem dentes nos quais pode ser efectuado um *selamento coronal* adequado. O prognóstico da VPT é significativamente reduzido em casos com selamento coronal inadequado e subsequente microinfiltração bacteriana.[140]

O controlo da hemorragia também é necessário para o sucesso da TPV.[134] Estão disponíveis várias opções para a obtenção de hemostase pulpar, como a pressão mecânica utilizando uma bola de algodão esterilizada que pode ser embebida em água esterilizada ou soro fisiológico. Além disso, os protocolos de desinfeção também devem ser seguidos como princípio básico.[10] O hipoclorito de sódio (NaOCl) tem sido sugerido como um agente na VPT que pode controlar a hemorragia, remover o coágulo e as lascas de dentina, desinfetar a interface da cavidade e ajudar na formação da ponte dentinária.[141] Outro fator importante para o sucesso da TPV é um material *de penso adequado*. O material de cobertura pulpar deve ser biocompatível, não citotóxico e antibacteriano.[142]

CAPEAMENTO INDIRECTO DA PASTA[125]

O capeamento pulpar indireto (IPC) é definido como um procedimento em que a dentina cariada mais próxima da polpa é preservada para evitar a exposição da polpa e coberta com um material biocompatível. Este método de tratamento destina-se a proteger os odontoblastos *primários* e a promover a formação de *dentina reactiva* na junção polpa-dentina. No entanto, alguns odontoblastos primários podem ser destruídos, dependendo da gravidade do envolvimento carioso do complexo dentina-polpa, e a dentina reparadora é formada em conjunto com a dentina reactiva. Uma função importante do material de revestimento bioativo é estimular os odontoblastos a formar dentina reactiva e reparadora e promover a remineralização da dentina existente, encorajando assim o complexo dentina-polpa.

Existem duas abordagens de tratamento para efetuar o IPC: *remoção incompleta da cárie sem reentrada* e abordagem de *escavação por etapas* ou *em duas etapas*. No tratamento de cáries por etapas, a dentina cariada na proximidade da polpa permanece no primeiro passo e, numa segunda visita, cerca de um mês depois, é efectuado um procedimento de reentrada. Neste passo, é efectuada a remoção completa de todo o tecido cariado e uma restauração definitiva. Na abordagem por etapas, a remoção da dentina cariada durante a reentrada deve ser efectuada com cuidado para evitar a exposição da polpa, uma vez que a dentina cariada remanescente pode ter-se tornado mais dura, mas a espessura da dentina remanescente pode não ter sido alterada.

Leksell et al. (1996)[143] avaliaram a prevalência da exposição pulpar após a escavação completa por etapas ou direta de dentes posteriores permanentes com lesões cariosas profundas. No caso da escavação por etapas, a escavação final foi efectuada após um período de 8-24 semanas. Em caso de exposição pulpar, foi efectuado um tratamento pulpar. A polpa foi exposta em 40 dos dentes tratados por escavação completa direta. O valor correspondente para os dentes tratados por escavação passo a passo foi de 17,5%. A diferença foi estatisticamente significativa. Os dentes sem exposição pulpar após escavação direta ou por etapas apresentavam condições clínicas e radiográficas normais no último controlo (média = 43 meses). O estudo concluiu que a escavação gradual é uma terapia segura que pode ser recomendada.

Maltz et al. (2002)[144] avaliaram as alterações clínicas, radiográficas e microbiológicas em lesões de cárie profundas após a remoção incompleta da dentina cariada e selamento dentário. Os resultados mostraram que dois casos foram perdidos durante o estudo. Em todos os outros dentes, a dentina desmineralizada inicial era macia e húmida; uma lesão era amarela, 21 eram castanhas claras e 8 eram castanhas escuras. Após o tratamento, a dentina estava seca, e 80,00% dos espécimes eram duros, 16,67% eram coriáceos e 3,33% permaneciam moles. A dentina era castanha clara em 5 dentes e castanha escura em 25. As contagens de bactérias anaeróbias e aeróbias, lactobacilos e Streptococci mutans diminuíram significativamente no final do tratamento. O estudo concluiu que a remoção incompleta da dentina cariada e o subsequente selamento dos dentes resultou na paragem das lesões, sugerindo que a remoção completa da lesão de cárie dentária não é essencial para o controlo das lesões de cárie.

Orhan et al. (2008)[145] compararam o tratamento pulpar indireto (IPT) de uma visita, o IPT de duas visitas e a escavação completa direta (DCE) de molares decíduos e molares permanentes jovens com lesões cariosas profundas, dos pontos de vista clínico e microbiológico. Para o IPT de duas visitas, a escavação final foi efectuada após um período de 3 meses. Os resultados mostraram crescimento bacteriano em 63,8% das amostras de dentina no IPT de uma visita, enquanto que no IPT de duas visitas, o crescimento bacteriano foi observado em todas as amostras (100%) após a primeira escavação. Quando as cavidades foram reabertas antes da escavação final, o número de amostras com crescimento positivo diminuiu significativamente (44,4%), e após a escavação final, o número diminuiu para 2,2%. No grupo DCE, apenas 25,6% das amostras revelaram crescimento bacteriano. Não foram encontradas diferenças estatísticas entre molares decíduos e permanentes em nenhum dos grupos de tratamento em termos de resultados microbiológicos. Em conclusão, embora nenhum dos métodos de tratamento tenha eliminado completamente os microrganismos viáveis durante as escavações iniciais, foi detectada uma redução dramática no crescimento bacteriano durante as fases de tratamento do IPT de duas visitas.

Maltz et al. (2010)[146] avaliaram a eficácia da remoção parcial de cáries seguida de restauração numa única sessão (PDR) para lesões de cárie profundas após 2 anos de acompanhamento. Os indivíduos foram aleatoriamente designados para o grupo de teste - PDR, ou grupo de controlo - escavação passo a passo (SW). As avaliações clínicas e radiográficas foram efectuadas numa base anual. Os resultados foram considerados como sensibilidade da polpa ao teste de frio e ausência de alterações periapicais. Foram efectuados 299 tratamentos, 153 PDR e 146 SW. Não se registaram diferenças entre os grupos relativamente às características basais. Após 2 anos de acompanhamento, 204 restaurações foram avaliadas e as taxas de sobrevivência terapêutica de PDR e SW foram de 95,45% e 80,85%, respetivamente. As razões para o insucesso foram pulpite, osteíte, hiperemia, necrose, extração e fratura da restauração. Nenhuma das variáveis foi significativamente associada ao resultado. A partir destes resultados, é possível concluir que o PDR é um tratamento mais bem sucedido do que o SW.

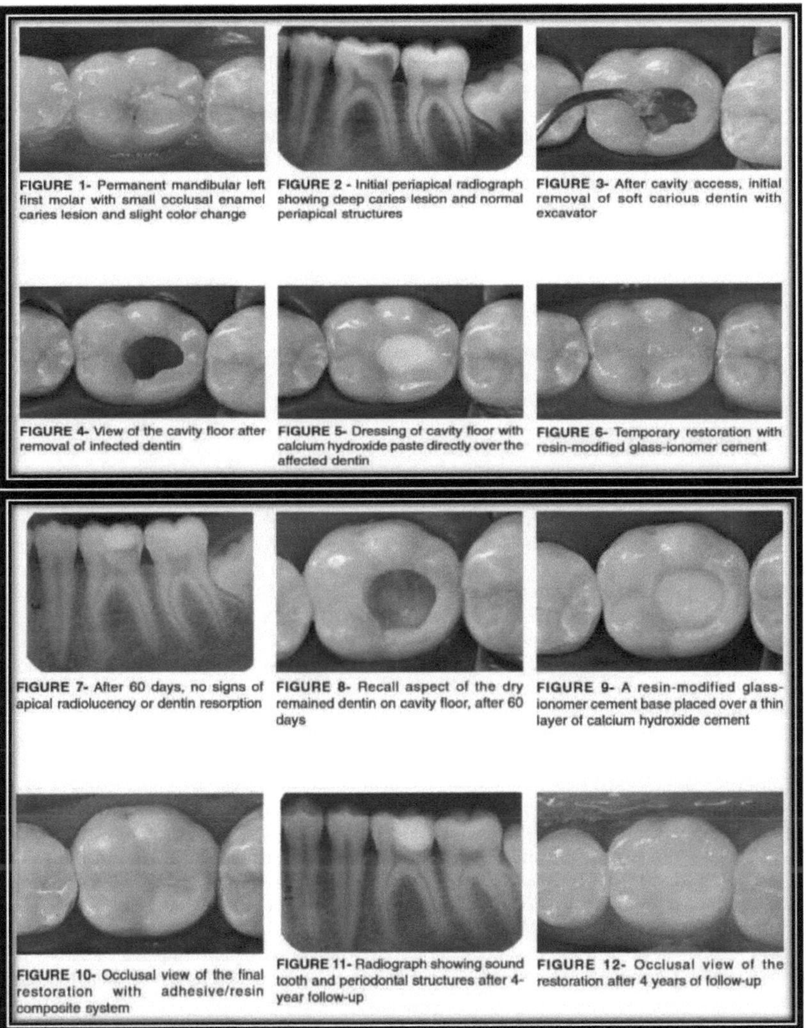

Figura 14 EXCAVAÇÃO POR ETAPAS EM CAPACITAÇÃO INDIREcTA DE PASSO CAPEAMENTO DIRECTO DA PASTA

O capeamento pulpar direto (CPD) é definido como o tratamento de uma exposição mecânica ou traumática da polpa vital através da selagem da ferida pulpar com um biomaterial colocado diretamente sobre a polpa exposta para facilitar a formação de dentina reparadora e a manutenção da polpa vital (diretriz da Associação Americana de Endodontistas, 2003). Como os odontoblastos primários são destruídos no local da exposição pulpar e a inflamação é iniciada, o recrutamento e a diferenciação de células progenitoras/estaminais na polpa vital não infetada subjacente são necessários para produzir dentina reparadora. [125]

Existe um esforço constante para desenvolver materiais que tornem a terapia pulpar vital mais previsível e bem sucedida. Durante muito tempo, o hidróxido de cálcio foi o material de eleição, mas conceitos e investigações mais recentes levaram à utilização de materiais como os agentes de ligação à dentina e o agregado de trióxido mineral (MTA). [147]

Tradicionalmente, o hidróxido de cálcio, em virtude das suas propriedades duplas de elevada alcalinidade e ação antibacteriana, tem sido o agente de capeamento pulpar mais popular e bem sucedido. Sabe-se que o hidróxido de cálcio, com um pH alcalino de 11 a 12, estimula a ativação da enzima fosfatase alcalina, bem como a diferenciação de células mesenquimatosas indiferenciadas da polpa em células semelhantes a odontoblastos. Além disso, com a dissolução do hidróxido de cálcio em iões de cálcio e hidroxilo, os iões de cálcio têm potencial mitogénico para melhorar a migração, a diferenciação e a mineralização. Os iões hidroxilo induzem um elevado nível de alcalinidade para a divisão das células, para atuar contra a inflamação e para desempenhar um papel na formação da ponte dentinária reparadora. Isto faz com que o hidróxido de cálcio seja um agente de capeamento pulpar bem sucedido e previsível.[147]

No entanto, o hidróxido de cálcio tem algumas desvantagens inerentes, como a elevada alcalinidade que pode provocar uma resposta inflamatória intensa, a sua dissolução gradual que pode levar à formação de defeitos nos túneis e o procedimento de condicionamento associado às restaurações coladas com resina que pode interferir com a química do hidróxido de cálcio. Assim, foram introduzidos materiais alternativos para ultrapassar estes inconvenientes.[147]

De acordo com Brannstrom et al. o sucesso do capeamento pulpar direto depende da prevenção da microinfiltração.[148] Por isso, os agentes que selam e se ligam à estrutura dentária começaram a receber mais atenção, especialmente com a evolução dos agentes de ligação à dentina.

Os agentes de ligação à dentina são resinas de baixa viscosidade que formam uma ligação micro-mecânica à estrutura dentária, penetrando na rede de colagénio desmineralizado e formando zonas híbridas. O objetivo é proporcionar uma barreira resistente à microinfiltração. Por conseguinte, de acordo com a teoria de Brannstrom, os agentes de ligação à dentina foram propostos como materiais de capeamento pulpar. No entanto, apresentam alguns inconvenientes. O condicionamento ácido provoca a contração osmótica dos odontoblastos. Além disso, os solventes orgânicos, como o etanol ou a acetona, podem destruir os processos odontoblásticos. Também foi postulado que a parte não polimerizada da resina é tóxica para as células pulpares. A longevidade da ligação e a resistência à microinfiltração não estão estabelecidas.[147]

Aeinehchi et al. (2003)[149] compararam o agregado de trióxido mineral (MTA) com o hidróxido de cálcio quando utilizados como materiais de capeamento pulpar em dentes humanos. A avaliação histológica demonstrou menos inflamação, hiperemia e necrose, além de uma ponte dentinária mais espessa e uma formação mais frequente da camada odontoblástica com o MTA do que com o hidróxido de cálcio. O estudo concluiu que, embora os resultados favoreçam a utilização do MTA, são sugeridos mais estudos com amostras maiores e um acompanhamento mais longo.

Kilaru et al. (2005)[147] compararam a eficácia do hidróxido de cálcio e dos agentes de ligação à dentina para o capeamento pulpar direto num estudo in vivo utilizando análise histológica. Um grupo efectuou o capeamento com hidróxido de cálcio [DYCAL] e outro grupo com agente de ligação à dentina [Prompt - L - Pop]. Os dentes foram extraídos após uma semana e duas semanas, respetivamente, e seccionados e observados quanto à resposta histológica. Os resultados mostraram que, embora ambos os grupos apresentassem atividade odontoblástica e evidência de formação de dentina reparadora, o grupo do hidróxido de cálcio apresentou uma melhor resposta. Foi observada uma inflamação ligeira em ambos os grupos. Os resultados sugerem que os agentes de ligação à dentina podem ser utilizados como agentes alternativos de capeamento pulpar direto. No entanto, é necessária mais investigação.

Murray et al. (2006)[150] estudaram a lesão e a atividade de cicatrização do tecido pulpar a materiais de hidróxido de cálcio [Ca(OH)2], compósito de resina (RC) e ionómero de vidro modificado por resina (RMGI) quando utilizados como agentes de capeamento pulpar direto, e compararam a incidência de defeitos de cicatrização entre estes materiais ao longo de 6 a 730 dias. Os resultados mostraram que os materiais de capeamento estavam associados a diferentes níveis de defeitos de cicatrização da polpa, incluindo defeitos de túnel, detritos operatórios, atividade das células inflamatórias pulpares e fuga bacteriana. Outros defeitos de cicatrização e a área de ponte de dentina não foram influenciados pelos materiais de capeamento. O estudo concluiu que o capeamento pulpar com RMGI ou RC pode proporcionar um desempenho superior ao Ca(OH)2 em termos de minimização dos defeitos de cicatrização.

Fernandes et al. (2008)[151] analisaram a expressão imunoistoquímica da fibronectina e do colágeno tipo III em polpas dentárias humanas submetidas ao capeamento pulpar direto com hidróxido de cálcio [Ca(OH)2] ou com o sistema adesivo Single Bond (SBAS). Os resultados demonstraram que ambas as proteínas não foram expressas no grupo SBAS, embora no grupo capeado com Ca(OH)2 tenha sido observada inicialmente uma marcação difusa na matriz extracelular, seguida de uma expressão tardia na camada odontoblástica e abaixo da ponte dentinária. Parece que a aplicação de sistemas adesivos em contacto direto com polpas saudáveis não conduzirá à expressão de proteínas que se acredita serem essenciais para a reparação pulpar. Além disso, o Ca(OH)2 apresentou boas propriedades de biocompatibilidade com o tecido pulpar dentário, induzindo a expressão de moléculas reparadoras, e por isso continua sendo o material de escolha para o tratamento de exposições pulpares acidentais.

Accorinte et al. (2008)[152] avaliaram a resposta histomorfológica de polpas dentárias humanas capeadas com agregado de trióxido mineral (MTA) e cimento de Ca(OH)2 (CH) após 30 e 60 dias. Todos os grupos tiveram um bom desempenho em termos de formação de pontes de tecido duro, resposta inflamatória e outros achados pulpares. No entanto, foi observada uma resposta inferior do CH30 para a formação da ponte de dentina, quando comparado com os grupos MTA30 e MTA60. Embora a cicatrização pulpar com hidróxido de cálcio tenha sido mais lenta do que com o MTA, ambos os materiais foram bem sucedidos para o capeamento pulpar em dentes humanos.

Accorinte et al. (2008)[153] avaliaram a resposta de polpas humanas capeadas com um cimento de hidróxido de cálcio ou com sistemas adesivos autocondicionantes de dois passos {Clearfil LB 2V (2V) ou Clearfil SE Bond (SE)} após 30 e 90 dias. A resposta pulpar foi pior para os grupos capeados com os sistemas adesivos autocondicionantes (2V e SE) em ambos os períodos de avaliação, quando comparados com os respectivos grupos de controlo aos 90 dias. Para ambos os sistemas auto-condicionantes avaliados, o tecido pulpar exibiu um infiltrado celular inflamatório moderado a severo envolvendo a polpa coronal com abcessos crónicos. A formação de pontes de dentina foi observada em alguns espécimes. Para os grupos de hidróxido de cálcio, quase todos os espécimes mostraram formação de ponte de dentina, com poucas células inflamatórias dispersas e tecido normal abaixo do local de exposição da polpa. O hidróxido de cálcio deve ser usado como o material de escolha para o capeamento pulpar, e o uso de adesivos auto-condicionantes de dois passos para o capeamento pulpar humano é contraindicado.

Hilton et al. (2013)[154] avaliaram e compararam o sucesso do capeamento pulpar direto em dentes permanentes com MTA (agregado de trióxido mineral) ou CaOH (hidróxido de cálcio). Trezentos e setenta e seis indivíduos receberam um capeamento pulpar direto com CaOH (n = 181) ou MTA (n = 195). Foram seguidos durante 2 anos em consultas regulares ou de acordo com os sintomas dentários. Os resultados primários foram a necessidade de extração ou de tratamento de canal. Os dentes foram também avaliados quanto à vitalidade da polpa, e foram efectuadas radiografias à discrição do dentista. A probabilidade de insucesso aos 24 meses foi de 31,5% para o CaOH vs. 19,7% para o MTA (teste de permutação log-rank, p = 0,046). Este grande ensaio clínico aleatório forneceu provas confirmatórias de um desempenho superior do MTA como agente de capeamento pulpar direto, em comparação com o CaOH, quando avaliado numa rede de investigação baseada na prática durante até 2 anos.

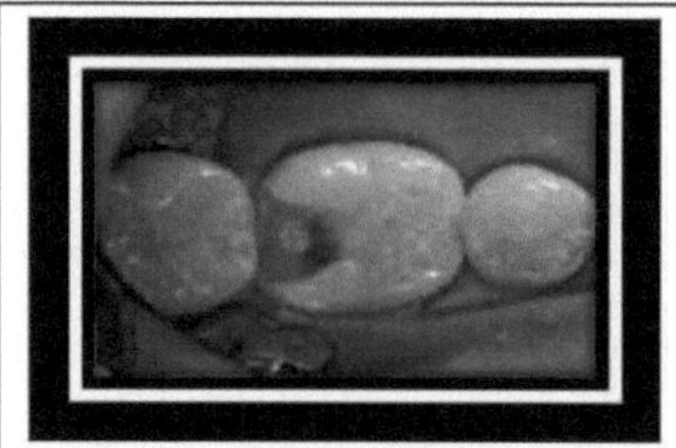

Figura a. Exposição da polpa

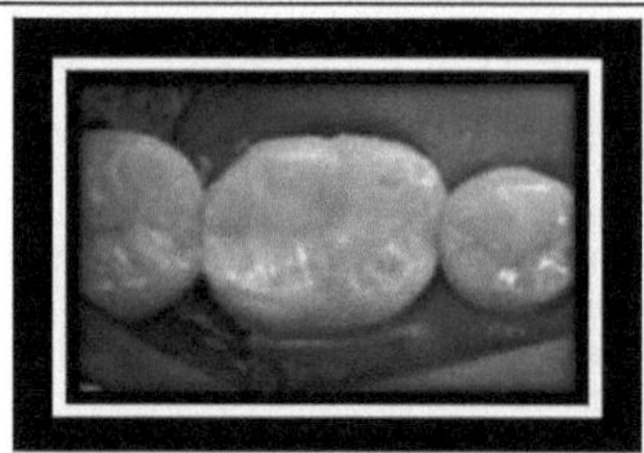

Figura b. Medicamento colocado

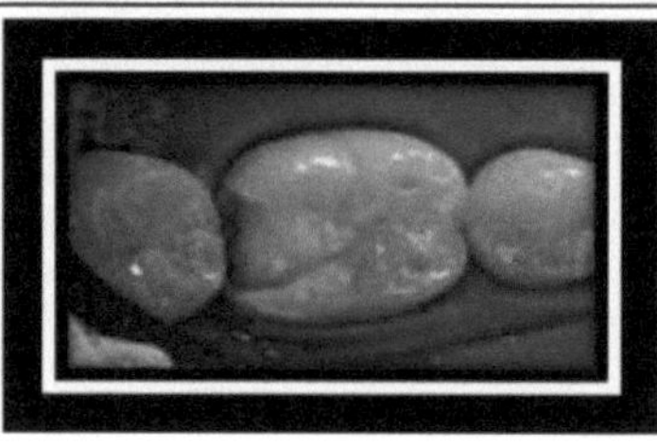

Figura c. Colocação do ionómero de vidro fotopolimerizado

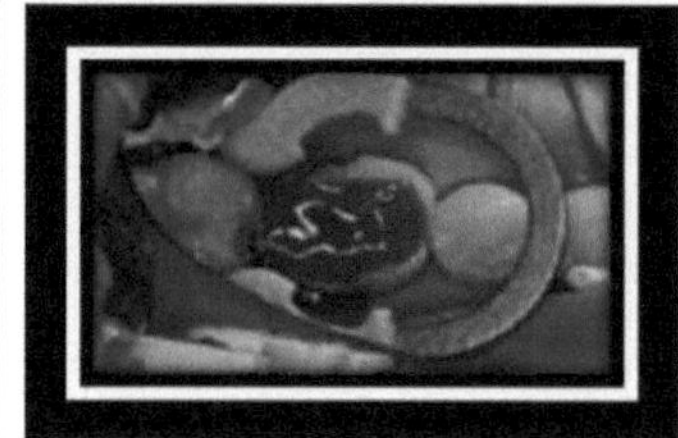

Figura d. A cavidade é inundada por ácido fosfórico

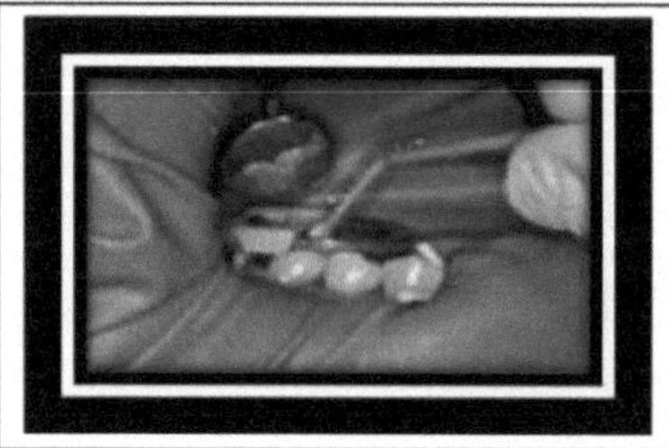

Figura e: O agente de ligação é colocado e o ionómero fotopolimerizado

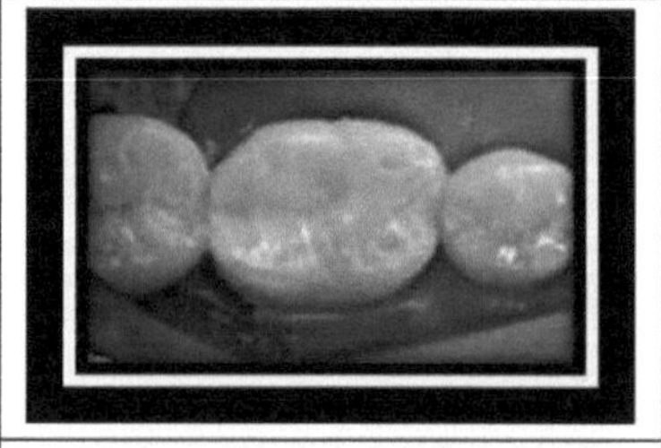

Figura f. Restauração final com compósito

Figura 15 CAPACITAÇÃO DIRECTA DA PASTA

PULPOTOMIA[125]

A pulpotomia é efectuada com duas abordagens de tratamento: pulpotomia parcial e total.

Pulpotomia parcial

A pulpotomia parcial ou de Cvek é definida como "a remoção cirúrgica de uma pequena porção do tecido pulpar coronal para preservar a polpa coronal e radicular remanescente" (diretriz da Associação Americana de Endodontistas, 2003). O tecido inflamado é removido até ao nível do tecido pulpar coronal saudável. A capacidade de resposta do dente aos testes eléctricos da polpa foi relatada em muitos casos de pulpotomia parcial devido à preservação da vitalidade do tecido pulpar coronal. A pulpotomia parcial tem algumas vantagens em comparação com o capeamento pulpar direto, tais como: a remoção do tecido pulpar superficialmente inflamado e a criação de espaço para o material de penso, o que permite selar a cavidade.

Pulpotomia total

Este procedimento é definido como "a remoção cirúrgica de toda a porção coronal da polpa vital para preservar a vitalidade da porção radicular remanescente". Esta abordagem de tratamento é indicada quando se prevê que a inflamação do tecido pulpar se estendeu a níveis profundos da polpa coronal. O mecanismo celular e molecular da formação da ponte de dentina após a pulpotomia é semelhante à dentinogénese reparadora após o capeamento pulpar direto. Após a remoção da polpa coronal, é necessário obter hemostasia e colocar um material (bio) sobre o tecido pulpar remanescente.

Mejare et al. (1993)[155] estudaram 37 dentes posteriores jovens com lesões cariosas profundas e polpas expostas, tratados com pulpotomia parcial e recobertos com hidróxido de cálcio. Os dentes foram divididos em dois grupos. O grupo 1 era constituído por 31 dentes sem sintomas clínicos ou radiográficos antes do tratamento, o grupo 2 por 6 dentes com dor temporária, espaço periodontal alargado periapicalmente e/ou osteíte produtiva, ou seja, aumento da densidade do osso alveolar circundante. Após um período de observação de 24 a 140 meses, a cicatrização tinha ocorrido em 29 dos 31 dentes do Grupo 1 (93,5%) e em 4 dos 6 dentes do Grupo 2. Concluiu-se que os resultados actuais, bem como os anteriormente relatados, indicam que a pulpotomia parcial pode ser um tratamento adequado para molares permanentes jovens com uma exposição cariosa, embora sejam necessários mais estudos antes de o tratamento poder ser recomendado para uso clínico de rotina.

Li et al. (2006)[156] exploraram um método alternativo para tratar incisivos permanentes jovens com fratura complicada da coroa. Os pacientes foram acompanhados durante 2 anos. Os resultados mostraram que as taxas de sucesso do grupo de pulptomia parcial da coroa e do grupo de pulptomia não foram significativamente diferentes. O estudo concluiu que a pulptomia parcial da coroa é um método alternativo para o tratamento de incisivos permanentes jovens com fratura complicada da coroa.

Cleaton-Jones et al. (2007)[157] compararam as respostas histológicas a pulpotomias completas ou parciais de polpas inflamadas em dentes primeiros molares permanentes imaturos de babuínos. As frequências de reação nos dentes com pulpotomia total e parcial foram: pontes de dentina 9/16 e 10/16, polpa viável nos canais radiculares 10/16 e 13/18, abcessos peri-apicais 3/13 e 4/13. O estudo concluiu que a pulpotomia completa ou parcial de polpas inflamadas em primeiros molares permanentes de babuínos imaturos produziu reacções comparáveis.

Han et al. (2011)[158] compararam o efeito da pulptomia tradicional e da pulptomia parcial em incisivos permanentes jovens com fratura complicada da coroa. Os resultados mostraram que as taxas de sucesso do grupo de pulptomia parcial e do grupo de pulptomia tradicional não foram significativamente diferentes (P0,05). O estudo concluiu que a pulptomia parcial é um método alternativo para o tratamento de incisivos permanentes jovens com fratura complicada da coroa.

Aguilar et al. (2011)[159] ilustraram o resultado da terapia pulpar vital, nomeadamente o capeamento pulpar direto, a pulpotomia parcial e a pulpotomia total, em dentes permanentes vitais com polpa cariada exposta. As comparações directas não mostraram diferenças significativas entre os procedimentos com hidróxido de cálcio e os procedimentos com agregado de trióxido mineral, para cada tratamento. As comparações indirectas favoreceram o agregado de trióxido mineral para o capeamento pulpar direto, mas o hidróxido de cálcio para a pulpotomia parcial, sem diferença significativa para a pulpotomia total. Para o capeamento pulpar direto, houve taxas de sucesso estatisticamente significativas mais elevadas para dentes com ápice aberto (94,5%) do que para aqueles com ápice fechado (69,2%); as taxas de sucesso não diferiram significativamente entre ápices fechados e abertos, para pulpotomia parcial ou total. O estudo concluiu que a terapia pulpar vital é uma alternativa viável à pulpectomia quando os dentes permanentes apresentam uma exposição cariosa, e os procedimentos de pulpotomia são mais eficazes do que os procedimentos de capeamento pulpar.

Pulpotomia Mortal versus Vital

O formocresol (FC) tem sido um medicamento de pulpotomia popular na dentição decídua nos últimos 70 anos, desde a sua introdução por Sweet em 1932, e ainda é considerado o tratamento pulpar mais universalmente ensinado e preferido para dentes decíduos. Têm sido levantadas preocupações sobre a utilização do CF em humanos, principalmente devido à sua toxicidade e **160**
potencial carcinogénico.

Foram levantadas outras preocupações relativamente a provas válidas de que o formocresol é absorvido sistemicamente, distribuído e iniciará uma resposta humoral específica, bem como o seu efeito nos dentes sucessivos. Em particular, foi estabelecida uma correlação entre os defeitos do esmalte em dentes sucessivos e as pulpotomias com formocresol efectuadas na dentição decídua, tal como um aumento na prevalência de defeitos hipoplásicos e/ou hipomineralização. Os dois tipos mais comuns de falhas radiográficas foram a reabsorção radicular interna e a obliteração do canal pulpar. Por fim, há indícios de que, se o formocresol tocar a gengiva, causará necrose e descamação do tecido.[161]

O glutaraldeído tem sido sugerido como uma alternativa ao formocresol como fixador de tecidos para pulpotomia vital, com base nas suas propriedades fixadoras superiores, baixa antigenicidade e baixa toxicidade. Estudos histológicos mostraram que produzia uma rápida fixação superficial do tecido pulpar, mas com uma profundidade de penetração limitada, pelo que uma maior quantidade de tecido pulpar radicular permanecia vital.[162,163] O tecido pulpar fixado pode ser substituído por tecido colagénio denso ao longo do tempo. Os estudos também demonstraram uma distribuição sistémica menor do que a que se pensava ocorrer com o formocresol.[164-166]

Foi demonstrado que o glutaraldeído é rapidamente metabolizado com pouco efeito tóxico. Também foi demonstrado que, embora o glutaraldeído tenha uma ação antigénica semelhante à do formocresol, o seu potencial é menor. No entanto, existem problemas perceptíveis na utilização do glutaraldeído como agente de pulpotomia: [167]

* As soluções de glutaraldeído são consideradas instáveis.
* Nem a concentração óptima nem o tempo de aplicação da solução de glutaraldeído foram estabelecidos de forma conclusiva

Davis et al. (1982)[164] compararam os efeitos das pulpotomias em dentes de ratos expostos mecanicamente, utilizando uma diluição de um quinto de formocresol de Buckley e glutaraldeído tamponado a 5%. Os seus resultados mostraram que o terço coronal do tecido pulpar tratado com glutaraldeído estava fixo e que havia uma inflamação ligeira e mínima nos terços médio e apical, respetivamente. A profundidade de penetração do glutaraldeído foi significativamente menor do que a do formocresol. Em comparação com a polpa tratada com formocresol, as polpas tratadas com glutaraldeído apresentaram reparação dos tecidos coronais fixados com menos danos apicais e necrose.

Tagger et al. (1984)[168] realizaram pulpotomia em dentes decíduos de 4 macacos vervet e compararam o efeito de um curativo experimental contendo glutaraldeído (GL) com uma fórmula similar com paraformaldeído (PF). Quarenta dentes foram examinados histologicamente 2 semanas a 5 meses após a cirurgia. No grupo do PF, as calcificações foram mais frequentemente observadas e o núcleo central do tecido no canal radicular estava fortemente carregado de detritos. A reabsorção apical patológica e as lesões foram mais frequentes. No grupo da GL, a polpa no terço apical do canal radicular não estava inflamada e raramente foram observadas calcificações periféricas. A reação à GL pareceu, portanto, mais favorável clinicamente. Não foram observados defeitos nos dentes permanentes que irromperam após a queda ou extração dos dentes decíduos experimentais de nenhum dos grupos.

Jeng et al. (1987)[169] compararam a citotoxicidade do formocresol e dos seus constituintes com a do glutaraldeído, utilizando fibroblastos de polpa humana como células de teste. Os autores demonstraram que o glutaraldeído a 2,5% era 15 a 20 vezes menos tóxico e prejudicial para as células de teste do que o formocresol. O

o glutaraldeído parecia difundir-se mais lentamente e necessitava de um período de tempo mais longo para produzir os seus efeitos tóxicos máximos.

Prakash et al. (1989)[170] compararam clínica e radiologicamente os efeitos do formocresol e do glutaraldeído como medicamento em molares decíduos humanos vitais expostos a cáries pulpotomizadas. No grupo do formocresol, observou-se 90% de sucesso clínico e radiológico, e no grupo do glutaraldeído, 100% de sucesso clínico e radiológico. Assim, concluiu-se que o glutaraldeído é melhor fixador e menos tóxico que o formocresol.

Havale et al. (2013)[171] avaliaram e compararam o sucesso clínico e radiográfico relativo do formocresol e do glutaraldeído como medicamentos após pulpotomias em molares primários em intervalos de três meses ao longo de um ano. Após um ano, a taxa de sucesso clínico foi de 100% com o glutaraldeído e de 86,7% com o formocresol. A taxa de sucesso radiológico diminuiu gradualmente ao longo do ano em todos os grupos de medicamentos para pulpotomia. As taxas de sucesso radiológico nos grupos do formocresol e do glutaraldeído foram de 56,7% e 83,3%, respetivamente. O estudo concluiu que o glutaraldeído a dois por cento pode ser recomendado como uma alternativa mais eficaz ao formocresol como medicamento de pulpotomia.

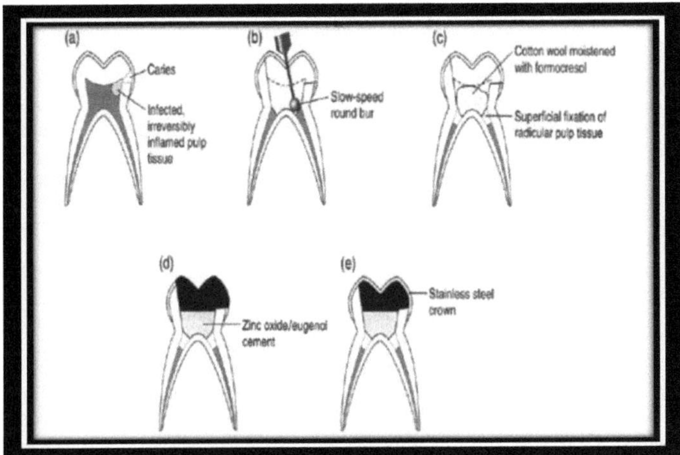

Figura 16: PULPOTOMIA

Capítulo 6

INTRODUÇÃO

O principal objetivo da terapia endodôntica é a obturação completa do espaço do canal radicular para evitar a reinfeção. Em dentes com desenvolvimento radicular incompleto causado por trauma, cárie e outras patologias pulpares, a ausência da constrição natural no final do canal radicular representa um desafio e dificulta o controlo dos materiais de obturação.[172]

O objetivo é selar uma comunicação considerável entre o sistema de canais radiculares e o tecido perirradicular e proporcionar uma barreira contra a qual o material de obturação possa ser compactado. Devido à ausência de uma constrição apical, tem sido defendida uma alternativa ao tratamento padrão do canal radicular, a apexificação ou o encerramento da extremidade radicular.[172]

A apexificação é definida como "um método de indução de uma barreira calcificada numa raiz com um ápice aberto ou a continuação do desenvolvimento apical de uma raiz incompletamente formada em dentes com polpa necrótica". Um dos objectivos de um procedimento de apexificação é estabelecer um espaço no canal radicular que possa ser obturado com sucesso.[173]

Foram propostos vários materiais para este efeito, incluindo fosfato tricálcico, hidróxido de cálcio, dentina liofilizada, fosfato de cálcio e colagénio, proplast (um material poroso semelhante ao feltro de carbono e politetrafluor-etileno), pastas antibacterianas como o metronidazol, a ciprofloxacina e o cefactor, que incentivaram eficazmente a apexificação. Na última década, o agregado de trióxido mineral (MTA) também foi amplamente avaliado. A sobre-instrumentação deliberada da área periapical para produzir um coágulo de sangue que induzirá o encerramento apical também foi descrita.[174]

CONTROVÉRSIAS NA APEXIFICAÇÃO MÚLTIPLA VERSUS VISITA ÚNICA

1.1 APEXIFICAÇÃO DE MÚLTIPLAS VISITAS

Embora uma variedade de materiais tenha sido proposta para a indução da formação da barreira apical, o hidróxido de cálcio obteve a maior aceitação. Granath (1959) foi o primeiro a descrever o uso do hidróxido de cálcio para o fechamento apical. Antes disso, os dentes imaturos não vitais eram frequentemente extraídos. Frank (1966) popularizou a técnica na qual os canais são desbridados e obturados com uma pasta feita pela mistura de hidróxido de cálcio com p-clorofenol canforado. A técnica de Frank exigia a substituição da pasta de hidróxido de cálcio de 3 em 3 meses até se formar uma barreira. Este processo pode demorar até 24 meses.[173]

O hidróxido de cálcio pode ser misturado com uma série de substâncias diferentes (monoclorofenol canforado, água destilada, soro fisiológico, soluções anestésicas, clorexideno, cresatina) para induzir o encerramento apical. O mecanismo pelo qual o hidróxido de cálcio induz a formação de uma barreira apical sólida não é totalmente compreendido. Alguns atribuem a sua ação apenas à sua atividade antibacteriana, enquanto outros salientam o seu pH elevado ou o seu efeito direto sobre os tecidos moles apicais e periapicais. O pH alcalino e os iões de cálcio podem desempenhar um papel quer separadamente quer em sinergia. O cálcio necessário para a formação da ponte apical vem através da via sistémica, como demonstrado por Pisanty e Sciacky.[175]

No entanto, apesar de uma longa história de utilização em procedimentos de encerramento apical, existem vários problemas relacionados com a utilização do hidróxido de cálcio para a apexificação. O curso imprevisível e muitas vezes longo desta modalidade de tratamento apresenta desafios, incluindo a vulnerabilidade da restauração coronal temporária à reinfeção, e tem várias desvantagens, tais como a variabilidade do tempo de tratamento (média de 12,9 meses), a dificuldade de recordação dos pacientes, o atraso no tratamento e o aumento do risco de fratura dentária após o penso com hidróxido de cálcio durante períodos prolongados.[172]

Sheehy et al. (1997)[176] analisaram a utilização do hidróxido de cálcio para a indução da formação da barreira apical e cicatrização em dentes permanentes imaturos. Os resultados mostraram que a utilização do hidróxido de cálcio para a formação da barreira apical é bem sucedida em 74-100% dos casos, independentemente da marca registada utilizada. O tempo médio para a formação da barreira apical é de aproximadamente 5 a 20 meses. O estudo concluiu que, embora a taxa de sucesso da formação da barreira apical utilizando hidróxido de cálcio seja elevada, é necessário um acompanhamento a longo prazo destes dentes. Podem ocorrer problemas como a incapacidade de controlar a infeção, a recorrência da infeção e a fratura da raiz cervical.

Walia et al. (2000)[177] efectuaram um estudo retrospetivo em 15 dentes incisivos imaturos não vitais utilizando a pasta Pulpdent de Ca(OH)2. Foi alcançada uma taxa de sucesso de 100 por cento no prazo de um ano. Os dentes foram seguidos até um período de 24 meses. Verificou-se que as crianças mais velhas com ápice estreito e aberto tiveram um tempo de tratamento mais curto do que as crianças mais novas (NS); os dentes sem infeção periapical mostraram algum crescimento radicular e o fecho do ápice foi mais rápido do que os dentes com infeção periapical. A ponte calcificada formada após a apexificação é uma estrutura porosa. Esta investigação fornece informações sobre o tempo e o procedimento necessários para conseguir a formação de uma barreira apical em incisivos imaturos não vitais.

Ghosh et al. (2014)[178] determinaram a eficácia do hidróxido de cálcio numa formulação diferente para induzir a apexificação (hidróxido de cálcio misturado com água destilada estéril, ou iodofórmio em base de metilcelulose, ou iodofórmio em base de óleo de polissilicone). Os resultados mostraram que nos casos assintomáticos pré-operatórios (72,55%), o insucesso ocorreu em apenas 5,45% dos casos e nos casos sintomáticos pré-operatórios a taxa de insucesso foi de 35,71%. A taxa de sucesso foi de 94,6% nos casos com ápices abertos estreitos, enquanto que 64,28% nos ápices abertos largos. Nos casos com radiolucências apicais pré-existentes, a apexificação bem-sucedida ocorreu em 63,63% e a taxa de sucesso foi de 92,5% nos casos sem radiolucências apicais pré-existentes. O tempo médio consumido para a apicificação foi mínimo com hidróxido de cálcio mais iodofórmio em base de óleo de polisilicone. O estudo concluiu que a taxa de sucesso global observada foi de 86,27%, o que está próximo dos resultados da maioria dos estudos anteriores em todo o mundo.

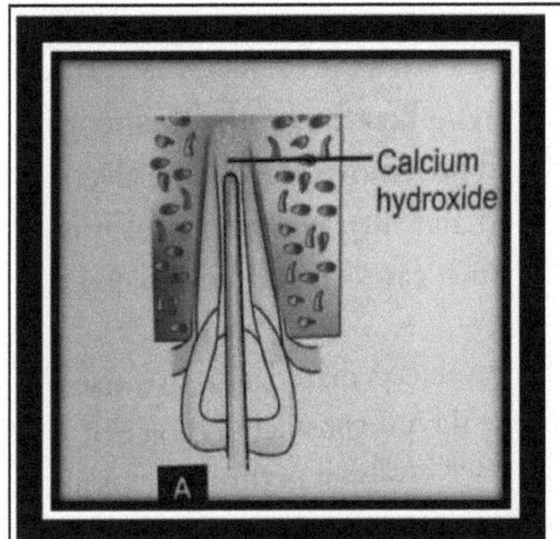

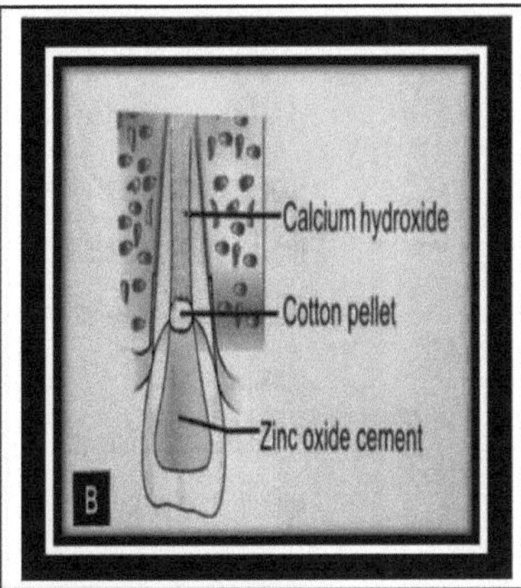

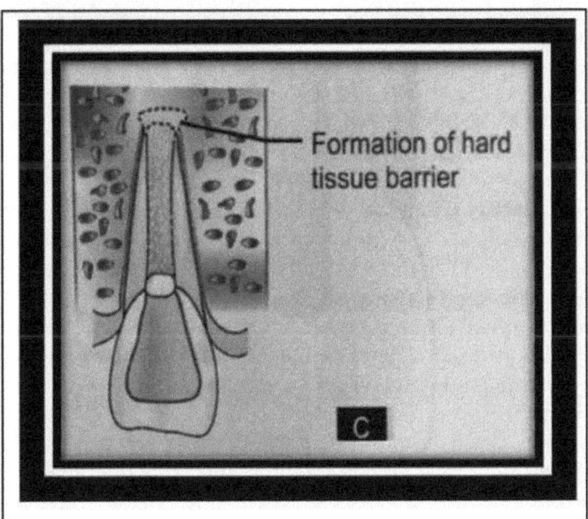

Figura 17 APEXIFICAÇÃO COM HIDRÓXIDO DE CÁLCIO

A. Colocação de hidróxido de cálcio no canal B. Restauração do dente com cimento de óxido de zinco C. Formação de uma barreira de tecido duro no ápice

1.2 APEXIFICAÇÃO NUMA ÚNICA VISITA

A utilização tradicional de barreiras apicais de hidróxido de cálcio tem sido associada a um fecho apical imprevisível, ao tempo necessário para a formação da barreira, à adesão do paciente, aos riscos de reinfeção resultantes da dificuldade em criar selamentos a longo prazo com restaurações provisórias e à suscetibilidade a fracturas radiculares decorrentes da presença de raízes finas ou da exposição prolongada da dentina radicular ao Ca(OH)**2**.[175] Para ultrapassar as desvantagens do procedimento tradicional de apicificação com base em hidróxido de cálcio (Ca(OH)**2**), as técnicas de apicificação numa só visita constituem uma opção de tratamento alternativa nestes casos. Assim, as técnicas de apicificação numa só visita estão a ganhar popularidade.

A apexificação numa consulta foi definida como a condensação não cirúrgica de um material biocompatível na extremidade apical do canal radicular. O objetivo é estabelecer uma paragem apical que permita a obturação imediata do canal radicular.[175] Torneck e outros indicaram que quando o encerramento apical ocorre clinicamente com Ca(OH)**2**, não há uma ponte completa do ápice histologicamente. A inflamação periapical persiste nos ápices de muitos dentes porque existe tecido necrótico nos cantos e fendas da ponte. Uma das principais áreas alvo da investigação biomédica é um mecanismo para restaurar o osso perdido.[179]

Há uma popularidade crescente da técnica de apexificação numa só visita, utilizando o agregado de trióxido mineral (MTA) como barreira apical osteocondutora. O MTA é relativamente não citotóxico e estimula a cementogénese. Este material à base de cimento Portland gera um ambiente aquoso altamente alcalino através da lixiviação de iões de cálcio e hidroxilo, tornando-o bioativo ao formar hidroxiapatite na presença de fluidos contendo fosfato. Ao contrário da utilização prolongada de Ca(OH)**2** em raízes imaturas, o preenchimento prolongado destas raízes com MTA não reduziu a sua resistência à fratura.[175]

O MTA é composto por silicato dicálcico e tricálcico, silicato tricálcico, óxido de bismuto e sulfato de cálcio. A hidratação do pó resulta num gel cristalino fino. Este solidifica-se numa estrutura dura em menos de 3 horas. Tem uma resistência à compressão igual à do material de restauração intermédio (IRM) e do Super-EBA, mas inferior à da amálgama.[173]

O MTA é um material promissor devido à sua propriedade de selamento superior, à sua capacidade de se fixar na presença de sangue e à sua biocompatibilidade. A contaminação por humidade no ápice do dente antes da formação da barreira é frequentemente um problema com outros materiais tipicamente utilizados na apexificação. Como resultado da propriedade hidrofílica do MTA, a presença de humidade, especificamente sangue, não afecta a sua capacidade de selamento.[173]

Tal como em qualquer procedimento dentário, existem limitações ao encerramento apical numa única consulta com MTA. Uma vez que é necessária alguma compactação do MTA durante a colocação, as paredes finas de dentina podem ser propensas a fratura. Por este motivo, a apexificação com MTA pode ser contra-indicada em dentes extremamente imaturos com ápices muito abertos. Embora estas potenciais preocupações devam ser consideradas, as potenciais vantagens do encerramento apical numa única consulta com MTA superam quaisquer aspectos negativos.[180]

Pradhan et al. (2006)[181] compararam o agregado de trióxido mineral (MTA) e o hidróxido de cálcio Ca(OH)**2** relativamente às suas eficácias e ao tempo necessário para a formação de barreiras biológicas apicais calcificadas e a resolução de radiolucências periapicais. Os resultados mostraram que o tempo médio de formação da barreira biológica apical foi de 3 +/- 2,9 meses para o MTA e de 7 +/- 2,5 meses para o Ca(OH)**2**. As radiolucências periapicais foram resolvidas em 4,6 +/- 1,5 meses para o MTA e 4,4 +/- 1,3 meses para o Ca(OH)**2**. O tratamento total foi concluído em 0,75 +/- 0,4859 meses e 7 +/- 2,5 meses para o MTA e o Ca(OH)**2**, respetivamente. O estudo concluiu que os dois materiais foram considerados igualmente eficazes no tratamento de dentes não vitais com ápices não formados. O tempo necessário para completar o tratamento e a formação da barreira biológica com o MTA foi significativamente menor do que com o Ca(OH)**2**. O tempo de cicatrização das radiolucências periapicais foi quase idêntico.

Simon et al. (2007)[182] avaliaram o resultado da apicificação utilizando o agregado de trióxido mineral (MTA). Quarenta e três casos foram incluídos com pelo menos 12 meses de acompanhamento. Ao considerar o escore do índice periapical (PAI) e a diminuição do tamanho da lesão apical, a cicatrização ocorreu em 81% dos casos. O estudo concluiu que a apexificação num só passo, utilizando um plug apical de MTA, pode ser considerada um tratamento previsível, e pode ser uma alternativa ao uso de hidróxido de cálcio.

Moore et al. (2011)[183] investigaram o sucesso clínico e radiográfico de dois tipos de agregado de trióxido mineral branco (MTA) como barreiras apicais em incisivos permanentes imaturos não vitais. Após um curativo inicial com hidróxido de cálcio, as barreiras apicais de MTA foram colocadas e a avaliação de acompanhamento (clínica e radiográfica) foi realizada no início, 3 e 6 meses. Não se registaram diferenças estatisticamente significativas nos resultados clínicos ou radiográficos entre os dois grupos. A taxa global de sucesso clínico e de sucesso radiográfico relativo foi de 95,5%. Foi demonstrada uma redução estatisticamente significativa da patose periapical ao longo do tempo em ambos os grupos. Foi identificada uma relação significativa entre a anatomia apical não divergente e o posicionamento ideal do plug de MTA em todos os dentes. Curiosamente, a descoloração coronal foi observada em 22,7% dos dentes após a colocação de MTA branco. O estudo concluiu que a colocação da barreira apical utilizando tanto o MTA ProRoot branco como o MTA Angelus branco, após um penso inicial de hidróxido de cálcio, apresentou resultados clínicos e radiográficos favoráveis semelhantes.

Damle et al. (2012)[184] compararam a eficácia clínica e radiográfica do Agregado de Trióxido Mineral (MTA) e do Hidróxido de Cálcio na apexificação de incisivos permanentes jovens traumatizados. Trinta incisivos permanentes com polpas necróticas e ápices abertos foram divididos uniformemente em dois grupos - Grupo I (grupo MTA) e Grupo II (grupo Hidróxido de Cálcio). A avaliação de acompanhamento (clínica e radiográfica) foi efectuada aos 3, 6, 9 e 12 meses. Os resultados mostraram que o tempo médio de barreira no Grupo I foi de 4,50 +/- 1,56 meses, enquanto no Grupo II foi de 7,93 +/- 2,53 meses. A evidência radiográfica do tempo médio necessário para a conclusão da lâmina dura no Grupo I foi de 4,07 +/- 1,49 meses, enquanto o período de tempo para o Grupo II foi de 6,43 +/2,59 meses. O estudo concluiu que o MTA demonstrou bom sucesso e é uma opção eficaz para a apexificação, com a vantagem de reduzir o tempo de tratamento, ter boa capacidade de selamento, ser biocompatível e proporcionar uma barreira para obturação imediata.

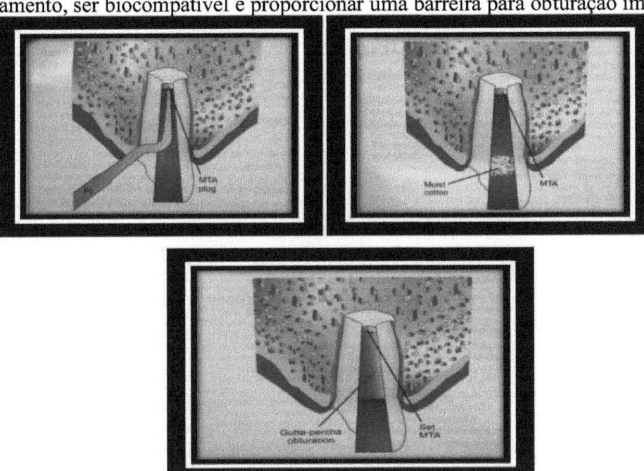

Figura 18 APEXIFICAÇÃO COM MTA

    A. Colocação do MTA no ápice do dente, criando uma espessura de 2 mm do tampão
    B. A cavidade é selada com algodão húmido, uma vez que o MTA precisa de humidade para assentar
    C. Depois de confirmar o conjunto final de MTA, Canal é obturação com Gutta-Percha

PROCEDIMENTOS REGENERATIVOS NA GESTÃO DE ÁPICES ABERTOS

Embora a obturação de ápices abertos com tampões de MTA diminua significativamente o tempo de tratamento e resulte numa cicatrização favorável dos tecidos perirradiculares, os tampões de MTA não conseguem estimular o encerramento apical fisiológico e o espessamento da dentina radicular, deixando a integridade estrutural do dente comprometida.[8] Além disso, uma vez que é necessária alguma compactação do MTA durante a colocação, as paredes finas de dentina podem ser propensas à fratura. Por esse motivo, a apexificação com MTA pode ser contra-indicada em dentes extremamente imaturos com ápices muito abertos. A revascularização é uma abordagem emergente de tratamento endodôntico regenerativo que tem como objetivo permitir a continuação do desenvolvimento radicular.

Os procedimentos endodônticos regenerativos podem ser definidos como procedimentos de base biológica concebidos para substituir estruturas danificadas, incluindo a dentina e as estruturas radiculares, bem como as células do complexo polpa-dentina. O objetivo final desta abordagem é a remoção da polpa doente ou necrótica e a sua substituição por tecido pulpar saudável.[185]

Muitos tecidos são capazes de se auto-regenerar, desde que estejam reunidas as condições correctas. A polpa dentária é um dos tecidos mais inervados e vasculares do corpo e tem potencial para regeneração neural e vascular.[185]

Foi recentemente introduzido um novo conceito de revascularização de dentes imaturos, não vitais e infectados. O conceito de revascularização, por si só, não é novo. Foi introduzido por Ostby em 1961 e, em 1966, Rule e Winter documentaram o desenvolvimento da raiz e a formação de barreira apical em casos de necrose pulpar em crianças. Casos ocasionais de regeneração dos tecidos apicais após avulsão traumática e reimplante levaram à busca da possibilidade de regeneração de todo o tecido pulpar num dente necrótico e infetado. Em 1972, Ham et al. demonstraram o fechamento apical de dentes imaturos sem polpa em macacos. Em 2001, Iwaya et al. e, em 2004, Banchs e Trope demonstraram as vantagens desta modalidade de tratamento, que resultou numa maturação normal radiograficamente aparente de toda a raiz, em comparação com um resultado de apenas uma formação de barreira calcária no ápice após a apexificação convencional induzida por hidróxido de cálcio.[186]

A lógica da revascularização é que, se for fornecida uma matriz de tecido estéril na qual novas células possam crescer, a vitalidade da polpa pode ser restabelecida. Em dentes imaturos, infectados e não vitais, o controlo da infeção é conseguido com um mínimo de instrumentação, dependendo mais de uma irrigação agressiva e abundante com hipoclorito de sódio, clorexidina ou iodopovidona. Alguns autores sugeriram o uso de pasta de ciprofloxacina e metronidazol ou pasta de Ca(OH)2 para controlar a infeção.

É possível que algumas células vitais da polpa permaneçam na extremidade apical do canal radicular. Estas células podem proliferar na matriz recém-formada e diferenciar-se em odontoblastos sob a influência organizadora das células da bainha epitelial radicular de Hertwig, que são bastante resistentes à destruição, mesmo na presença de inflamação. Os odontoblastos recém-formados podem depositar dentina atubular na extremidade apical, causando apexogénese (alongamento da raiz), bem como nos aspectos laterais das paredes dentinárias do canal radicular, reforçando e fortalecendo a raiz.

Outro mecanismo possível para o desenvolvimento contínuo da raiz pode ser devido às células estaminais multipotentes da polpa dentária, que estão presentes nos dentes permanentes e podem estar presentes em abundância nos dentes imaturos. Essas células da extremidade apical podem ser semeadas nas paredes dentinárias existentes e podem se diferenciar em odontoblastos e depositar dentina terciária ou atubular.

O terceiro mecanismo possível poderia ser atribuído à presença de células estaminais no ligamento periodontal, que podem proliferar, crescer para a extremidade apical e dentro do canal radicular, e depositar tecido duro tanto na extremidade apical como nas paredes laterais da raiz. A evidência em apoio a esta hipótese é apresentada pela documentação de cemento e fibras de Sharpey nos tecidos recém-formados.

O quarto mecanismo possível de desenvolvimento radicular pode ser atribuído às células estaminais da papila apical ou da medula óssea. A instrumentação para além dos limites do canal radicular para induzir hemorragia também pode transplantar células estaminais mesenquimatosas do osso para o lúmen do canal. Estas células têm uma grande capacidade de proliferação. Os estudos de transplante demonstraram que as células estaminais humanas do osso estreito podem formar osso ou dentina in vivo.

Outro mecanismo possível poderia ser o facto de o próprio coágulo sanguíneo, sendo uma fonte rica em factores de crescimento, poder desempenhar um papel importante na regeneração. Estes incluem o fator de crescimento derivado das plaquetas, o fator de crescimento endotelial vascular (VEGF), o fator de crescimento epitelial derivado das plaquetas e o fator de crescimento tecidular, podendo estimular a diferenciação, o crescimento e a maturação de fibroblastos, odontoblastos, cementoblastos, etc., a partir de células mesenquimatosas imaturas e indiferenciadas na matriz tecidular recém-formada. A expressão do VEGF em dentes permanentes imaturos e maduros foi documentada.[186]

Existem várias vantagens da revascularização, conforme observado neste estudo, bem como em estudos anteriores. Requer um tempo de tratamento mais curto; após o controlo da infeção, pode ser concluída numa única visita. Também é muito económica, porque o número de visitas é reduzido e não é necessário material adicional (como TCP, MTA). A obturação do canal não é necessária, ao contrário do que acontece na apexificação induzida por hidróxido de cálcio, com o perigo inerente de fender a raiz durante a condensação lateral. No entanto, a maior vantagem é o facto de se conseguir um desenvolvimento contínuo da raiz (alongamento da raiz) e o fortalecimento da raiz como resultado do reforço das paredes dentinárias laterais com a deposição de nova dentina/tecido duro.

Existem apenas algumas limitações da revascularização. Os resultados clínicos a longo prazo ainda não estão disponíveis. É possível que todo o canal fique calcificado, comprometendo a estética e potencialmente aumentando a dificuldade em futuros procedimentos endodônticos, se necessário. No caso de o pino e o núcleo serem o plano de tratamento restaurador final, a revascularização não é a opção de tratamento correcta porque o tecido vital nos dois terços apicais do canal não pode ser violado para a colocação do pino.[186]

Shah et al. (2008)[186] avaliaram a eficácia da revascularização em 14 casos de dentes imaturos infectados. O tratamento endodôntico foi iniciado e, após o controlo da infeção, foi realizada a revascularização. A cavidade de acesso foi selada com cimento de ionómero de vidro. Os casos foram acompanhados em intervalos regulares de 3 meses; o intervalo de acompanhamento foi de 0,5 a 3,5 anos. Os resultados foram os seguintes. A resolução radiográfica das radiolucências perirradiculares foi considerada boa a excelente em 93% (13 de 14) dos casos. Na maioria dos casos, foi evidente um estreitamento da ampla abertura apical. Em 3 casos, observou-se um espessamento das paredes dentinárias apicais e um aumento do comprimento da raiz. O achado marcante foi a resolução completa dos sinais e sintomas clínicos e a cicatrização apreciável das lesões periapicais em 78% (11 de 14) dos casos. O espessamento das paredes dentinárias laterais foi evidente em 57% (8/14) dos casos, e o aumento do comprimento radicular foi observado em 71% (10/14) dos casos. Nenhum dos casos apresentou dor, reinfeção ou aumento radiográfico de patologia apical pré-existente. Este estudo documentou um resultado favorável dos procedimentos de revascularização realizados em dentes permanentes imaturos, não vitais e infectados.

Chen et al. (2012)[187] relataram vários tipos de resposta de dentes permanentes imaturos com tecido pulpar necrótico infetado e periodontite apical ou abcesso a procedimentos de revascularização. Os resultados mostraram cinco tipos de respostas desses dentes permanentes imaturos: tipo 1, aumento do espessamento das paredes do canal e continuação da maturação da raiz; tipo 2, nenhuma continuação significativa do desenvolvimento da raiz com o ápice da raiz tornando-se rombudo e fechado; tipo 3, continuação do desenvolvimento da raiz com o forame apical permanecendo aberto; tipo 4, calcificação severa (obliteração) do espaço do canal; tipo 5, uma barreira de tecido duro formada no canal entre o plugue coronal de MTA e o ápice da raiz. Com base nesta série de casos, o resultado da continuação do desenvolvimento radicular não era tão previsível como o aumento do espessamento das paredes do canal em dentes permanentes imaturos humanos com tecido pulpar necrótico infetado e periodontite/abscesso apical após procedimentos de revascularização. O desenvolvimento contínuo da raiz de dentes permanentes imaturos necróticos revascularizados depende da sobrevivência da bainha epitelial da raiz de Hertwig em caso de periodontite/abscesso apical. A calcificação severa do canal pulpar (obliteração) pela formação de tecido duro pode ser uma complicação da reabsorção interna de substituição ou da união entre o tecido duro intracanal e o osso apical (anquilose) em dentes permanentes necróticos imaturos revascularizados.

Jung et al. (2012)[188] relataram os resultados de 8 pacientes (com idades entre 9 e 4 anos) que apresentavam 9 dentes permanentes imaturos com necrose pulpar e periodontite apical. Durante o tratamento, verificou-se que 5 dos dentes tinham pelo menos algum tecido vital residual remanescente nos sistemas de canais radiculares. Após irrigação com NaOCl e medicação com ciprofloxacina, metronidazol e minociclina, estes dentes foram selados com agregado de trióxido mineral e restaurados. O outro grupo de 4 dentes não tinha evidência de qualquer tecido pulpar vital residual. Este segundo grupo de dentes foi tratado com irrigação de NaOCl e medicado com ciprofloxacina, metronidazol e minociclina, seguido de um procedimento de revascularização adotado da literatura de trauma (hemorragia evocada para formar um coágulo sanguíneo intracanal). Em ambos os grupos de pacientes, houve evidência de resultados clínicos pós-operatórios satisfatórios (1-5 anos); os pacientes estavam assintomáticos, não havia tractos sinusais evidentes, a periodontite apical estava resolvida e havia evidência radiográfica de espessura contínua das paredes dentinárias, fechamento apical ou aumento do comprimento da raiz.

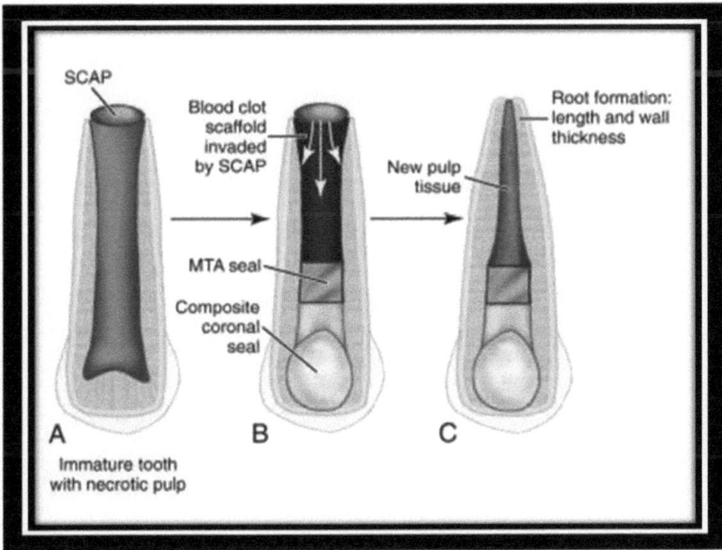

Figura 19: REGENERAÇÃO DA POLPA

A. Dentes permanentes imaturos e não vitais, mostrando a localização da papila apical com a sua rica coleção de células estaminais.
B. Após a medicação do canal com pasta triantibiótica, o canal é sobreinstrumentado para estimular a hemorragia até ao nível cervical. O coágulo de sangue subsequente é coberto com MTA e uma restauração selante, formando um suporte para a invasão de células SCAP (células estaminais da papila apical).
C. Espera-se que a regeneração da polpa permita a formação contínua de raízes num dente anteriormente sem polpa

CONTROVÉRSIAS NA DETERMINAÇÃO DO COMPRIMENTO DE TRABALHO
DEFINIÇÃO: (De acordo com Ingle)[29]
O comprimento de trabalho é definido no Glossário de Termos Endodônticos como "a distância de um ponto de referência coronal até ao ponto em que a preparação do canal e a obturação devem terminar".

Capítulo 7

Um dos passos mais importantes da terapia endodôntica. A limpeza, modelagem e obturação do sistema de canais radiculares não podem ser realizadas com precisão, a menos que o comprimento de trabalho seja determinado com exatidão. E se o comprimento de trabalho for estabelecido ligeiramente aquém do forame apical, o que acontece com aquele pequeno espaço que se encontra para além da constrição - a área de patência apical? E se este espaço contiver detritos tóxicos e bactérias nocivas que possam impedir a futura cicatrização e reparação? Simon sublinhou a necessidade de clarificação e consistência na utilização de termos relacionados com a determinação do comprimento de trabalho.

TERMINOLOGIA[29]

i) **Ápice anatómico:** o ápice anatómico é a ponta ou a extremidade da raiz determinada morfologicamente.

ii) **Ápice radiográfico:** O ápice radiográfico é a ponta ou a extremidade da raiz determinado radiograficamente. A morfologia da raiz e a distorção radiográfica podem fazer com que a localização do ápice radiográfico varie em relação ao ápice anatómico.

iii) **Forame Apical:** O forame apical é a principal abertura apical (entrada/saída) do canal radicular. Está frequentemente localizado excentricamente, bem longe do ápice anatómico ou radiográfico.

   A investigação de Palmer mostrou que este desvio ocorreu em 68-80% dos dentes no seu estudo.[189]

iv) **Forame acessório:** Um forame acessório é um orifício na superfície da raiz que se comunica com um canal lateral ou acessório. Eles podem ser encontrados como um único forame ou como múltiplos forames.

v) **Constrição apical:** A constrição apical (diâmetro apical menor) é a Porção apical do canal radicular com o diâmetro mais estreito. Esta posição pode variar, mas é frequentemente 0,5 a 1,0 mm antes do centro do forame apical. A constrição alarga-se apicalmente ao forame (diâmetro maior) e assume uma forma de funil. Provavelmente devido à sua importância como entidade clínica, o terço apical do canal radicular e a localização do forame têm sido objeto de numerosas investigações.

   Dummer et al. relataram quatro variações básicas na área do canal apical que incluíam cerca de 50% dos casos em que uma constrição estava presente. Também registaram 6% dos seus casos em que a constrição estava provavelmente bloqueada por cemento.[190]

vi) **Junção cementodentinária:** A junção cementodentinária é a região onde a dentina e o cemento estão unidos; este é o ponto em que a superfície cementária termina no ápice ou perto do ápice de um dente. É claro que a junção cementodentinária é um marco histológico que não pode ser localizado clínica ou radiograficamente.

   Langeland relatou que a junção cementodentinária nem sempre coincide com a constrição apical.[191] A localização da junção cementodentinária também varia de 0,5 a 3,0 mm aquém do ápice anatómico.

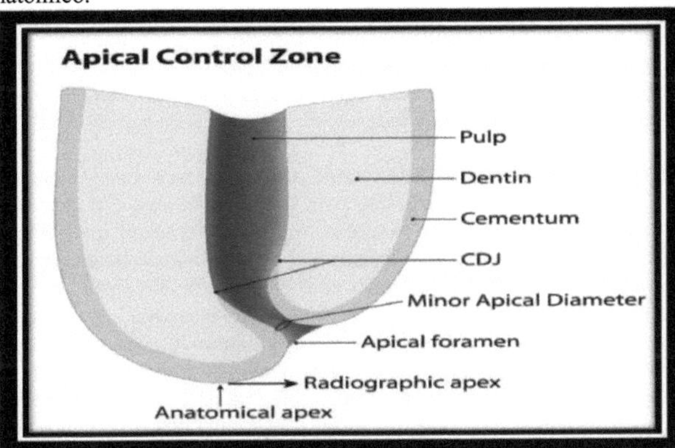

Figura 20: ANATOMIA DA ÁREA APICAL DO DENTE

IMPORTÂNCIA DO COMPRIMENTO DE TRABALHO

Um dos maiores problemas no tratamento endodôntico é identificar e manter o comprimento biológico do sistema de canais radiculares. A condição óptima de cicatrização com um contacto mínimo entre o material de obturação e o tecido apical é alcançada quando o tratamento do canal radicular termina na constrição apical. Desta forma, as respostas inflamatórias persistentes, a destruição dos tecidos e as reacções de corpos estranhos são mantidas ao nível mais baixo possível. A localização explícita do ápice fisiológico do canal radicular é um pré-requisito para uma terapia endodôntica bem-sucedida. Embora tenha sido um importante tema de debate durante décadas, o ponto exato de terminação da terapia do canal radicular ainda é considerado um tópico controverso. No entanto, na prática clínica, o forame apical menor, como uma caraterística anatómica mais consistente, pode ser considerado como sendo a porção mais estreita do sistema de canais e, portanto, o ponto de referência ideal para o ponto final apical do tratamento do canal radicular.[11]

De acordo com Kuttler (1955), o diâmetro mais estreito do canal não está definitivamente no local de saída do canal do dente, mas geralmente ocorre dentro da dentina, imediatamente antes das camadas iniciais de cemento.[192]

De acordo com Ricucci e Langeland, a constrição apical é a parte mais estreita do canal com o diâmetro mais pequeno de fornecimento de sangue, criando assim o local mais pequeno da ferida e a melhor condição de cicatrização. Este ponto de referência anatómico pode ser designado por diâmetro menor do canal.[192]

No entanto, a junção cemento-dentinária (JCD) e a constrição apical nem sempre coincidem, principalmente em dentes senis, devido à deposição de cemento, o que altera a posição do diâmetro menor. O diâmetro menor representa a transição entre o tecido pulpar e o tecido periodontal, localizado na faixa de 0,5 a 1,0 mm do forame externo ou diâmetro maior na superfície radicular.

Um comprimento de trabalho estabelecido para além do diâmetro menor pode causar perfuração apical e enchimento excessivo do sistema de canais radiculares. Isto pode aumentar a dor pós-operatória e atrasar ou impedir a cicatrização. Em alternativa, um comprimento de trabalho estabelecido aquém do diâmetro menor pode levar a um desbridamento inadequado e a um enchimento insuficiente do canal. O tecido pulpar retido pode persistir e causar dor prolongada. Além disso, a microinfiltração no espaço do canal pode resultar numa cicatrização prejudicada.[192]

CONCEITO DE PATÊNCIA APICAL

Patência apical

A patência é definida no glossário de termos da Associação Americana de Endodontia como "uma técnica de preparação do canal em que a porção apical do canal é mantida livre de detritos por recapitulação com uma lima pequena através do forame apical".[193]

Existem duas escolas de pensamento sobre as técnicas de patência, que são as seguintes[194]

- Os "amantes da polpa" tentam instrumentar e preencher o canal radicular até à constrição apical, de acordo com Mounce
- O grupo de "bárbaros apicais", por outro lado, atribui grande importância à capacidade de empurrar uma pequena lima K (tamanho 06 a 15) a uma certa distância (0,5 a 1 mm) através do forame até ao tecido periapical.

Mounce[194] observa corretamente que nenhuma destas duas escolas de pensamento pode reivindicar uma taxa de sucesso superior. No entanto, apesar das contradições, eles concordam que a localização e o diâmetro do forame fisiológico devem ser alterados tão pouco quanto a posição do canal radicular, e que o canal radicular deve ser preparado para uma conicidade uniforme. A comparação de Mounce dos argumentos destes dois campos ilustra a natureza altamente especulativa do debate e reconhece que a sua recomendação da técnica de patência é empírica, e que ainda falta uma prova baseada em evidências da superioridade de qualquer uma das duas escolas.

Souza (2006)[193] recomenda assegurar a patência do forame com uma lima K fina (objetivo mecânico) e utilizar um instrumento mais grosso com fricção no forame para limpar o forame e o canal cementário (objetivo biológico). Em alguns casos, por exemplo, se persistir uma lesão perapical que não tenha respondido ao tratamento, incluindo a abordagem de patência, o forame tem de ser alargado intencionalmente para destruir o biofilme. A sobre-instrumentação apical deve estender-se por 1 a 2 mm. No entanto, uma técnica de patência não é indicada por uma questão de princípio no caso de polpa vital, mas uma vez que as lascas de dentina e o tecido podem ser transportados e comprimidos para o periápice durante a instrumentação, ele recomenda a utilização de instrumentos de patência fina mesmo em casos vitais.

Vera et al. (2012)[195] determinaram se a utilização de uma lima de patência está relacionada com a presença de uma solução de irrigação radiopaca nos 2 mm apicais de canais radiculares humanos de grandes dimensões. Houve significativamente mais canais com irrigante nos 2 mm apicais quando a patência apical foi mantida com uma lima K no. 10 K-file 1 mm para além do WL do que quando a patência apical não foi mantida durante os procedimentos de limpeza e moldagem (P = .04). O estudo concluiu que a manutenção da patência apical melhora a distribuição de irrigantes no terço apical de canais radiculares humanos de grandes dimensões.

Deonizio et al. (2013)[196] avaliaram a influência da patência apical, da técnica de remoção da obturação radicular e da limpeza do forame apical, em relação à quantidade de detritos extrudados durante o retratamento do canal radicular. Não houve diferença estatisticamente significativa entre nenhum dos grupos ou subgrupos. O ProTaper proporcionou a menor quantidade de material obturador extruído, independentemente da presença ou ausência de patência apical, seguido pela técnica manual, sem e com patência apical. Foram recolhidas quantidades adicionais de detritos durante a limpeza do forame apical, independentemente do instrumento, da presença/ausência de patência ou da técnica de remoção da obturação radicular.

IMPORTÂNCIA DA DETERMINAÇÃO DO COMPRIMENTO DE TRABALHO

Foram propostos diferentes conceitos e fórmulas para a determinação dos comprimentos de trabalho, mas a abordagem mais amplamente aceite tem sido a escolha de um comprimento de trabalho de 1 mm coronal ao ápice da raiz (compensando 0,5 mm para o erro radiográfico e 0,5 mm para a localização da CDJ a partir do terminal radiográfico). De acordo com estes conceitos, o canal cementário não deve ser instrumentado.[197]

De acordo com as recomendações de Weine ([198]), o comprimento de trabalho deve ser 1, 1,5 ou 2 mm mais curto do que o terminal radiográfico, dependendo do estado periapical e do osso alveolar que rodeia o dente. Se na radiografia parecer existir uma largura normal do ligamento periodontal, ou seja, não for evidente qualquer reabsorção óssea ou dentária, o comprimento de trabalho deve terminar a 1,0 mm, "margem de segurança", do forame apical. Se parecer haver reabsorção óssea, mas não houver reabsorção dentária aparente, o comprimento de trabalho deve ser encurtado em 1,5 mm. Por outro lado, se a reabsorção óssea e dentária conjunta for aparente radiograficamente, o comprimento da medição do dente deve ser encurtado em 2,0 mm. Isto deve "recuar" o ponto de constrição apical o suficiente no canal para estabelecer um batente apical. Os instrumentos de ampliação e a obturação não devem prosseguir para além deste ponto.

Em 1922, Davis[199] foi o "primeiro a sugerir que o tratamento cuidadoso do tecido apical era um requisito para o sucesso no tratamento do canal radicular. Agora, para complicar ainda mais as coisas, Brynolf[200] salientou que a constrição apical pode desaparecer completamente quando a doença apical destrói, por reabsorção, toda a estrutura apical.

A recomendação de Weine, no entanto, não é infalível! Veja-se o caso exposto por Brynolf, em que toda a estrutura apical foi destruída. Nestes casos e em jovens onde o canal é muito aberto, o chamado canal "blunderbuss", o ponto de obturação primário terá que ser ajustado para trás até que se encaixe firmemente no ápice e exiba "tug back".

Outra variação envolve a preparação do canal após a chamada pulpectomia parcial. Nygaard-Ostby[201] mostrou, no caso da pulpectomia de uma polpa vital, mas inflamada, que era aconselhável reter uma porção da polpa no ápice para assegurar a cicatrização periapical. A limpeza cuidadosa, a modelagem e a obturação desse "coto" pulpar permitem que esse pequeno segmento de tecido continue a produzir dentina e cemento.

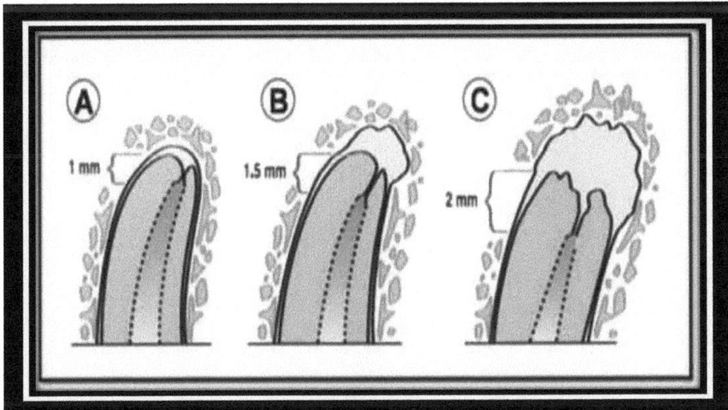

Figura 21: Recomendações de Weine para determinar o comprimento de trabalho com base na evidência radiográfica de reabsorção radicular/óssea.

A. Se não for evidente qualquer reabsorção radicular ou óssea, a preparação deve terminar a 1,0 mm

do forame apical.

B.   Se a reabsorção óssea for aparente mas não houver reabsorção radicular, encurtar o comprimento em 1,5 mm.

C.   Se a reabsorção radicular e óssea for aparente, encurtar o comprimento em 2,0 mm.

Em contraste, três programas de endodontia nos Estados Unidos, em 1997, ensinavam a "penetração do forame, até ou além do ápice radiográfico".[202] Schilder[203-205] declarou - o seu objetivo era desbridar e obturação até ao ápice...1 Admitiu ainda que - o seu procedimento na maioria dos casos envolvia instrumentação para além do limite do canal radicular, dentro do ligamento periodontal adjacente.

MÉTODO DE DETERMINAÇÃO DO COMPRIMENTO DE TRABALHO

As radiografias, a sensação tátil, a presença de hemorragia nos pontos de papel e o conhecimento da morfologia do canal radicular têm sido utilizados para determinar o comprimento dos sistemas de canais radiculares.

Resposta do doente à dor: A reação do doente à dor é provavelmente o método mais antigo utilizado. No entanto, devido a vários factores de interferência, é muito pouco fiável. Esta técnica é extremamente subjectiva devido ao limiar de dor individual de cada doente. Além disso, é impossível aplicar este método quando se efectua anestesia local.[207]

Sensação tátil: A sensação tátil também é uma técnica muito subjectiva. As suas limitações são devidas a irregularidades morfológicas, tipo e idade do dente (geralmente levando a valores de comprimento mais curtos), e reabsorção apical patológica ou forame largo em dentes imaturos, o que leva a WL mais longos. No entanto, a técnica da sensação tátil continua a ser defendida como muito útil na determinação da constrição apical.[207]

Técnica do ponto de papel: A técnica do ponto de papel (PPT) é considerada o método mais exato para determinar o WL até à extremidade do canal e o diâmetro mínimo do forame apical em três dimensões. Para além disso, esta técnica permite a personalização tridimensional do cone de guta-percha principal com base na informação obtida a partir do ponto de papel. Apesar de ser defendida por muitos especialistas em endodontia, a PPT carece da capacidade de determinar detalhes morfológicos e estados patológicos no interior do canal radicular e nos tecidos peri-apicais. No entanto, é um método bastante simples e pode ser útil para estabelecer e confirmar o WL final, uma vez que não é agressivo e, por conseguinte, não lesa os tecidos periodontais ou põe em perigo a cicatrização da ferida apical.[207]

Método radiográfico: O método radiográfico é o método mais popular e fiável para a medição do comprimento no campo da endodontia, tem vantagens como a observação direta da anatomia do sistema de canais radiculares, o número e a curvatura das raízes, a presença ou ausência de doença e, além disso, funciona como um guia inicial para a estimativa do comprimento de trabalho. Existem, no entanto, algumas desvantagens que fazem com que esta técnica não seja adequada em todas as situações (por exemplo, o perigo de sobrestimar o comprimento do canal radicular, mesmo quando este parece estar aquém do ápice radiográfico, devido a variações anatómicas normais na região apical). Outras desvantagens da radiografia incluem a sensibilidade e a subjetividade da técnica, o perigo da radiação ionizante e os erros de sobreposição causados pela produção de uma representação bidimensional a partir de um objeto tridimensional.[11]

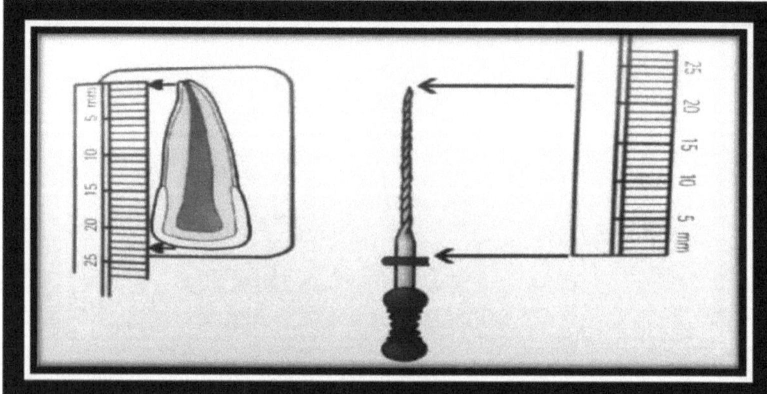

Figura A: O comprimento do dente é medido numa radiografia de diagnóstico. Esta medição é transferida para um instrumento de diagnóstico preparado com um batente de silicone e o instrumento é colocado no

canal, sendo efectuada uma radiografia.

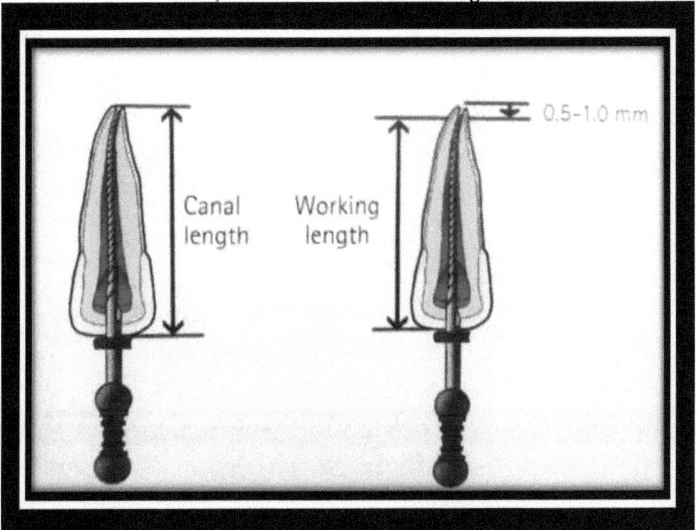

Figura B: O canal radicular e os comprimentos de trabalho são determinados a partir da radiografia
Figura 22: MÉTODO RADIOGRÁFICO DE DETERMINAÇÃO DO COMPRIMENTO DE TRABALHO

Localizadores electrónicos: Nos últimos anos, os dispositivos electrónicos de medição do comprimento passaram a ser utilizados com frequência para determinar a terminação do canal radicular e parecem ser ferramentas valiosas para evitar a sobre-instrumentação. As duas primeiras gerações de localizadores electrónicos do ápice eram sensíveis ao conteúdo do canal e aos irrigantes utilizados durante o tratamento. O desenvolvimento de um algoritmo denominado método de medição do rácio distinguiu a terceira geração de localizadores apicais.[206]

Atualmente, são utilizados sobretudo aparelhos de quarta e quinta geração. O que é típico dos dispositivos de quarta geração é que medem e comparam as características eléctricas complexas do canal radicular através de duas ou mais frequências de impulsos eléctricos. Uma desvantagem significativa dos aparelhos de quarta geração é o facto de necessitarem de funcionar em canais relativamente secos ou parcialmente secos. Nalguns casos, isto requer uma secagem adicional e, com exsudado intenso ou sangue, o método torna-se inaplicável. Para fazer face a estes problemas, foi desenvolvido um método de medição baseado em comparações dos dados obtidos das características eléctricas do canal e num processamento matemático adicional. Os localizadores apicais deste tipo, que são conhecidos como dispositivos de quinta geração, aumentam a precisão na determinação do local do forame apical em vários por cento. Os aparelhos que empregam este método têm um bom desempenho na presença de sangue e exsudado, mas têm dificuldades consideráveis quando funcionam em canais secos. Por conseguinte, é quase sempre necessária a inserção adicional de líquidos no canal.[208]

A análise das vantagens e desvantagens dos localizadores apicais da chamada quarta e quinta geração levou à conceção de um método e de um aparelho que combinam as vantagens estabelecidas no que diz respeito à exatidão do primeiro método com a conveniência do segundo método e a informação detalhada sobre o estado do canal cortado. O método e o aparelho devem assegurar uma elevada precisão na determinação do ponto da linha de cimento dentinário, independentemente da humidade no canal / presença de polpa não extirpada, exsudados, irrigantes, canal seco ou ressecado. O método foi implementado no localizador apical da chamada sexta geração - o tipo adaptativo.[208]

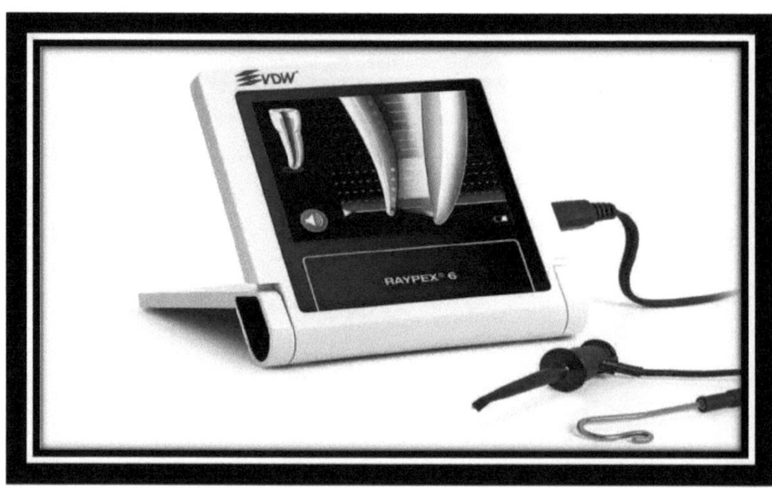

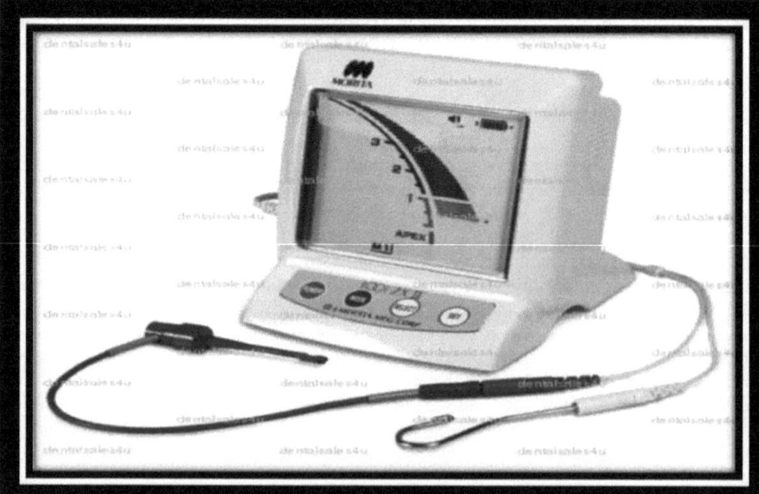

Figura 23: LOCALIZADOR ELECTRÓNICO DE APEX

Shanmugaraj et al. (2007)[209] determinaram a precisão na medição do comprimento de trabalho do canal radicular utilizando o método tátil, o localizador eletrónico do ápice (Foramatron-IV) e o método radiográfico, in vivo, e comparando os comprimentos assim medidos com o comprimento de trabalho real, ex vivo, após a extração. Os resultados indicaram que, entre os três métodos, o localizador eletrónico do ápice mostrou a maior precisão e a maior fiabilidade na determinação do comprimento de trabalho.

Ravanshad et al. (2010)[11] compararam o efeito da determinação do comprimento de trabalho utilizando o localizador apical eletrónico ou a radiografia do comprimento de trabalho na adequação do comprimento de trabalho final, bem como na obturação final. Verificaram que o tratamento endodôntico utilizando o localizador apical eletrónico Raypex 5 é bastante comparável, se não superior, à medição radiográfica do comprimento no que diz respeito às taxas de casos aceitáveis e curtos. Além disso, para além de reduzir a exposição radiográfica, os localizadores apicais electrónicos são superiores na redução da sobrestimação do comprimento do canal radicular.

Sharma et al. (2010)[192] determinaram o comprimento de trabalho do canal radicular através de um localizador apical de quociente de impedância controlado por microprocessador e do método radiográfico convencional. Observou-se que o método radiográfico apresentava uma variação significativa em relação ao método eletrónico quando comparado com a medição real no dente extraído. O estudo concluiu que o método eletrónico é um método mais preciso do que o método radiográfico para a determinação do comprimento de trabalho do canal radicular.

Majeed et al. (2011)[210] avaliaram a precisão de um novo localizador apical de quinta geração (Joypex 5) no registo da constrição apical e compararam-no com um localizador apical de terceira geração (Root ZX) in vitro. Os resultados deste estudo mostraram que o localizador apical Joypex 5 apresentou uma diferença média inferior à do localizador apical Root ZX em relação ao comprimento real, o que foi estatisticamente significativo. Relativamente à precisão dos dois localizadores apicais, o localizador apical Joypex 5 registou a constrição apical com exatidão em 67%, enquanto o localizador apical Root ZX registou apenas 25%. Dentro de ± 0,5 mm do comprimento real, a precisão do Joypex 5 e do Root ZX foi de 83% e 67%, respetivamente. Dentro de ±1 mm do comprimento real, a precisão do Joypex 5 e do Root ZX foi de 100% e 96%, respetivamente. O estudo concluiu que o localizador apical Joypex 5, que é um localizador apical de quinta geração, foi mais preciso no registo da constrição apical do que o localizador apical Root ZX, que é um localizador apical de terceira geração.

Jain et al. (2012)[211] compararam a eficácia de dois localizadores electrónicos do ápice (Root ZX e ProPex II) após a limpeza e a moldagem dos canais radiculares e se existia alguma alteração na precisão quando utilizados na presença de irrigantes. Assim, concluiu-se que o Root ZX pode ser considerado um localizador eletrónico de ápices preciso e que o CHX como irrigante correspondeu mais precisamente às medições reais do comprimento do canal.

Mull et al. (2012)[212] compararam a precisão do Root ZX e do Sybron Endo Mini, localizadores electrónicos do ápice (EALs), na presença de vários irrigantes. A exatidão da medição eletrónica do comprimento do Root ZX e do Sybron Mini dentro de ±0,5 mm do comprimento real foi consistentemente elevada na presença de NaOCl e foi menor com EDTA. O estudo concluiu que as medições electrónicas do comprimento eram mais curtas com NaOCl a 1% e mais longas com CHX a 2% para ambos os dispositivos. O Sybron Mini foi mais exato com 1% de NaOCl e 2% de CHX do que o Root ZX.

Khursheed et al. (2014)[21] determinaram a precisão da medição do comprimento de trabalho do canal radicular utilizando o método radiográfico digital direto e o localizador apical eletrónico ProPex na presença de três soluções de irrigação diferentes: 0,9% de solução salina normal, 2% de clorexidina, 3% de soluções de NaOCl. Não foi encontrada qualquer diferença significativa entre o comprimento médio global de trabalho eletrónico e o comprimento radiográfico digital; no entanto, o erro de previsão foi significativo em relação aos diferentes irrigantes. Entre as soluções irrigantes, o gluconato de clorexidina apresentou a menor distância em relação aos comprimentos reais, enquanto o NaOCl apresentou a maior. Assim, concluiu-se que o localizador apical eletrónico ProPex produziu o melhor resultado na presença de clorexidina, enquanto o maior erro foi demonstrado com NaOCl, indicando que as soluções irrigantes electrocondutoras mais elevadas afectam a precisão dos localizadores apicais multifrequência.

DEFINIÇÃO DE LARGURA DE TRABALHO:

Largura de trabalho[214] é definida como "as dimensões horizontais iniciais e pós-instrumentação do sistema de canais radiculares no comprimento de trabalho e noutros níveis".

Definições da largura de trabalho[214]

Mín IWW(N)Dimensão horizontal inicial mínimaN   mm aquém do comprimento de trabalho

Min   IWW0Dimensão inicial mínima horizontal no comprimento de trabalho

Min IWW1Dimensão mínima inicial horizontal1 mm aquém do comprimento de trabalho

Min IWW2Dimensão mínima inicial horizontal2 mm aquém do comprimento de trabalho

Max IWW(N)   Dimensão horizontal   inicial   máximaN   mm aquém do comprimento de trabalho

Max   IWW0Dimensão horizontal inicial máxima   no   comprimento de trabalho

Max   IWW1Dimensão horizontal inicial máxima1   mm aquém do comprimento de trabalho

Max   IWW2Dimensão horizontal inicial máxima2   mm aquém do comprimento de trabalho

Min FWW(N)   Dimensão horizontal final mínima N mm aquém do comprimento de   trabalho

Min   FWW0Dimensão horizontal final mínima no comprimento de trabalho

Min   FWW1Dimensão horizontal final mínima 1 mm aquém do comprimento de   trabalho

Min   FWW2Dimensão horizontal final mínima 2 mm aquém do comprimento de   trabalho

Max FWW(N)   Dimensãohorizontalmáximafinal N mm aquém do comprimento de trabalho

Max   FWW0Dimensão máxima do horizonte final do comprimento de trabalho
Max   FWW1Maximalfinalhorizontaldimensão 1 mm aquém do comprimento de   trabalho
Max   FWW2Maximalfinalhorizontaldimensão 2 mm aquém do comprimento de   trabalho

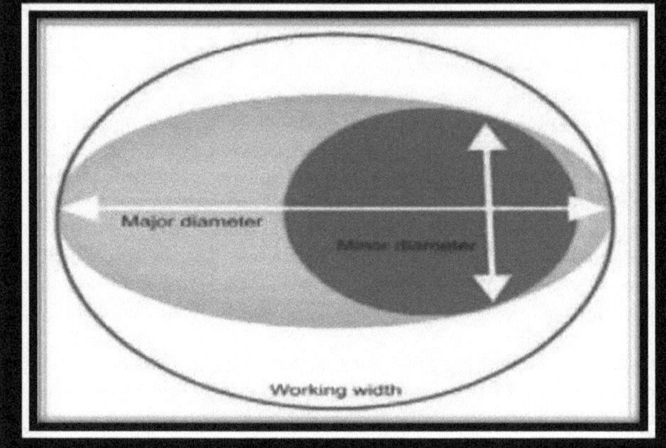

Figura 24: LARGURA DE TRABALHO

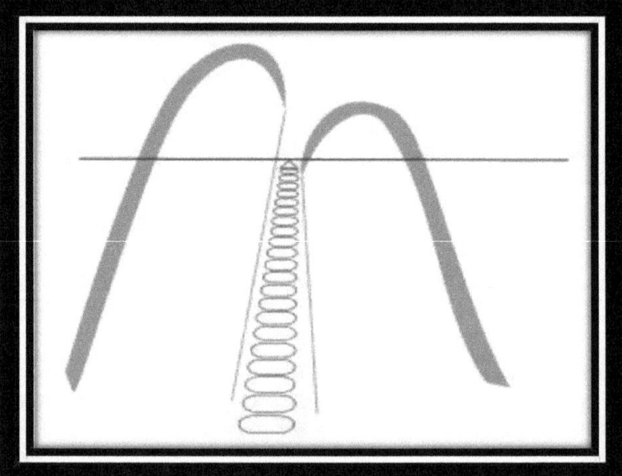

Figura 25: Determinação da largura de trabalho inicial no comprimento de trabalho

Capítulo 8

INTRODUÇÃO

A principal preocupação de um clínico é limpar completamente o sistema de canais radiculares durante a terapia de canais radiculares, removendo mecânica e quimicamente os microrganismos e os seus substratos do canal. Sem uma instrumentação quimio-mecânica adequada, os irritantes remanescentes podem reduzir a taxa de sucesso e causar o fracasso do tratamento. Além disso, as irregularidades da superfície do canal requerem uma instrumentação correcta para uma obturação adequada do canal radicular.[214]

Muitos estudos demonstraram que as técnicas de limpeza e moldagem endodônticas amplamente aceites são inadequadas. Haga[215] descobriu que a preparação mecânica do canal radicular para dois tamanhos maiores do que o original ainda não era adequada. Gutierrez e Garcia[216] mostraram que, frequentemente, os canais são limpos de forma incorrecta. Atribuíram esta instrumentação inadequada ao facto de o diâmetro do canal radicular ser maior do que o calibre do instrumento utilizado em cada caso particular. Esse achado sugere que cada canal deve ser calibrado independentemente antes da instrumentação, para que se possa obter um preparo adequado. O estudo histológico de Walton[217] mostrou que os canais que foram instrumentados com três tamanhos maiores ainda não estavam completamente limpos. Investigações recentes in vitro[218] concluíram que os instrumentos rotativos de aço inoxidável e de níquel-titânio (NiTi) não eram capazes de limpar satisfatoriamente os canais radiculares. Na ausência de um estudo que defina qual é a largura original e as dimensões horizontais otimamente preparadas dos canais, os clínicos estão a tomar decisões de tratamento sem qualquer apoio de provas científicas.

A morfologia do canal radicular é uma parte extremamente importante da endodontia convencional e cirúrgica (terapia de canal radicular). A dimensão horizontal do sistema de canais radiculares não é apenas mais complicada do que a dimensão vertical (comprimento do canal radicular ou comprimento de trabalho), mas também mais difícil de investigar porque a dimensão horizontal varia muito em cada nível vertical do canal. Alguns clínicos podem ainda ter a impressão de que todos os canais radiculares têm uma forma redonda. Estudos recentes relataram uma alta prevalência de canais radiculares ovais em dentes humanos.[219-221] Secções transversais de 90% dos canais mesiovestibulares dos primeiros molares superiores foram considerados ovais ou planas.[219]

Descrições actuais das dimensões horizontais (secções transversais) do canal radicular

1. Redondo (circular): IWW máximo é igual a IWW mínimo
2. Oval: O IWW máximo é superior ao IWW mínimo (até duas vezes mais)
3. Oval longo: O IWW máximo é duas ou mais vezes superior ao IWW mínimo (até quatro vezes mais)
4. Achatada (plana, fita): O IWW máximo é quatro ou mais vezes superior ao IWW mínimo
5. Irregular: não pode ser definido por 1-4

Determinação da largura de trabalho inicial no comprimento de trabalho (determinação da lima apical inicial - estimativa do diâmetro inicial do canal)[214]

Durante a limpeza e moldagem do sistema de canais radiculares, o clínico deve determinar três parâmetros críticos. Estes são o comprimento do canal, a conicidade da preparação e a dimensão horizontal da preparação na sua extensão mais apical, também referida como o tamanho inicial da lima apical. Um método comum para decidir o tamanho da preparação apical é determinar primeiro o diâmetro do canal pré-operatório, passando instrumentos consecutivamente maiores para o comprimento de trabalho até que um se una. Esta estimativa inicial da lima apical é referida como a determinação de Min IWW0. O tamanho da lima apical principal (Max FWW0) é então sugerido como sendo três tamanhos de lima da Organização Internacional de Normalização (ISO) maiores do que a lima de ligação inicial (Tabela 5).

Quadro 5: Conceitos e directrizes actuais para determinar a largura mínima final de trabalho no comprimento de trabalho a partir de diferentes publicações[214]

<table>
<tr><td rowspan="2">Dente</td><td colspan="2">Autor e referências</td><td rowspan="2">Glickman e Dumsha [19]</td><td rowspan="2">Weine [21]</td></tr>
<tr><td>Grossman [17]</td><td>Tronstad [20]</td></tr>
</table>

Maxilar				
Centrais	80 90	70 90	35 60	3 tamanhos
Laterais	70 80	60 80	25 40	3 tamanhos
Caninos	60 60	50 70	30 50	3 tamanhos
Primeiros pré-molares	30 40	35 90	25 40	3 tamanhos
Segundos pré-molares	50-55	35 90	25 40	3 tamanhos
Molares	30 55 50			3 tamanhos
MB/DB		35 60	25 40	3 tamanhos
P		80 100	25 50	3 tamanhos
Mandibular				
Centrais	40 50	35-70	25 40	3 tamanhos
Laterais	40 50	35-70	25 40	3 tamanhos
Caninos	50-55	50 70	30 50	3 tamanhos
Primeiros pré-molares	30 40	35-70	30 50	3 tamanhos
Segundos pré-molares	50-55	35-70	30 50	3 tamanhos
Molares	30-55-50			3 tamanhos

MB/ML		35 45	25 40	3 tamanhos
D		40 80	25 50	3 tamanhos

Os clínicos e investigadores começaram a questionar se a primeira lima a ligar corresponde ao diâmetro apical do canal. Estudos recentes sugerem que a primeira lima K e o primeiro instrumento Light Speed que se ligam ao comprimento de trabalho não reflectem com precisão o diâmetro do canal apical.[218,222-224] A imprecisão e a discrepância podem resultar de vários factores morfológicos e processuais, tais como a forma do canal, o comprimento do canal, a curvatura do canal, o conteúdo do canal, a interferência coronal e o instrumento utilizado para estimar ou medir o IWW0 mínimo e o IWW0 máximo.

Wu et al. (2002)[225] determinaram se a primeira lima que se fixa no comprimento de trabalho corresponde ao diâmetro do canal. Num grupo foi utilizada a lima K e no outro grupo foi utilizado um instrumento Light Speed. Os resultados mostraram que, em 75% dos canais, os instrumentos se ligaram apenas a um lado da parede; nos outros 25%, o instrumento não entrou em contacto com a parede. Em 90% dos canais, o diâmetro do instrumento era menor do que o diâmetro curto do canal; esta discrepância era de até 0,19 mm. O estudo concluiu que nem a primeira lima K nem o primeiro instrumento Light Speed que se ligava ao comprimento de trabalho reflectiam com precisão o diâmetro do canal apical em pré-molares mandibulares curvos. É incerto se a dentina pode ser removida de toda a circunferência da parede do canal, limando o canal radicular com três tamanhos maiores do que a lima que se liga primeiro.

Paque et al. (2010)[14] avaliaram o ajuste da primeira ligação da lima K no comprimento de trabalho após um procedimento de canal crown-down em duas e três dimensões. Os canais foram pré-flaudados com instrumentos ProFile 0.04 até três quartos do comprimento de trabalho estimado (WL). A primeira lima de ligação foi denominada lima apical inicial (IAF). Os resultados mostraram que os tamanhos das IAF variaram entre o tamanho ISO 0,08-0,30 e foram mais baixos nos segundos canais mesiovestibulares e mais altos nos canais palatinos. As limas foram ligadas nos 2 mm apicais em 96% dos canais. A área média do canal preenchida pelos instrumentos a 1 mm da ponta foi inferior a 40% em todos os tipos de canais, e o volume preenchido foi inferior a 50%. O estudo concluiu que a análise bidimensional e tridimensional das microtomografias revelou que, embora os IAFs se ligassem na área apical, a sua adaptação era fraca, porque a sua forma não corresponde à anatomia do canal do molar superior.

Dillon et al. (2012)[13] avaliaram as discrepâncias entre o diâmetro do canal e a primeira lima a ser ligada no comprimento de trabalho, antes e depois da pré-flaqueação em dentes com curvaturas apicais. Os resultados mostraram diferenças significativas em ambos os grupos em relação ao diâmetro anatómico no comprimento de trabalho e a primeira lima a ligar. A área de contacto da lima na região apical manteve-se igual em ambos os grupos. O estudo concluiu que o uso da primeira lima a ser ligada para aferir o diâmetro do canal apical foi considerado um método não confiável em dentes com curvaturas apicais, mesmo após a pré-flaqueação.

Factores que afectam a determinação da largura mínima inicial de trabalho no comprimento de trabalho

Vários factores podem afetar a precisão da determinação do MinIWW0. A forma, o comprimento, a conicidade, a curvatura, o conteúdo e as irregularidades da parede do canal e o instrumento utilizado podem influenciar o resultado, uma vez que cada um deles pode afetar o sentido tátil do médico. A combinação destes factores torna a determinação correcta do IWW muito difícil, se não impossível. A compreensão destes factores pode minimizar a subestimação do IWW.[214]

Forma do canal

As descrições actuais das dimensões horizontais do sistema de canais radiculares estão listadas acima. O canal redondo pode ser medido mais facilmente porque o IWW mínimo e o IWW máximo são os mesmos. No entanto, outros factores dificultam a determinação do IWW, mesmo em canais rectos. O instrumento adequado e a sensação tátil podem determinar o Mín IWW dos canais ovais, ovais longos e planos. A determinação do Max IWW, no entanto, não pode ser facilmente realizada com os métodos actuais.

Comprimento do canal

Ao utilizar um instrumento para medir o comprimento de trabalho, quanto mais longo for o canal, maior será a resistência à fricção. Num canal muito longo (25 mm), a resistência à fricção pode aumentar e afetar o sentido tátil do médico para determinar corretamente o IWW. Para além disso, se o alargamento coronal for demasiado conservador ou limitado ao terço coronal do canal, então o eixo do instrumento pode entrar em contacto com a parede do canal e causar uma conclusão falsa/prematura quanto à WW.

Cone do canal

Qualquer discrepância de afunilamento entre o instrumento de medição e o canal pode levar a um contacto precoce do instrumento com a parede do canal, causando uma falsa sensação de ligação apical. O alargamento coronal precoce pode aumentar a conicidade do canal e reduzir a discrepância de conicidade entre o instrumento de medição e a parede do canal. Os últimos 3 a 5 mm do canal podem ter paredes paralelas, tornando difícil a determinação correcta do IWW.

Curvatura do canal

Os canais curvos podem provocar a deflexão do instrumento de medição e aumentar a resistência ao atrito. A curvatura do canal radicular pode ser categorizada em bidimensional, tridimensional, raio pequeno, raio grande e curvatura dupla (em forma de S, em forma de baioneta) e com diferentes graus de gravidade. Cada uma destas curvaturas tem um efeito diferente no sentido tátil do médico dentista. A combinação destas curvaturas torna a determinação correcta do IWW extremamente difícil, se não mesmo impossível.

Conteúdo do canal

O conteúdo do canal radicular pode ser de natureza fibrosa. O material calcificado (metamorfose calcificada) também pode fazer parte do conteúdo do canal. Durante a determinação do IWW, o conteúdo misto do canal pode criar diferentes graus de resistência à fricção contra o instrumento de medição. Isto pode eventualmente afetar o sentido tátil do médico. Este fator torna a determinação correcta do IWW um pouco mais difícil.

Irregularidades da parede do canal

Os cálculos pulpares, os dentículos e a dentina reparadora podem criar convexidades na superfície da parede do canal. A reabsorção pode produzir concavidades na superfície da parede do canal. Estes fenómenos podem servir como um fator de impacto que induz uma falsa estimativa da verdadeira dimensão do canal no comprimento de trabalho e noutros níveis.

Instrumento para determinar a largura de trabalho inicial

A rigidez, a flexibilidade e o afunilamento do instrumento utilizado para determinar o IWW podem afetar a precisão. Como mencionado anteriormente, qualquer discrepância de afunilamento entre o instrumento de medição e o canal pode levar a um envolvimento precoce do instrumento na parede do canal, alterando a sensação tátil. Além disso, o instrumento rígido num canal curvo também pode levar a uma falsa tatilidade. Durante a determinação do IWW, a combinação destes factores afectados pode ter um grande impacto na precisão. A compreensão destes factores pode minimizar a subestimação do IWW e maximizar a sua precisão.

Paque et al. (2009)[226] compararam os efeitos da preparação na geometria apical do canal radicular. Os canais foram preparados com instrumentos FlexMaster, GT-Rotary, Light Speed, ProFile, ProTaper ou limas K de níquel-titânio. Os resultados mostraram que os volumes médios dos canais mesiovestibular, distovestibular e palatino aumentaram após a preparação, mas foram registadas diferenças entre as técnicas de preparação. A GT produziu o menor volume, enquanto as limas K e a ProFile apresentaram os maiores aumentos de volume. A preparação com GT deixou áreas não tratadas significativamente maiores em todos os tipos de canais; entre os tipos de canais radiculares, os canais distobucais tiveram as menores quantidades de áreas de superfície não tratadas. O estudo concluiu que a geometria apical do canal foi afetada de forma diferente por 6 técnicas de preparação; as preparações com instrumentos GT deixaram mais superfície do canal intocada, o que pode afetar a capacidade de desinfeção dos canais radiculares nos molares superiores.

Cecchin et al. (2012)[227] investigaram a influência do pré-alargamento cervical na determinação da lima apical inicial (IAF) nas raízes palatinas de molares superiores, e também determinaram a forma morfológica do canal 1 mm aquém do ápice. O grupo 1 recebeu a IAF sem pré-flaring cervical (WCP). Nos grupos 2 a 5, o pré-alargamento foi realizado com Gates-Glidden (GG), Anatomic Endodontics Technology (AET), limas rotativas GT (GT) e LA Axxes (LA), respetivamente. Os resultados mostraram que as percentagens decrescentes ocupadas pelo IAF no interior do canal foram: LA>GT=AET>GG>WCP. A forma morfológica foi predominantemente oval. Concluiu-se que o tipo de pré-larvamento cervical utilizado interfere na determinação do IAF.

Saini et al. (2012)[228] avaliaram o efeito do tamanho do preparo apical em relação à primeira lima de ligação apical (FABF) no resultado do tratamento endodôntico primário em primeiros molares inferiores. Foram seleccionados 5 grupos (ou seja, A, B, C, D e E) nos quais os canais foram ampliados para 2, 3, 4, 5 e 6 tamanhos maiores do que a lima de ligação apical, respetivamente, e foram avaliados no seguimento de 12 meses. A medida de resultado primário foi a alteração na radiolucência periapical, avaliada pelas pontuações do índice periapical (PAI). O resultado clínico constituiu a medida de resultado secundário. A proporção de casos cicatrizados com sucesso aumentou com o aumento do tamanho do preparo apical, com 48%, 71,43%, 80%, 84,61% e 92% de cicatrização bem-sucedida observada nos grupos A a E, respetivamente. No entanto, a análise estatística revelou que apenas o grupo A mostrou uma melhoria significativamente menor do que os outros grupos. Não foi observada qualquer diferença significativa entre os restantes grupos. O estudo concluiu que o alargamento do canal para 3 tamanhos maiores do que o FABF é adequado, e o alargamento adicional não proporciona qualquer benefício adicional durante o tratamento endodôntico.

Determinação da largura de trabalho final mínima e máxima no comprimento de trabalho

Até que ponto é suposto o canal ser preparado tem sido um mito no campo da endodontia? Grossman[229] descreveu as regras que regem a instrumentação biomecânica, afirmando que o canal deve ser alargado pelo menos três vezes mais do que o seu diâmetro original. Ele dá quatro razões para alargar o espaço do canal:

2. Para remover as bactérias e os seus substratos
3. Para remover tecido pulpar morto
4. Para aumentar a capacidade do canal radicular de reter uma maior quantidade de agente esterilizante
5. Para preparar o dente para receber a obturação do canal

Estas afirmações são razoáveis; no entanto, estudos têm sugerido que os canais radiculares não foram completamente limpos mesmo depois de terem sido alargados três vezes mais do que os seus diâmetros originais. Os conceitos e técnicas de WW podem desempenhar um papel importante neste facto. Qualquer investigação sobre a eficácia da limpeza do sistema de canais radiculares sem estimar cuidadosamente o Mín IWW e o Max IWW nos canais radiculares ovais, ovais longos e achatados pode resultar em dados enganadores, especialmente se a morfologia do canal horizontal não foi cuidadosamente avaliada. Especialmente nos canais infectados, a dentina infetada tem de ser removida para garantir um tratamento bem sucedido.

Com base em informações limitadas e conceitos razoáveis, foram desenvolvidas várias directrizes para determinar o FWW0 mínimo. A discrepância máxima entre o Max FWW0 e o Min FWW0 pode ser de seis a oito tamanhos ISO. Complicado pela curvatura do canal, o instrumento utilizado e as técnicas implementadas, os conceitos para determinar o Min FWW0 e o Max FWW0 parecem pouco claros e caóticos. Entre as áreas cervical e apical, o clínico tem a liberdade absoluta de determinar o FWW mínimo a N mm do comprimento de trabalho (FWWN mínimo) e o FWW máximo a N mm do comprimento de trabalho (FWWN máximo), porque a informação e as provas científicas ainda não estão disponíveis. A maior parte da investigação sobre a instrumentação dos canais radiculares não abordou a importância das dimensões horizontais ou da WW do sistema de canais radiculares. Na preparação dos canais ovais longos ou planos, o conceito de WW desempenha um papel mais crítico, alertando o operador para as possibilidades de uma preparação incompleta do canal radicular. Estudos in vitro revelaram que a limagem circunferencial manual teve uma eficácia estatisticamente significativa superior à instrumentação rotativa na limpeza de canais radiculares achatados.[230]

Os conceitos de WW indicam que são necessárias diferentes abordagens e técnicas para melhorar a preparação do canal radicular e promover uma melhor qualidade do tratamento do canal radicular.

Capítulo 9

A infeção da dentina é um problema de tratamento significativo e tem de ser abordada durante a fase de tratamento. Embora uma boa obturação do canal radicular possa sepultar muitos microrganismos que permanecem na dentina do canal radicular, as obturações radiculares não proporcionam invariavelmente uma selagem completa dos canais radiculares. Por conseguinte, se existirem defeitos na obturação do canal radicular que comuniquem com o tecido periapical, o fluido tecidular pode entrar nos espaços vazios e estimular o recrescimento bacteriano. Esta é a principal razão para a utilização de agentes antimicrobianos na terapia endodôntica.

Os agentes antimicrobianos são aplicados durante duas fases diferentes do tratamento endodôntico. Em primeiro lugar, é utilizada uma solução de irrigação quimicamente ativa durante a instrumentação do espaço pulpar e, em segundo lugar, é frequentemente aplicada uma medicação anti-séptica no espaço do canal radicular entre as sessões de tratamento. Tem havido pouco debate sobre os antimicrobianos mais eficazes. Para fins de irrigação, o hipoclorito de sódio continua a ser o químico de eleição, e o hidróxido de cálcio é o agente anti-sético mais comummente aceite entre consultas. No entanto, há anos que se debate a concentração adequada de hipoclorito de sódio. Recentemente, a necessidade de medicação com hidróxido de cálcio também tem sido questionada.

SOLUÇÕES DE IRRIGAÇÃO

1.1 HIPOCLORITO DE SÓDIO

Controvérsia sobre a concentração e a temperatura do hipoclorito de sódio

O hipoclorito de sódio é a solução de irrigação mais utilizada. É um agente antimicrobiano muito potente e dissolve eficazmente os restos pulpares e os componentes orgânicos da dentina.[231] Enterococci, Actinomyces e Candida, comprovadamente alguns dos microrganismos mais difíceis de eliminar dos canais radiculares, são de facto sensíveis a este químico.[3]

A escolha da concentração de NaOCl é ainda objeto de debate. Originalmente, Dakin utilizou uma solução aquosa de NaOCl a 0,5%. Mais tarde, soluções de NaOCl de concentrações mais altas foram defendidas para o desbridamento do canal radicular. A eficácia antibacteriana das soluções de hipoclorito é função da sua concentração, assim como a sua capacidade de dissolução dos tecidos e, por outro lado, o seu potencial cáustico. Foram registados incidentes graves quando soluções concentradas de hipoclorito foram inadvertidamente forçadas a penetrar nos tecidos periodontais, ou quando essa solução vazou através do dique de borracha para a pele do paciente. O simples aumento das concentrações de hipoclorito nas soluções de irrigação acima de 1% de NaOCl para as tornar mais eficazes pode não ser aconselhável.[232]

Uma abordagem alternativa para melhorar a eficácia dos irrigantes de hipoclorito no sistema de canais radiculares poderia ser o aumento da temperatura das soluções de NaOCl de baixa concentração. Isto parece melhorar a sua capacidade de dissolução imediata dos tecidos. Simultaneamente, a toxicidade sistémica dos irrigantes de NaOCl pré-aquecidos, uma vez atingida a temperatura corporal, deve ser inferior à dos seus homólogos mais concentrados e não aquecidos, com uma eficácia semelhante no canal radicular. No entanto, existem poucos dados disponíveis sobre as características das soluções de hipoclorito aquecidas relevantes para o endodontista.[232]

Abou-Rass et al. (1981)[233] avaliaram o efeito do aumento da temperatura da solução irrigante sobre a smear layer no terço médio e apical. Foi utilizada uma solução de hipoclorito de sódio a 5% (NaOCI) a 21°C e a 50°C. As características da smear layer nos dois grupos de espécimes foram comparadas. Os resultados mostraram que, no terço médio, onde o NaOCI foi utilizado a 50°C, a smear layer era mais fina e composta por partículas mais finas e menos bem organizadas do que onde foi utilizado a 21°C. No terço apical, a smear layer tinha quase a mesma espessura nos dois grupos de espécimes, embora as partículas fossem mais finas onde o NaOCI tinha sido utilizado a 50°C.

Radcliffe et al. (2004)[234] determinaram a resistência de microrganismos (Actinomyces naeslundii, Candida albicans e Enterococcus faecalis) associados a infecções endodônticas refractárias ao hipoclorito de sódio utilizado como irrigante do canal radicular, ajustado para concentrações de 0,5, 1,0, 2,5 e 5,25% p/v durante os tempos de contacto de 0, 10, 20, 30, 60 e 120 segundos. Os resultados mostraram que todas as concentrações de NaOCl reduziram as unidades formadoras de colónias (ufc) abaixo do limite de deteção após 10s no caso de A.naeslundii e C.albicans. No entanto, o E.faecalis revelou-se mais resistente ao NaOCl. A utilização de 0,5% de NaOCl durante 30 min reduziu as ufc a zero para ambas as estirpes testadas. Isto compara-se com 10 minutos para 1,0%, 5 minutos para 2,5% e 2 minutos para 5,25%. O estudo concluiu a resistência relativamente elevada de E.faecalis ao NaOCl em comparação com Actinomyces naeslundii ou Candida albicans.

Fidalgo et al. (2010)[235] avaliaram a atividade antimicrobiana de três irrigantes de canais radiculares: ácido cítrico (6 e 10%), EDTA (17%) e NaOCl (0,5, 1,0, 2,5 e 5,25%) contra Enterococcus faecalis, Candida albicans e Staphylococcus aureus. Os resultados mostraram que a maioria das soluções irrigantes apresentou uma atividade antimicrobiana eficaz contra C. albicans. Foi detectado um elevado efeito inibitório sobre a atividade metabólica de E. faecalis quando os microrganismos foram incubados com EDTA a 17%. O mesmo resultado foi alcançado quando S. aureus foi incubado na presença de > 2,5% NaOCl. Em conjunto, estes resultados indicam que 2,5% e 5,25% de NaOCl são microbicidas contra S. aureus, enquanto 0,5% e 1% de NaOCl são apenas microbiostáticos contra as bactérias testadas. O ácido cítrico a 6% e 10%, bem como o EDTA a 17%, não afectaram a viabilidade de nenhum dos microrganismos testados.

Em condições clínicas, a utilização de hipoclorito de sódio tem-se revelado menos eficaz. Assim, vários estudos clínicos[236-238] demonstraram que, mesmo com uma concentração elevada, cerca de um terço a metade dos canais radiculares permanecem infectados após a instrumentação e irrigação. Também foi demonstrado que concentrações mais baixas são tão eficazes - ou ineficazes - na eliminação de bactérias.

Consequentemente, a combinação de um efeito microbicida eficaz a baixa concentração e um aumento proporcional da toxicidade com uma concentração mais elevada, mas sem eficácia clínica melhorada demonstrável, sugere que o hipoclorito de sódio em concentrações superiores a 0,5-1,0% oferece pouco valor terapêutico.

Dunavant et al. (2006)[239] compararam a eficácia dos irrigantes dos canais radiculares contra biofilmes de E. faecalis utilizando um novo sistema de testes in vitro durante 1 ou 5 minutos. A análise estatística revelou uma relação significativa entre o agente de teste e a percentagem de morte das bactérias do biofilme. Não foi encontrada uma relação estatisticamente significativa entre o tempo e a percentagem de destruição. A percentagem de eliminação das bactérias do biofilme foi: NaOCl a 6% (99,99%), NaOCl a 1% (99,78%), Smear Clear™ (78,06%), clorexidina a 2% (60,49%), REDTA (26,99%) e BioPure™ MTAD™ (16,08%). A análise post-hoc mostrou uma diferença significativa entre NaOCl a 1% e 6% e todos os outros agentes, incluindo Smear Clear™, clorexidina a 2%, REDTA e BioPure™ MTAD™. Os resultados mostraram que tanto o NaOCl a 1% como o NaOCl a 6% foram mais eficazes na eliminação do biofilme de E. faecalis do que as outras soluções testadas.

Retamozo et al. (2010)[240] determinaram a concentração de hipoclorito de sódio e o tempo de irrigação necessário para desinfetar cilindros de dentina infectados com Enterococcus faecalis (uma concentração de 1,3%, 2,5% ou 5,25% de NaOCl foi aplicada em intervalos de 5, 10, 15, 20, 25, 30, 35 e 40 minutos). Os resultados mostraram que o regime de irrigação mais eficaz foi o de 5,25% em 40 minutos, enquanto que a irrigação com NaOCl a 1,3% e 2,5% durante este mesmo intervalo de tempo foi ineficaz na remoção de E.faecalis dos cilindros de dentina infectados. Concluíram que é necessária uma concentração elevada e uma longa exposição ao NaOCl para eliminar a dentina contaminada com E. faecalis.

Zou et al. (2010)[241] avaliaram o efeito da concentração, tempo de exposição e temperatura na penetração do NaOCl nos túbulos dentinários. Cento e oito blocos corados foram tratados com 1%, 2%, 4% e 6% de NaOCl durante 2, 5 e 20 minutos a 20 graus C, 37 graus C e 45 graus C, respetivamente. Os resultados mostraram que a penetração mais curta (77 um) foi medida após incubação com NaOCl a 1% durante 2 minutos à temperatura ambiente. A penetração mais elevada (300 um) foi obtida com NaOCl a 6% durante 20 minutos a 45 graus C. Após a penetração inicial durante os primeiros 2 minutos, a profundidade de penetração duplicou durante os 18 minutos seguintes de exposição. A temperatura teve um efeito modesto dentro de cada grupo na profundidade de penetração e, na maioria dos casos, não foi estatisticamente significativa. A profundidade de penetração aumentou com o aumento da concentração de hipoclorito, mas as diferenças foram pequenas. Dentro de cada grupo de tempo, a profundidade de penetração com NaOCl a 1% foi cerca de 50%-80% dos valores com a solução a 6%. Os autores concluíram que a temperatura, o tempo e a concentração contribuem para a penetração do hipoclorito de sódio nos túbulos dentinários.

Marion et al. (2012)[242] avaliaram a eficácia de várias concentrações de hipoclorito de sódio durante o tratamento endodôntico. Foi possível verificar que a concentração de 0,5% de hipoclorito de sódio necessita de mais tempo para dissolver o tecido orgânico, causando menos irritação aos tecidos periapicais. A concentração de 1% apresentou menor perda de cloro devido à presença do estabilizador, tornando a solução mais confiável por longos períodos. A concentração de 2,5% apresentou melhor ação bactericida e um bom tempo de dissolução tecidual; a concentração de 5,25% apresentou maior potencial solvente e efeito bactericida, com menor tensão superficial e, consequentemente, melhor descontaminação do canal radicular. Entretanto, a maior concentração também foi mais tóxica para os tecidos periapicais, promovendo maior irritação. Com base na revisão da literatura, pode-se afirmar que a concentração de 2,5% de hipoclorito de sódio, devido às suas propriedades menos citotóxicas, é a mais indicada para o tratamento endodôntico dos canais radiculares.

Gulsahi et al. (2014)[243] avaliaram a eficácia do NaOCl a 2,5 % a diferentes temperaturas (25 ou 37 °C) e intervalos de tempo (30 s, 1 min, 5 min) em *raízes humanas infectadas com Enterococcus faecalis e Candida albicans. Os resultados mostraram* que, enquanto o NaOCl a 25 °C durante 5 min foi o regime de irrigação mais eficaz para eliminar *o E. faecalis,* o NaOCl a 37 °C durante 5 min apresentou propriedades antifúngicas significativamente superiores. Nos mesmos tempos de contacto, a diferença na temperatura do NaOCl não afectou o crescimento de *E. faecalis* ou *C. albicans. Consequentemente*, o tempo de irrigação do NaOCl foi mais eficaz do que a temperatura para eliminar *a E. faecalis*, enquanto o pré-aquecimento do NaOCl a 37 °C aumentou a sua eficácia sobre a *C. albicans* a 5 min do tempo de contacto.

Macedo et al. (2014)[244] avaliaram a influência da dentina nos níveis de pH de diferentes concentrações de soluções de hipoclorito de sódio (NaOCl - 3%, 6% e 9%) ao longo do tempo e para avaliar se o pré-condicionamento da dentina com EDTA 17% ou a agitação da solução de NaOCl influencia esses níveis de pH (5 e 12). Os resultados mostraram que o tempo de exposição e as concentrações da solução de NaOCl influenciam significativamente o seu pH após a exposição à dentina. No entanto, a alteração do pH é demasiado pequena para induzir uma alteração na capacidade de dissolução antimicrobiana/tissular do irrigante. A agitação do irrigante e o pré-condicionamento da dentina não alteraram o pH.

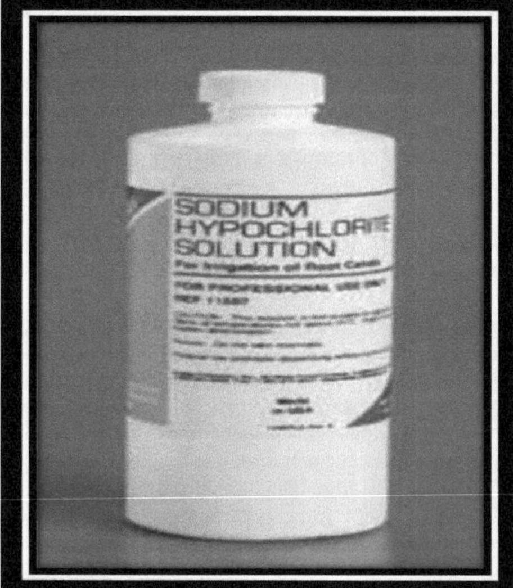

Figura 26: HIPOCLORITO DE SÓDIO

1.2 CLORHEXIDINA

Controvérsia sobre a concentração e o tipo de formulação da clorexidina

O digluconato de clorexidina (CHX) é amplamente utilizado na desinfeção devido à sua excelente atividade antimicrobiana. Ganhou popularidade crescente na endodontia como solução irrigadora e como medicamento intracanal. Ao contrário do NaOCl, a CHX não tem mau cheiro, não é igualmente irritante para os tecidos periapicais e também não provoca um branqueamento dramático das roupas dos pacientes. No entanto, carece completamente da capacidade de dissolução dos tecidos, uma razão importante para a popularidade do NaOCl.[231]

O gluconato de clorexidina (CHX) foi sugerido como uma solução de irrigação alternativa que poderia substituir o NaOCl. A CHX é uma biguanida catiónica que parece atuar por adsorção na parede celular do microrganismo, resultando na fuga de componentes intracelulares. A baixa concentração, tem um efeito bacteriostático. Embora numa concentração elevada, a CHX é bactericida devido à precipitação e/ou coagulação dos constituintes intracelulares. A sua atividade antimicrobiana óptima situa-se a um pH de 5,5 a 7,0. A CHX tem uma atividade antimicrobiana de largo espetro, visando tanto os micróbios gram-positivos como os gram-negativos.[245] A clorexidina, em formato líquido ou gel, tem um grande potencial para ser utilizada como substância química auxiliar endodôntica durante a preparação biomecânica. Tem demonstrado grande eficácia contra os microrganismos presentes nos canais radiculares.[246]

Gomes et al. (2001)[247] avaliaram a eficácia de várias concentrações de NaOCl (0,5%, 1%, 2,5%, 4% e 5,25%) e duas formas de gluconato de clorexidina (gel e líquido) em três concentrações (0,2%, 1% e 2%) na eliminação de E. Faecalis em diferentes períodos de tempo (10, 30 e 45 s; 1, 3, 5, 10, 20 e 30 min; e 1 e 2 h). Os resultados mostraram que todos os irrigantes foram eficazes na eliminação de E. faecalis, mas em tempos diferentes. A clorexidina na forma líquida em todas as concentrações testadas (0,2%, 1% e 2%) e o NaOCl (5,25%) foram os irrigantes mais eficazes. No entanto, o tempo necessário para a clorexidina líquida a 0,2% e o gel de clorexidina a 2% promoverem culturas negativas foi de apenas 30 s e 1 min, respetivamente. O estudo concluiu que, embora todos os irrigantes testados possuíssem atividade antibacteriana, o tempo necessário para eliminar E. faecalis dependia da concentração e do tipo de irrigante utilizado.

Vianna et al. (2004)[248] investigaram in vitro a atividade antimicrobiana do gluconato de clorexidina a 0,2%, 1% e 2% (CHX gel e CHX líquido), contra patógenos endodônticos e compararam os resultados com os obtidos pelo hipoclorito de sódio (NaOCl) a 0,5%, 1%, 2,5%, 4% e 5,25%. Tanto a formulação em gel como a líquida a 2,0% eliminaram o Staphylococcus aureus e a Candida albicans em 15 segundos, enquanto a formulação em gel matou o Enterococcus faecalis em 1 minuto. Todos os irrigantes testados eliminaram Porphyromonas endodontalis, Porphyromonas gingivalis e Prevotella intermedia em 15 segundos. O tempo necessário para que o líquido de CHX a 1,0% e 2,0% eliminasse todos os microrganismos foi o mesmo necessário para o NaOCl a 5,25%. A ação antimicrobiana está relacionada com o tipo, concentração e forma de apresentação dos irrigantes, bem como com a suscetibilidade microbiana.

Wang et al. (2007)[245] avaliaram a eficácia clínica do gel de clorexidina (CHX) a 2% na redução das bactérias intracanais durante a instrumentação do canal radicular. O efeito antibacteriano adicional de um curativo intracanal (Ca[OH]2 misturado com gel de CHX a 2%) também foi avaliado. Os dentes foram instrumentados utilizando instrumentos rotativos e gel de CHX a 2% como desinfetante. Foram colhidas amostras bacterianas aquando do acesso (S1), após a instrumentação (S2) e após 2 semanas de penso intracanal (S3). Foi efectuada uma cultura anaeróbia. Quatro amostras não apresentaram crescimento bacteriano em S1, pelo que foram excluídas da análise posterior. Foi encontrada uma diferença significativa na percentagem de culturas positivas entre S1 e S2 (p < 0,001), mas não entre S2 e S3 (p = 0,692). Os resultados sugerem que o gel de CHX a 2% é um desinfetante eficaz do canal radicular e que o penso intracanal adicional não melhorou significativamente a redução de bactérias nos canais radiculares amostrados.

Ferraz et al. (2007)[249] avaliaram in vitro a eficácia antimicrobiana do gel de gluconato de clorexidina como substância química auxiliar endodôntica em comparação com o hipoclorito de sódio (NaOCl) e a solução de gluconato de clorexidina. As zonas de inibição do crescimento produzidas pelo gel de clorexidina a 0,2%, 1% e 2% foram avaliadas contra 5 bactérias anaeróbias facultativas e 4 anaeróbios Gram-negativos pigmentados, e comparadas com os resultados obtidos pelo NaOCl e pela solução de clorexidina. As maiores zonas de inibição de crescimento foram produzidas quando as bactérias testadas estavam em contacto com o gel de gluconato de clorexidina a 2% (11,79 mm), sendo significativamente diferentes das zonas de inibição de crescimento produzidas por todas as concentrações de NaOCl, incluindo 5,25% (9,54 mm). No entanto, não houve diferença estatisticamente significativa entre as zonas de inibição de crescimento obtidas com concentrações iguais de solução e gel de clorexidina. Os resultados deste estudo indicam que, no que diz respeito às suas propriedades antimicrobianas, o gel de clorexidina tem um grande potencial para ser utilizado como substância química auxiliar endodôntica.

Camara et al. (2010)[250] avaliaram a atividade antimicrobiana da clorexidina a 0,2%, 1% e 2% em canais radiculares instrumentados com o sistema ProTaper Universal™. A avaliação da ação antimicrobiana do irrigante foi realizada antes, durante e após a instrumentação. Os resultados mostraram que a solução de clorexidina a 0,2% foi ineficaz contra todos os microrganismos testados. A solução de clorexidina a 1% foi eficaz na eliminação de P. Aeruginosa e C. Albicans após a utilização dos instrumentos F1 e F3, respetivamente. A solução de clorexidina a 2% foi eficaz na eliminação de S. aureus, P. aeruginosa e C. Albicans após a utilização do instrumento S1. Registaram-se diferenças estatisticamente significativas entre as concentrações de clorexidina e os instrumentos utilizados. O estudo concluiu que a solução de clorexidina a 0,2% em combinação com instrumentos rotativos foi ineficaz contra todos os microrganismos testados. A solução de clorexidina a 1% foi ineficaz contra S. Aureus e E. faecalis. A solução de clorexidina a 2% não foi suficiente para inativar E. faecalis.

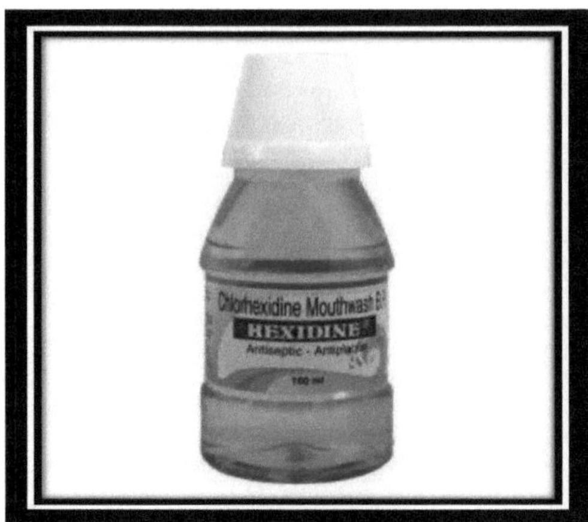

Figura 27: CLORHEXIDINA

MEDICAMENTOS INTRACANAIS

O tratamento endodôntico tem como principal objetivo a prevenção e o controlo das infecções pulpares e perirradiculares. É um facto bem estabelecido que os microrganismos desempenham um papel importante na patogénese das lesões perirradiculares; e o resultado da terapia endodôntica depende da sua redução ou eliminação. Embora uma preparação quimio-mecânica cuidadosa possa ajudar a reduzir a população bacteriana, a eliminação total é difícil de conseguir. Ao permanecerem no canal radicular entre as consultas, os medicamentos intracanais podem ajudar a eliminar as bactérias sobreviventes.[251]

1.1 HIDRÓXIDO DE CÁLCIO

Controvérsia sobre os diferentes veículos de hidróxido de cálcio

Desde a sua introdução em 1920, o hidróxido de cálcio tem sido amplamente utilizado em endodontia como um medicamento intracanal entre consultas. Trata-se de uma substância fortemente alcalina, com um pH de aproximadamente 12,5, que possui várias propriedades biológicas, tais como atividade antimicrobiana, capacidade de dissolução de tecidos, inibição da reabsorção dentária e indução da reparação por formação de tecido duro. Devido a esses efeitos, o hidróxido de cálcio tem sido recomendado para uso em diversas situações clínicas. Atualmente, essa substância química é reconhecida como um dos curativos antimicrobianos mais eficazes durante a terapia endodôntica.[250]

Foram adicionados diferentes veículos ao CH na tentativa de melhorar a sua atividade antimicrobiana, biocompatibilidade, velocidade de dissociação iónica e difusão. Para este efeito, pode ser utilizada uma variedade de veículos, incluindo aquosos, viscosos ou oleosos. O primeiro grupo é representado por substâncias solúveis em água, incluindo água, soro fisiológico, anestésicos dentários com ou sem vasoconstritor, solução de Ringer, suspensão aquosa de metilcelulose ou carboximetilcelulose e solução detergente aniónica. Alguns exemplos de veículos viscosos são a glicerina, o polietilenoglicol e o propilenoglicol. Alguns exemplos de veículos oleosos são o azeite, o óleo de silicone, a cânfora (o óleo essencial de paraclorofenol canforado), o metacresilacetato e alguns ácidos gordos, como os ácidos oleico, linoleico e isosteárico. Foi demonstrado que a utilização de veículos viscosos ou oleosos pode diminuir a eficácia do CH como penso para os canais radiculares.[252]

Quando colocado no sistema de canais radiculares, o hidróxido de cálcio dissocia-se em iões de cálcio e hidroxilo, e os iões hidroxilo difundem-se através dos túbulos dentinários. O elevado pH e as propriedades antimicrobianas do hidróxido de cálcio, combinados com a permeabilidade da dentina, podem explicar a sua eficácia como medicamento intracanal de interconsulta, inibidor da reabsorção radicular inflamatória e indutor do encerramento apical em dentes imaturos não vitais. No entanto, quando o hidróxido de cálcio é utilizado nessas aplicações, a terapia pode se estender por meses ou anos até que os efeitos desejados sejam alcançados. Além disso, observou-se que os dentes imaturos tratados com hidróxido de cálcio apresentam uma elevada taxa de insucesso devido a uma preponderância invulgar de fracturas radiculares, tendo sido sugerido que as alterações nas propriedades físicas da dentina podem ser causadas pelo medicamento à base de hidróxido de cálcio.[251]

A eficácia do hidróxido de cálcio in vivo pode variar em função da composição inicial da flora microbiana e da eficácia do procedimento de limpeza efectuado. Pensa-se que a eficácia antimicrobiana se deve a um aumento do pH no ambiente bacteriano. No entanto, alguns microrganismos são menos susceptíveis a um pH elevado. E. Faecalis tolera pH até 11,5, o que pode ser uma explicação para o facto de este organismo sobreviver ao tratamento antimicrobiano com este agente. Embora a pasta de hidróxido de cálcio tenha um pH de cerca de 12,5, este nível pode não ser atingido em todas as partes do espaço do canal radicular e é pouco provável que seja atingido nos túbulos dentinários, onde as bactérias podem estar alojadas. Os restos de tecido e os detritos de dentina também podem modificar o efeito do hidróxido de cálcio.[3]

Consequentemente, o hidróxido de cálcio pode não ser um agente antimicrobiano tão eficaz como se pensava. No entanto, deve ainda ser considerado como um medicamento intracanal muito eficaz, em virtude dos seus efeitos antimicrobianos combinados com a sua capacidade de suprimir o fornecimento de nutrientes para o crescimento e multiplicação de quaisquer organismos remanescentes. [3]

Camoes et al. (2004)[253] avaliaram, por Cromatografia Líquida de Alta Eficiência (CLAE), a permeação de substâncias do Ca(OH)2 associadas a cinco veículos [grupo 1: polietilenoglicol e cólofon (Calen); grupo 2: glicerina e paramonoclorofenol canforado; grupo 3: paramonoclorofenol canforado; grupo 4: glicerina e tricresolformol; e grupo 5: solução anestésica (Citanest)]. Foram realizadas análises por HPLC do meio aquoso referente a cada grupo para detetar outras substâncias que se difundiram das pastas utilizadas nos canais dos dentes, além dos íons cálcio e hidroxila. Embora os grupos tenham apresentado picos máximos diferentes quando não havia barreira, todos apresentaram valores mais elevados do que quando o dente estava presente. No meio aquoso do grupo 4 foram detectadas pelo menos 15 substâncias para além do Ca^{2+} e do OH^-. Analisando os gráficos de HPLC, concluíram que não só o Ca^{2+} e o OH^-, mas também uma quantidade considerável de outros componentes das pastas se difundiram através da dentina e atingiram a superfície externa da raiz.

Pacios et al. (2004)[254] determinaram a influência do veículo no pH das pastas de hidróxido de cálcio após a utilização em pacientes e in vitro. Os canais radiculares de 180 pacientes foram preenchidos com pastas de hidróxido de cálcio contendo água destilada, clorexidina, propilenoglicol, solução anestésica, p-monoclorofenol canforado e p-monoclorofenol-propilenoglicol canforado. O pH da pasta nos canais radiculares dos pacientes foi medido aos 7, 14 e 21 dias. Da mesma forma, o pH foi medido in vitro até 21 dias. O pH de todas as pastas manteve-se constante ao longo dos períodos de tempo avaliados. A combinação hidróxido de cálcio-água apresentou valores de pH significativamente mais elevados do que as outras pastas em uso clínico. A análise comparativa mostrou que os valores de pH da solução anestésica, do p-monoclorofenol canforado e do p-monoclorofenol-propilenoglicol canforado eram significativamente mais elevados in vitro. Foi demonstrado que o tipo de veículo influencia o pH final das pastas. No entanto, a alcalinidade de todas as pastas manteve-se ao longo do tempo sob as condições experimentais.

Sathorn et al. (2007)[255] determinaram até que ponto a medicação intracanal com hidróxido de cálcio eliminava as bactérias dos canais radiculares humanos, em comparação com os mesmos canais antes da medicação, em função do número de culturas positivas, em pacientes submetidos a tratamento de canal radicular para a periodontite apical. O hidróxido de cálcio tem uma eficácia limitada na eliminação de bactérias do canal radicular humano quando avaliado por técnicas de cultura.

Koshy et al. (2009)[251] avaliaram o efeito a longo prazo da combinação hidróxido de cálcio-glicerina (durante 30 dias, 90 dias e com aplicação salina durante 90 dias) na microdureza da dentina radicular humana. O estudo concluiu que houve uma redução significativa nos valores de dureza dos espécimes em que a combinação hidróxido de cálcio-glicerina foi aplicada durante 90 dias, em comparação com os outros dois grupos. A redução da dureza pode ser atribuída à aplicação prolongada de hidróxido de cálcio, que pode ter um efeito prejudicial nos dentes, tornando-os mais vulneráveis à fratura.

Poorni et al. (2009)[256] avaliaram a tensão superficial e o pH de cinco veículos diferentes (água destilada, soro fisiológico, solução anestésica, clorexidina e glicerina) que são utilizados como agentes potenciais para misturar hidróxido de cálcio em tratamentos de canais radiculares e compará-los com a tensão superficial final e o pH do hidróxido de cálcio misturado com esses veículos. O estudo concluiu que a tensão superficial e o pH dos veículos influenciaram diretamente a tensão superficial e o pH das misturas de hidróxido de cálcio. Verificou-se que a clorexidina é um melhor veículo para o hidróxido de cálcio quando utilizado como medicamento intracanal

Hajare et al. (2009)[257] avaliaram a libertação de iões hidroxilo e cálcio dissociados de três preparações de hidróxido de cálcio (Calform-RC, Metapex e Ca(OH)2 preparado manualmente e pasta de propilenoglicol) medindo as alterações de pH e a concentração de iões cálcio no ambiente circundante. Os resultados deste estudo indicam que, quando o propilenoglicol é utilizado como veículo, liberta a maior quantidade de iões de cálcio, enquanto o Metapex mantém uma libertação sustentada e mais elevada de iões hidroxilo.

Vaghela et al. (2011)[258] avaliaram a desinfeção dos túbulos dentinários utilizando hidróxido de cálcio com propilenoglicol e hidróxido de cálcio com iodofórmio em óleo de silicone, em comparação com gel de clorexidina a 2%. O estudo concluiu que o gel de clorexidina a 2% foi eficaz contra E.faecalis e C.albicans. O hidróxido de cálcio com propilenoglicol foi o medicamento intracanal mais eficaz, juntamente com a clorexidina a 2%, contra a E. faecalis, ao passo que o hidróxido de cálcio com iodofórmio em óleo de silicone foi o medicamento intracanal mais eficaz, juntamente com a clorexidina a 2%, contra a C. albicans.

Prabhakar et al. (2012)[259] avaliaram e compararam o pH e a propriedade antibacteriana do Ca(OH)**2** combinado com iodeto de potássio e iodo (IKI) ou clorexidina (CHX) em E. faecalis e para avaliar e comparar o seu efeito na resistência à fratura da dentina radicular. O presente estudo revelou que o IKI em combinação com Ca(OH)**2** mostrou uma atividade antibacteriana significativamente maior contra E. faecalis, seguido de Ca(OH)**2 com** CHX ou solução salina. Não houve alteração estatisticamente significativa nos valores de pH e resistência radicular entre todos os grupos.

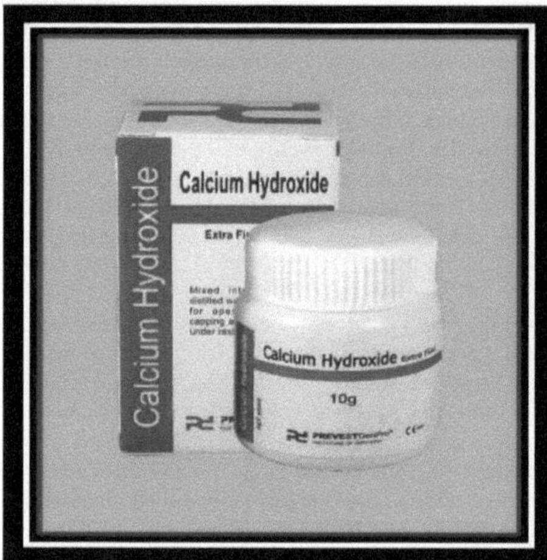

Figura 28: HIDRÓXIDO DE CÁLCIO

Capítulo 10

INTRODUÇÃO

O sucesso do tratamento do canal radicular depende da limpeza e desinfeção do canal para realizar uma obturação adequada. Há muitos anos que se reconhece que a instrumentação dos canais radiculares produz uma camada de esfregaço que cobre as superfícies das paredes dos canais preparados. Esta camada contém substâncias inorgânicas e orgânicas, tais como fragmentos de processos odontoblásticos e detritos necróticos. Não há consenso quanto ao efeito da smear layer na qualidade da instrumentação e obturação, mas a própria smear layer pode estar infetada e pode proteger as bactérias dentro dos túbulos dentinários. Têm sido utilizados vários métodos para remover a smear layer. Foram obtidos resultados contraditórios em numerosos estudos in vitro relativamente à importância da presença ou da remoção da smear layer.[260]

McComb e Smith (1975)[261] foram os investigadores iniciais que encontraram a camada de esfregaço nas paredes instrumentadas do canal radicular. Eles sugeriram que a smear layer consistia não apenas em dentina, como na smear layer coronal, mas também em restos de processos odontoblásticos, tecido pulpar e bactérias.

Lester e Boyde (1977)[262] descreveram a smear layer como "matéria orgânica presa dentro de dentina inorgânica translocada".

Goldman et al. (1981)263 estimaram a espessura do esfregaço em 1 |im e concordaram com investigadores anteriores que a sua composição era maioritariamente inorgânica. Registaram a sua presença ao longo das superfícies instrumentadas dos canais.

Mader et al. (1984)264 referiram que a espessura da camada de esfregaço era geralmente de 1-2 |im.

Cameron (1983)[265] e Mader et al. (1984)[264] discutiram o material de esfregaço em duas partes: primeiro, a camada de esfregaço superficial e, segundo, o material compactado nos túbulos dentinários. O empacotamento de resíduos de esfregaço estava presente nos túbulos até uma profundidade de 40 |im.

Brannstrom et al. (1974)[266] e Mader et al. (1984)[264] concluíram que o fenómeno de empacotamento tubular se deve à ação de brocas e instrumentos. Os componentes da camada de esfregaço podem ser forçados a entrar nos túbulos dentinários a distâncias variáveis para formar tampões de esfregaço.

Aktener et al. (1989)[267] demonstraram que a penetração pode aumentar até 110 |im quando se utilizam reagentes tensioactivos no canal durante a instrumentação endodôntica. A espessura também pode depender do tipo e da nitidez dos instrumentos de corte e do facto de a dentina estar seca ou húmida quando é cortada. Nas fases iniciais da instrumentação, a camada de esfregaço nas paredes dos canais pode ter um conteúdo orgânico relativamente elevado devido ao tecido pulpar necrótico e/ou viável no canal radicular. O aumento das forças centrífugas resultantes do movimento e da proximidade do instrumento à parede da dentina formou uma camada mais espessa que era mais resistente à remoção com agentes quelantes.

Cengiz et al. (1990)[268] propuseram que a penetração do material de esfregaço nos túbulos dentinários também poderia ser causada por ação capilar como resultado de forças adesivas entre os túbulos dentinários e o material.

A formação de uma camada de esfregaço é quase inevitável durante a instrumentação do canal radicular. Embora tenha sido descrita uma técnica sem instrumentação para a preparação do canal sem formação de esfregaço, os esforços centram-se mais em métodos para a sua remoção, tais como meios químicos e métodos como o ultrassom e a desinfeção hidrodinâmica para a sua rutura. A preparação do canal radicular sem a criação de uma camada de smear layer pode ser possível. Uma técnica hidrodinâmica não-instrumental pode ter potencial futuro,[269] e instrumentos de polímero sonoros com pontas de diâmetro variável são relatados para romper a camada de esfregaço numa técnica chamada desinfeção hidrodinâmica.[270]

O SIGNIFICADO DA CAMADA DE ESFREGAÇO[271]

O tratamento do canal radicular envolve normalmente a remoção quimio-mecânica das bactérias e da dentina infetada do interior dos canais radiculares. O processo é frequentemente seguido de um penso intracanal e de uma obturação da raiz. Um dos factores importantes que afectam o prognóstico do tratamento do canal radicular é a vedação criada pela obturação contra as paredes do canal. Têm sido feitos esforços consideráveis para compreender o efeito da smear layer no selamento apical e coronal.

Alguns autores[272-274] sugerem que a manutenção da smear layer pode bloquear os túbulos dentinários e limitar a penetração de bactérias ou toxinas, alterando a permeabilidade dentinária. Outros[264,275,276] acreditam que a smear layer, por ser uma estrutura pouco aderente, deve ser completamente removida da superfície da parede do canal radicular, pois pode albergar bactérias e proporcionar uma via de fuga. Também pode limitar a desinfeção eficaz dos túbulos dentinários, impedindo que o hipoclorito de sódio, o hidróxido de cálcio e outros medicamentos intracanais penetrem nos túbulos dentinários.

A CAMADA DE ESFREGAÇO DEVE SER REMOVIDA?[271]

A questão de manter ou remover a smear layer continua a ser controversa. Algumas investigações centraram-se na sua remoção, enquanto outras consideraram os seus efeitos na microinfiltração apical e coronal, na penetração bacteriana dos túbulos e na adaptação dos materiais do canal radicular.

Os pontos a favor da sua supressão são os seguintes:

1. Tem uma espessura e um volume imprevisíveis, porque uma grande parte é constituída por água.
2. Contém bactérias, os seus subprodutos e tecido necrótico. As bactérias podem sobreviver e multiplicar-se e podem proliferar nos túbulos dentinários, que podem servir de reservatório de irritantes microbianos.
3. Pode atuar como um substrato para as bactérias, permitindo a sua penetração mais profunda nos túbulos dentinários.
4. Pode limitar a penetração óptima dos agentes desinfectantes. As bactérias podem encontrar-se nas profundezas dos túbulos dentinários e a smear layer pode bloquear os efeitos dos desinfectantes nos mesmos.
5. Pode atuar como uma barreira entre os materiais de obturação e a parede do canal, comprometendo assim a formação de uma vedação satisfatória
6. É uma estrutura pouco aderente e uma potencial via de fuga e de passagem de contaminantes bacterianos entre a obturação do canal radicular e as paredes dentinárias. A sua remoção facilitaria a obturação do canal

Os pontos a favor da retenção da camada de esfregaço são os seguintes

Por outro lado, alguns investigadores acreditam na retenção da camada de esfregaço durante a preparação do canal porque

1. Pode bloquear os túbulos dentinários, impedindo a troca de bactérias e outros irritantes através da alteração da permeabilidade.
2. Serve como uma barreira para impedir a migração bacteriana para os túbulos dentinários
3. Foi sugerido que se os canais fossem desinfectados de forma inadequada, ou se ocorresse contaminação bacteriana após a preparação do canal, a presença de uma camada de esfregaço poderia impedir a invasão bacteriana dos túbulos dentinários.
4. As bactérias que permanecem após a preparação do canal são seladas nos túbulos pela camada de esfregaço e pelos materiais de obturação subsequentes.

Behrend et al. (1996)[277] determinaram o efeito da remoção da camada de esfregaço na obturação do canal, medido pela penetração de bactérias a partir de uma direção coronal. A frequência de penetração bacteriana através dos dentes obturados com smear layer intacta (70%) foi significativamente maior do que a dos dentes dos quais a smear layer foi removida (30%). Todos os dentes obturados sem selante, com exceção de um, apresentaram penetração bacteriana, independentemente da presença ou ausência de smear layer. A remoção da smear layer melhorou a selabilidade, como evidenciado pelo aumento da resistência à penetração bacteriana.

Kokkas et al. (2004)[278] examinaram o efeito da camada de smear layer na profundidade de penetração de três diferentes cimentos de canal radicular nos túbulos dentinários. Dez raízes de cada grupo foram obturadas com pontas de guta-percha condensadas lateralmente e cimentos AH Plus, Apexit e Roth 811, respetivamente. O exame em microscópio eletrónico de varrimento revelou que a smear layer obstruiu a penetração de todos os cimentos nos túbulos dentinários. Em contraste, a remoção da smear layer permitiu a penetração de todos os selantes a uma profundidade variável. Estes resultados sugerem que a smear layer desempenha um papel importante na penetração do selante nos túbulos dentinários, bem como nas potenciais implicações clínicas.

Yildirim et al. (2008)[279] investigaram o efeito da smear layer na microinfiltração apical em dentes obturados com agregado de trióxido mineral (MTA). A fuga apical quantitativa de cada dente foi medida após 2, 30 e 180 dias. No final deste estudo, não houve diferença entre os grupos em 2 dias, mas a remoção da camada de esfregaço causou significativamente mais microinfiltração apical do que quando a camada de esfregaço foi deixada intacta durante 30 e 180 dias. Dentro dos limites deste estudo, pode concluir-se que a microinfiltração apical do MTA é menor quando a smear layer está presente do que quando está ausente.

MÉTODOS DE REMOÇÃO DA CAMADA DE ESFREGAÇO

A quantidade de smear layer removida por um material está relacionada com o seu pH e o tempo de exposição. Vários produtos químicos foram investigados como irrigantes para remover a camada de smear layer. De acordo com Kaufman & Greenberg,[280] uma solução de trabalho é aquela que é usada para limpar o canal, e uma solução irrigante é aquela que é essencial para remover os detritos e a smear layer criada pelo processo de instrumentação.

Os diferentes métodos envolvidos na remoção da camada de esfregaço são:[271]

Remoção química

- Hipoclorito de sódio
- Agentes quelantes (EDTA)

- MTAD
- Ácidos orgânicos (ácido cítrico)
- Combinação das opções anteriores

Remoção por ultra-sons
Remoção por laser

Hipoclorito de sódio

A capacidade do NaOCl de dissolver tecidos orgânicos é bem conhecida e aumenta com o aumento da temperatura. O hipoclorito de sódio é comumente usado em concentrações que variam de 0,5% a 5,25%. No entanto, sua capacidade de remover a smear layer das paredes dos canais radiculares instrumentados tem sido considerada insuficiente.[271] A conclusão a que chegaram muitos autores[263,281-283] é que a utilização de NaOCl durante ou após a instrumentação produz paredes do canal superficialmente limpas com a presença da smear layer.

Agentes quelantes

As soluções quelantes mais comuns baseiam-se no EDTA, que reage com os iões de cálcio na dentina e forma quelatos de cálcio solúveis.[271] Têm sido utilizadas diferentes formulações, misturas, métodos de aplicação, concentrações e volumes de irrigação de EDTA.[284]

O EDTA pode ser utilizado como preparação líquida ou em pasta, combinado com outros compostos, a fim de acentuar o seu efeito. Os irrigantes líquidos mais utilizados são o EDTAC (uma combinação de EDTA e cetavalon), o EDTAT (EDTA-Tergentol), o REDTA (obtido por adição de um brometo de amónio quartenário a soluções de EDTA), o Largal Ultra (uma solução de EDTA a 15% como sal dissódico, brometo de cetil-tri-metilamónio cetrimida a 0,75%), o Tubulicid plus (EDTA di-hidratado e ácido cítrico a 50%), o EGTA. Os quelantes em pasta mais conhecidos incluem as seguintes substâncias: Calcinase slide (contém 15% de EDTA de sódio e água), Rc-Prep (um composto de EDTA-peróxido de ureia-carbowax), Glyde File Prep.[284]

Controvérsia sobre o pH do EDTA

O pH das soluções de EDTA afecta a sua eficácia e a disponibilidade de iões de cálcio de várias formas. À medida que o pH aumenta, a disponibilidade de iões de cálcio da hidroxiapatite para quelação diminui. Inversamente, a um pH mais baixo, os iões de cálcio ficam mais disponíveis para a quelação, mas a eficácia do EDTA diminui. O pH ótimo para as soluções de EDTA parece situar-se entre 6-10. As soluções neutras de EDTA reduzem as proteínas minerais e não colagénicas, levando ao amolecimento da superfície, mas não à erosão da camada superficial de dentina. A utilização de soluções em concentrações mais elevadas pode levar a um aumento das propriedades de desmineralização, ajudando na remoção da smear layer.[284] Foi relatado que o EDTA descalcificou a dentina até uma profundidade de 20-30 mm em 5 minutos;[285] No entanto, Fraser[286] afirmou que o efeito quelante era quase insignificante no terço apical dos canais radiculares.

Serper et al. (2002)[287] compararam os efeitos das variações de concentração e pH do EDTA na desmineralização da dentina. Os efeitos desmineralizantes das soluções de EDTA nas concentrações de 10% e 17%, em pH 7,5 e 9,0, foram determinados pela medição da quantidade de fósforo libertado 1, 3, 5, 10 e 15 minutos após a exposição. Os resultados mostraram que a quantidade de fósforo libertado da dentina foi maior com o aumento da concentração de EDTA e com o aumento do tempo de exposição, e foi mais eficaz a pH neutro do que a pH 9,0. O pH das soluções de EDTA não apresentou alterações significativas durante o processo de desmineralização.

Ma et al. (2003)[288] avaliaram o efeito de diferentes pH dos sais de EDTA na remoção das camadas de esfregaço do canal radicular. Foram utilizadas várias soluções irrigadoras: A: 0,9% salina; B: 5,25% NaOCl +3% **H2O2**; C: 15% EDTA (pH = 6,5); D: 15% EDTA (pH = 13); E: 15% EDTA (pH = 6,5) 25% NaOCl +3% **H2O2**; F: 15% EDTA (pH = 13) 25% NaOCl +3% **H2O2**. Os resultados mostraram que, com exceção dos grupos A e B, todos os grupos foram eficazes na remoção da smear layer nos terços médio e coronal do canal radicular; o grupo C teve um efeito mais forte na remoção da smear layer do que o grupo D; o grupo E foi o mais eficaz entre estes grupos. No entanto, todos estes grupos foram ineficazes na remoção da smear layer nos terços apicais do canal radicular. O estudo concluiu que o EDTA a 15% (pH = 6,5), NaOCl a 25% + H2O2 a 3% foi o irrigante mais eficaz na remoção da smear layer.

Parmar et al. (2004)[289] compararam os efeitos do EDTA na desmineralização da dentina relativamente ao pH e à concentração em diferentes períodos de exposição. A análise indicou que, em geral, o grupo de pH e os grupos de concentração diferiam significativamente. Uma maior quantidade de fósforo foi libertada a um pH de 7,5 em comparação com um pH de 9,0 em todos os momentos. Do mesmo modo, foi observada uma maior libertação de fósforo a 17% em comparação com a concentração de 10% de EDTA. O estudo concluiu que o EDTA desmineraliza efetivamente a dentina, dependendo da concentração, do pH e do tempo de exposição. O EDTA foi mais eficaz a um pH neutro do que quando aplicado a um pH de 9. O efeito de libertação de fósforo do EDTA aumenta rapidamente para um nível dentro de 1 minuto, e a exposição adicional ao EDTA apenas duplicou este efeito aos 15 minutos de exposição. Uma exposição adicional até 25 minutos não aumentou significativamente a desmineralização. O estudo implica que, para reduzir os efeitos erosivos das soluções de EDTA durante a limpeza prolongada e a moldagem dos canais radiculares, devem ser preferidas concentrações mais baixas de EDTA a pH neutro.

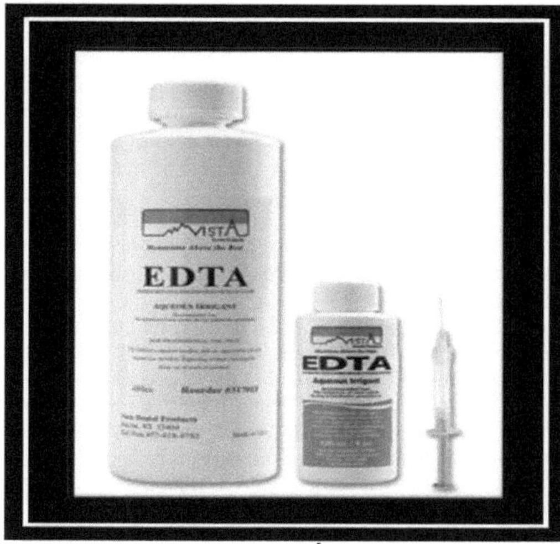

Figura 29: ÁCIDO ETILENODIAMINO TETRA-ACÉTICO (EDTA)
MTAD
Mais recentemente, foi proposto um novo irrigante intracanal - o MTAD - como uma tentativa final de remover a camada de esfregaço. O MTAD é composto por uma mistura de um isómero de tetraciclina, um ácido e um detergente. É uma solução eficaz na remoção da smear layer. Esta solução não altera significativamente a estrutura dos túbulos dentinários. [284]

Ácidos orgânicos
As soluções de descalcificação, como os ácidos poliacrílico, lático, fosfórico e cítrico, também são eficazes na remoção da camada de borrão. O ácido cítrico é provavelmente o ácido orgânico mais utilizado para a remoção da smear layer. Apresenta um efeito desmineralizante marcado nas paredes dentinárias e nos túbulos, mas deixa cristais precipitados no canal radicular, o que pode ser desvantajoso para a obturação do canal radicular.[284]

Controvérsia sobre a utilização de um único irrigante ou de uma combinação
Muitos factores devem ser considerados na escolha de um irrigante para a terapia endodôntica, incluindo a atividade antimicrobiana, o efeito nas propriedades de ligação, a toxicidade e a capacidade do irrigante para dissolver o tecido. A compreensão detalhada do modo de ação de várias soluções de irrigação do canal radicular é importante para uma irrigação óptima. A utilização de um único irrigante, por si só, não satisfaz todos os requisitos da irrigação. Uma vez que não existe uma solução única que tenha a capacidade de dissolver os tecidos orgânicos e de desmineralizar a smear layer, tem sido recomendada a utilização sequencial de solventes orgânicos e inorgânicos. Recentemente, a utilização de combinações de irrigantes, numa sequência específica, tornou-se popular, uma vez que cumpre todos os requisitos e proporciona uma irrigação segura e eficaz.[290]

Guerisoli et al. (2002)[291] avaliaram a remoção da smear layer por diferentes soluções irrigantes sob agitação ultra-sónica. Três grupos foram instrumentados usando a técnica modificada de duplo colar, o quarto permaneceu sem preparação. Cada grupo foi irrigado com água destilada, hipoclorito de sódio a 1,0% sozinho ou associado a EDTAC a 15% entre cada tamanho de lima. O último grupo não foi instrumentado, mas irrigado com hipoclorito de sódio a 1,0% e EDTAC a 15%. Os resultados mostraram que as paredes dos canais estavam cobertas por smear layer no grupo irrigado apenas com hipoclorito de sódio a 1% e no grupo irrigado com água destilada. Os canais irrigados com hipoclorito de sódio a 1,0% associado ao EDTAC a 15% apresentaram menor quantidade de smear layer em todo o canal. Não houve diferenças estatísticas para a quantidade de smear layer encontrada nos terços cervical, médio e apical quando cada grupo foi analisado separadamente. O estudo concluiu que, sob agitação ultra-sónica, o hipoclorito de sódio associado ao EDTAC removeu a smear layer das paredes do canal radicular, enquanto a irrigação com água destilada ou hipoclorito de sódio a 1,0%

isoladamente não removeu a smear layer.

Naaman et al. (2007)[292] avaliaram a eficácia da capacidade de eliminação de detritos e smear layer do hipoclorito de sódio (NaOCl) a 5,25% após a remoção do hidróxido de cálcio do canal radicular e para determinar se o ácido etilenodiaminotetracético (EDTA) e o ácido cítrico têm quaisquer efeitos adicionais na remoção de detritos e smear layer. Trinta e seis dentes sem polpa de raiz única foram divididos em três grupos com base no regime de irrigação, nomeadamente 5,25% NaOCl sozinho, 5,25% NaOCl com 17% EDTA pH 7 (NaOCl- EDTA), e 5,25% NaOCl com 50% de ácido cítrico (NaOCl-CA). Os resultados mostraram que, no terço coronal, a pontuação mais baixa obtida com o NaOCl-CA foi semelhante à do NaOCl-EDTA. Quando se utilizou NaOCl-EDTA, os escores médios de debris foram semelhantes ao grupo controle (NaOCl) e inferiores ao NaOCl-CA nos terços médio e apical. Relativamente à pontuação média da smear layer, o NaOCl-CA foi o mais baixo nos terços coronal, médio e apical, com uma diferença estatisticamente significativa. Quando a superfície total da raiz foi avaliada, o NaOCl-EDTA foi superior na remoção de debris, mas a associação do NaOCl-CA permitiu a remoção mais efetiva da smear layer

Silveiraa et al. (2013)[293] compararam, por meio de análise de microscopia eletrônica de varredura, a eficácia de limpeza de uma solução de hipoclorito de sódio (NaOCl) a 2,5% e uma solução de ácido etilenodiaminotetracético (EDTA) a 17%, sendo as duas soluções aplicadas alternadamente ou misturadas para a remoção da smear layer após o uso de cada lima endodôntica em diferentes terços radiculares. Cinquenta e quatro pré-molares maxilares humanos de raiz única foram divididos em três grupos: Grupo 1: o preparo do canal foi realizado com NaOCl a 2,5% misturado com EDTA a 17% no canal radicular. Grupo 2: a irrigação foi realizada alternadamente com NaOCl a 2,5% e EDTA a 17%. Grupo 3: apenas NaOCl a 2,5% foi utilizado durante toda a instrumentação e EDTA por 3 min no final. Foi encontrada uma diferença estatisticamente significativa entre os grupos de instrumentação entre o terço apical e os terços médio e coronal. No terço apical, as paredes do canal estavam frequentemente contaminadas por detritos inorgânicos e smear layer. O estudo concluiu que o uso alternado ou misto de EDTA durante a instrumentação com hipoclorito de sódio a 2,5% foi a forma de irrigação mais eficaz para a remoção da smear layer nos terços cervical e médio. Nenhuma forma de irrigação foi suficientemente eficaz para remover a smear layer no terço apical.

Remoção por ultra-sons

Após a introdução de dispositivos dentários de ultra-sons na década de 1950, os ultra-sons foram investigados em endodontia. Foi utilizado um fluxo contínuo de NaOCl ativado por um sistema de distribuição ultrassónico para a preparação e irrigação dos canais. Foram observadas superfícies de canal sem manchas utilizando este método. Enquanto as concentrações de hipoclorito de sódio a 2-4% em combinação com a energia ultra-sónica foram capazes de remover a camada de smear layer, concentrações mais baixas das soluções foram insatisfatórias. A região apical dos canais apresentou menos detritos e smear layer do que os aspectos coronais, em função do fluxo acústico, que foi mais intenso em magnitude e velocidade nas regiões apicais da lima. O fluxo acústico é maximizado quando as pontas dos instrumentos menores vibram livremente em uma solução.[271]

Remoção por laser

Os lasers podem ser utilizados para vaporizar os tecidos no canal principal, remover a smear layer e eliminar o tecido residual na porção apical dos canais radiculares. A eficácia dos lasers depende de muitos factores, incluindo o nível de potência, a duração da exposição, a absorção da luz nos tecidos, a geometria do canal radicular e a distância entre a ponta e o alvo. A principal dificuldade na remoção da smear layer com laser é o acesso aos pequenos espaços do canal com as sondas relativamente grandes que estão disponíveis.[271]

A REMOÇÃO DA SMEAR LAYER AFECTA A EFICÁCIA DO PINO ENDODÔNTICO E DA COLAGEM?

Os pinos de fibra de vidro são amplamente utilizados para restaurar dentes tratados endodonticamente quando a estrutura dentária remanescente não pode fornecer suporte e retenção adequados para a restauração. O módulo de elasticidade semelhante dos pinos de fibra e da dentina é considerado vantajoso para a restauração de dentes tratados endodonticamente; o risco de fratura radicular é reduzido e as falhas, quando ocorrem, tendem a não ser graves. A descolagem do pino é uma das possíveis falhas, causada pela complexidade da colagem aos canais radiculares. A adesão inadequada, que pode resultar dos procedimentos de múltiplos passos necessários para a colagem do pilar, interfere com a capacidade dos materiais de cimentação para reter o pilar.[294]

A utilização de sistemas de cimentação de resina adesiva autocondicionante para pós-cimentação de fibra tem registado um aumento recente de popularidade. Os sistemas adesivos autocondicionantes incorporam a smear layer e infiltram-se na dentina parcialmente desmineralizada através da utilização de um primer contendo monómero ácido. No entanto, a eficácia do adesivo autocondicionante para permear a smear layer e impregnar a dentina continua a ser uma grande preocupação. Alguns estudos referiram que uma camada de smear layer espessa reduz a eficácia da adesão do adesivo autocondicionante, enquanto outros demonstraram que o adesivo autocondicionante não parece depender da espessura da camada de smear layer. Por conseguinte, a influência da espessura da camada de smear layer na resistência de união dos sistemas adesivos autocondicionantes permanece incerta, e é importante compreender profundamente o papel da camada de smear layer para conseguir uma união eficaz da dentina. [295]

Gu et al. (2009)[295] avaliaram o efeito de diferentes irrigantes pós-espaço na remoção da smear layer e na resistência de união à dentina. Os dentes destes três grupos foram irrigados durante 1 min com ácido etilenodiaminotetracético (EDTA) a 17% (grupo 1), hipoclorito de sódio (NaOCl) a 5,25% (grupo 2) ou cloreto de sódio (NaCl) a 0,9% (grupo 3). Em cada grupo, oito espécimes foram divididos longitudinalmente para avaliação da smear layer, e os restantes catorze espécimes foram preenchidos com um sistema adesivo autocondicionante (Panavia F). A remoção da smear layer e a resistência de união foram afectadas por diferentes irrigantes pós-espaço. O EDTA removeu a smear layer de forma extremamente eficaz e, como resultado, melhorou a resistência de união em cada região (apical, média e coronal) das raízes. A formação de resin tag e a zona de interdifusão resina-dentina (RDIZ) também foram afectadas por diferentes irrigantes e de acordo com a força de ligação. Por conseguinte, a remoção da camada de smear layer com um sistema de cimentação autocondicionante desempenha um papel importante na eficácia da ligação.

Wu et al. (2009)[296] investigaram os efeitos da penetração da luz e da remoção da camada de smear layer nas propriedades adesivas dos adesivos autocondicionantes na dentina do canal radicular, quando se utilizam postes de fibra. Os resultados mostraram que a utilização do acessório de orientação da luz e a remoção da camada de smear layer reduziram significativamente a incidência de falhas pré-teste de 57,1% para 19,0% nos grupos de adesivos fotopolimerizáveis e de 68,3% para 3,2% nos grupos de adesivos de dupla polimerização. Os testes MTBS em diferentes locais dentro de um espaço de poste situaram-se entre 8,9 e 17,5MPa no grupo fotopolimerizado e entre 11,2 e 17,2MPa no grupo de dupla polimerização. O estudo concluiu que uma melhor penetração da luz nos espaços dos pilares e a remoção da camada de esfregaço são eficazes para melhorar as propriedades adesivas dos adesivos autocondicionantes na dentina do canal radicular quando se utilizam pilares de fibra.

Pelegrine et al. (2010)[297] avaliaram a influência dos irrigantes endodônticos na resistência de união à tração de um sistema adesivo utilizado para cimentar pinos de fibra de vidro à dentina. Cinquenta raízes bovinas foram divididas em 5 grupos de acordo com a solução utilizada durante a instrumentação: G1, NaOCl a 0,9% (controlo); G2, NaOCl a 1,0%; G3, NaOCl a 2,5%; G4, NaOCl a 5,25%; G5, gel de clorexidina a 2% + NaCl a 0,9%. Os canais radiculares foram obturados com guta-percha e cimento AH Plus, e os pinos de fibra de vidro foram cimentados com Clearfil SE Bond/RelyX ARC. Os resultados mostraram que não houve diferenças estatisticamente significativas em relação ao fator solução irrigante. Concluiu-se que as diferentes soluções irrigantes não afectaram a resistência à tração do sistema de fixação utilizado para cimentar os pilares de fibra de vidro intrarradiculares à dentina.

Faria-e-Silva et al. (2013)[294] avaliaram o efeito do tratamento da dentina intrarradicular com soluções irrigantes na retenção de pinos de fibra de vidro cimentados com cimento resinoso autoadesivo. Os canais radiculares foram irrigados com várias soluções: 11,5% de ácido poliacrílico durante 30 s, 17% de EDTA durante 60 s, ou 5% de NaOCl durante 60 s, respetivamente. No grupo de controlo foi utilizada a irrigação com água destilada. Depois de todos os espécimes terem sido lavados com água destilada, o excesso de humidade foi removido e os pilares foram cimentados utilizando BisCem (Bisco) ou RelyX Unicem clicker (3M ESPE). No caso do Unicem, o EDTA apresentou uma resistência de união inferior à das outras soluções, que tiveram resultados semelhantes. No caso do BisCem, o EDTA apresentou uma resistência de união mais elevada do que os outros tratamentos, enquanto a aplicação de NaOCl produziu uma resistência de união mais elevada do que o ácido poliacrílico, enquanto o grupo de controlo apresentou resultados intermédios. Em conclusão, a irrigação dos canais radiculares antes da inserção de cimentos resinosos autoadesivos, especialmente o EDTA, pode interferir na retenção dos pinos de fibra.

Saraiva et al. (2013)[298] investigaram o efeito do condicionamento com ácido fosfórico e do pré-tratamento da dentina com hipoclorito de sódio (NaOCl) na resistência de união push-out entre pino de fibra e dentina do canal radicular. Os resultados mostraram que, considerando o pré-tratamento com NaOCl, não foram observadas diferenças estatisticamente significativas entre os grupos; no entanto, quando o ácido fosfórico foi aplicado durante 60 s na porção apical sem o pré-tratamento com NaOCl, a resistência de união aumentou de forma estatisticamente significativa. O estudo concluiu que o pré-tratamento com NaOCl não melhorou a resistência de união do cimento de cimentação adesiva à dentina do canal radicular. Os resultados sugerem que a utilização de ácido fosfórico a 37% durante 60 s pode ter um efeito benéfico na resistência de união no terço apical da raiz.

Capítulo 11

Na prática endodôntica, o sucesso da terapia do canal radicular depende principalmente da obtenção de uma vedação compacta e estanque a fluidos da extremidade apical do canal radicular, de modo a evitar a entrada e a acumulação de irritantes que causam a rutura biológica do aparelho de fixação, levando ao fracasso. Os selantes do canal radicular, juntamente com o material de núcleo sólido, desempenham um papel importante na obtenção do selamento estanque.[299] Os selantes do canal radicular são necessários para selar o espaço entre a parede dentinária e a interface do núcleo obturador. Os selantes também preenchem os espaços vazios e as irregularidades no canal radicular, nos canais laterais e acessórios e nos espaços entre os pontos de guta-percha utilizados na condensação lateral.[300]

Na prática endodôntica, são utilizados vários tipos de selantes de canais radiculares, cada um com os seus próprios méritos e deméritos. Os selantes são basicamente seleccionados com base na sua capacidade de selagem, propriedades adesivas, biocompatibilidade e eficácia antimicrobiana.[299]

CONTROVÉRSIA SOBRE OS SELANTES QUE CONTÊM PARAFORMALDEÍDO

A pasta N2 (Indrag-Agsa, Losone, Suíça) e a sua congénere americana, RC2B, é uma pasta líquida e em pó. O pó contém óxido de zinco, nitrato de bismuto, carbonato de bismuto, paraformaldeído e óxido de titânio. O líquido é composto por eugenol, óleo de amendoim e óleo de rosas. [22] A libertação de formaldeído dos materiais endodônticos é conhecida há muitos anos. O formaldeído tem a reputação de atuar como desinfetante.[301] É um gás e pode atingir uma área distante do ponto de aplicação, de outra forma não alcançável com instrumentos e irrigantes (ação teleactiva do formaldeído, também chamada efeito de vapor). Assim, o formol pode matar bactérias em zonas inacessíveis, como divertículos, istmos, recessos, canais laterais, etc. Esta propriedade, portanto, explica que é frequente observar cicatrização periapical também quando o canal não é negociável ao longo de todo o comprimento. Tem também a propriedade de fixação de tecidos não vitais, como a polpa necrótica, evitando assim que este tecido se torne pabulum para microrganismos.[302]

O conteúdo do N2 tem mudado ao longo dos anos em resposta à libertação de substâncias tóxicas, como o óxido de chumbo e o mercúrio orgânico. No entanto, continua a conter grandes quantidades de paraformaldeído (4-8%).[3] É este teor de paraformaldeído que tem sido objeto de discussão devido ao incómodo duradouro e às complicações incapacitantes causadas pela utilização de medicamentos que contêm esta substância.[303]

Além disso, a eficácia da desinfeção a longo prazo pelo formaldeído libertado de um selante do canal radicular parece ser baixa.[301] A investigação científica extensiva provou inequivocamente que os materiais de obturação e os selantes que contêm paraformaldeído podem causar danos irreversíveis nos tecidos próximos do sistema de canais radiculares, incluindo os seguintes: destruição do tecido conjuntivo e do osso; dor intratável; parestesia e disteseia dos nervos mandibular e maxilar; e infecções crónicas do seio maxilar. Além disso, provas científicas demonstraram que os danos causados pelos materiais de obturação e selantes contendo paraformaldeído não se limitam necessariamente aos tecidos próximos do canal radicular. Verificou-se que os ingredientes activos destes materiais de obturação e selantes se propagam por todo o corpo e se infiltram no sangue, nos gânglios linfáticos, nas glândulas supra-renais, nos rins, no baço, no fígado e   no cérebro [304]

Além disso, há relatos de casos de reacções adversas, como a parestesia do nervo alveolar inferior, atribuídas à libertação de formaldeído dos selantes dos canais radiculares. Após o tratamento do canal radicular, registaram-se casos de alergia devido à exposição sistémica ao formaldeído. Outros efeitos do formaldeído são a carcinogenicidade e a mutagenicidade.[301]

Bal et al. (1990)[305] compararam a eficácia de vários selantes contendo eugenol Viz. Óxido de zinco eugenol, CRCS e Cimento de Rosen e selantes sem eugenol e N2 em quarenta e oito dentes anteriores não vitais, com uma área radiolúcida periapical de 1-7 mm de diâmetro. Os pacientes foram reavaliados após 30, 90, 150 e 210 dias. No exame radiológico após 210 dias, a CRCS mostrou uma diminuição máxima da radiolucência periapical de 4,39 mm para 1,80 mm. Os dentes tratados com N2 como selante do canal radicular mostraram uma diminuição mínima da radiolucência periapical de 3,0 mm para 2,15 mm. No exame clínico, os resultados foram 100% bem sucedidos em ambos os grupos, com eugenol e sem eugenol. Os resultados radiológicos indicam que o selante de canal radicular com eugenol é melhor do que o selante de canal radicular sem eugenol. Dos cimentos para canais radiculares que contêm eugenol, o CRCS apresentou uma diminuição máxima da radiolucência e o grupo que não contém eugenol apresentou N2.

Lai et al. (2001)[30] avaliaram as propriedades antimicrobianas de quatro selantes endodônticos comummente utilizados: dois selantes à base de resina epóxica (AH26, AH plus), um selante à base de óxido de zinco e eugenol (N2) e um selante à base de hidróxido de cálcio (Sealapex). Os micróbios testados foram quatro espécies anaeróbias facultativas (Streptococcus mutans, Streptococcus sanguis, Escherichia coli e Staphylococcus aureus) e quatro espécies anaeróbias obrigatórias (Porphyromonas gingivalis, Porphyromonas endodontalis, Fusobacterium nucleatum e Prevotella intermedia). Os resultados mostraram que todos os selantes eram nitidamente diferentes uns dos outros na sua atividade antimicrobiana. Os selantes mostraram diferentes efeitos inibitórios, dependendo dos tipos e das estirpes bacterianas. O N2 contendo formaldeído e eugenol provou ser o mais eficaz contra os microrganismos. A extrema potência antimicrobiana deste cimento para canal radicular deve ser ponderada em relação ao seu pronunciado efeito tóxico para os tecidos.

Koch et al. (2001)[307] examinaram a libertação de formaldeído de três materiais diferentes (AH26, Amubarut e N2) de cimento para canais radiculares moídos. Uma quantidade de aproximadamente 100 a 200 mg de material moído foi obtida de cada amostra. A libertação média de formaldeído por mg de material foi de 6,6 (+/-2,5) microg para o AH26 e de 8,3 (+/1,0) microg para o Amubarut. Foi detectada uma menor libertação de formaldeído nas amostras de N2 (0,3 +/- 0,1 microg/g). Em conclusão, a libertação de formaldeído do material do canal radicular triturado é baixa, embora não se possa excluir o risco de uma reação alérgica em pacientes susceptíveis.

Bojar et al. (2010)[304] avaliaram a mutagenicidade e a citotoxicidade dos materiais dentários (dispositivos médicos) autorizados para venda na UE. A utilização de alguns materiais endodônticos é questionada por muitos especialistas. O teste de Ames foi utilizado para avaliar a mutagenicidade do cimento endodôntico mais controverso, o N2, de acordo com a norma PN-EN ISO 10993-3:2008. A citotoxicidade deste material foi avaliada de acordo com a norma PN-EN ISO 10993-5:2008. Os resultados mostraram que o material testado não apresentou qualquer atividade mutagénica, mas foi severamente citotóxico na gama de concentrações de 0,78-200 mg/ml. O estudo concluiu que, tendo em conta a ampla disponibilidade de alternativas seguras e eficazes, a utilização de materiais de obturação ou selantes de canais radiculares "envelhecidos" contendo paraformaldeído está, sem dúvida, abaixo do padrão de cuidados para o tratamento endodôntico.

Huang et al. (2010)[308] investigaram os efeitos de um selante à base de resina epóxi (AH26), um selante à base de óxido de zinco-eugenol (Canals) e um selante em pasta (N2) na expressão de fosfatase alcalina (ALP) em células osteoblásticas humanas da linha U2OS.

A citotoxicidade foi medida pelo ensaio com o corante azul de almar. A expressão genética da ALP foi examinada utilizando a reação em cadeia da polimerase de transcrição reversa e o ensaio de substrato. Os resultados mostraram que o AH26, o Canals e o N2 eram citotóxicos para as células U2OS de uma forma dependente da concentração. A exposição das células U2OS a AH26 e N2 resultou numa regulação negativa da expressão do gene ALP mRNA. A atividade da ALP foi significativamente suprimida por 3 selantes de canais radiculares. O estudo concluiu que a inibição da expressão da ALP pode desempenhar um papel importante na patogénese da destruição óssea periapical induzida pelo cimento do canal radicular.

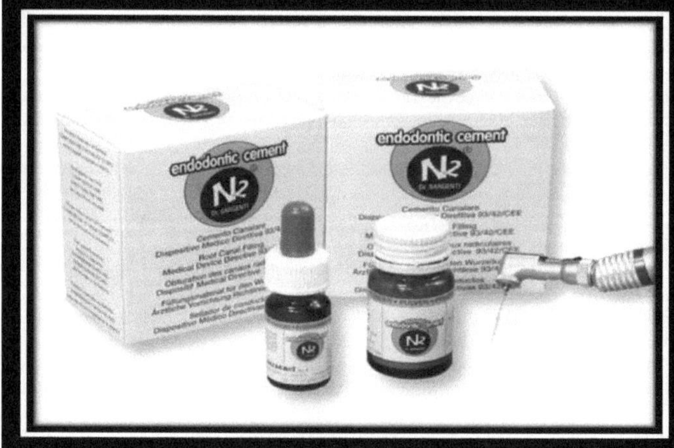

Figura 30: VEDANTE N2

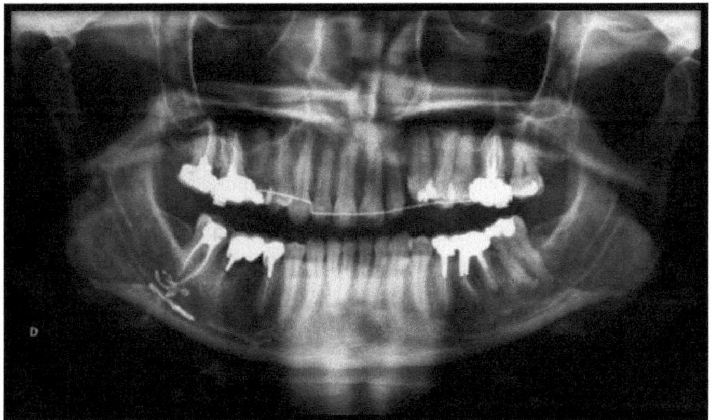

Figura 31(a)

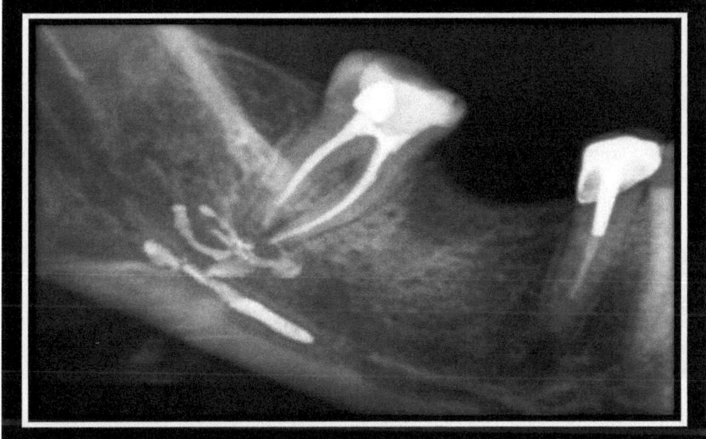

Figura 31(b)
Figura 31(a) e 1(b): Radiografia panorâmica e periapical mostrando a presença do
selante N2 extrudado causando parestesia do nervo alveolar inferior

<u>SELANTES À BASE DE RESINA</u>

Os selantes de resina epóxida têm um historial estabelecido em endodontia, proporcionam adesão e não contêm eugenol.[22] Um dos factores que foi fundamental para o desenvolvimento de cimentos à base de resina foi o reconhecimento de que a guta-percha não adere à dentina nem a qualquer cimento convencionalmente utilizado, como os cimentos à base de óxido de zinco e eugenol (ZOE) e as resinas epóxidas como o AH-26 ou o AH Plus. Embora estes materiais estejam a ser utilizados com sucesso, um cimento ideal para o canal radicular deve ser capaz de aderir à dentina do canal radicular e à guta-percha, evitando assim a microinfiltração.

Os recentes avanços na tecnologia adesiva levaram à introdução de uma nova geração de selantes endodônticos e materiais de obturação, que se baseiam nas propriedades adesivas e na tecnologia das resinas poliméricas. Estes materiais são capazes de formar uma camada híbrida e penetrar profundamente nos túbulos dentinários devido às suas propriedades hidrofílicas.[309] Com a aplicação da tecnologia adesiva à endodontia, o termo monobloco tornou-se familiar. As unidades monobloco podem ser criadas num sistema de canais radiculares através de selantes adesivos de canais radiculares, tais como EndoREZ, RealSeal, Epiphany ou MetaSEAL, em combinação com um material de obturação radicular aderente Resilon.[310]

As questões controversas relativas a este selante foram descritas no capítulo seguinte.

Capítulo 12

A obturação do espaço radicular tem sido descrita de várias formas há mais de 100 anos. Já passaram quatro décadas desde que o falecido Dr. Herbert Schilder publicou o seu artigo clássico sobre a obturação do espaço do canal radicular em três dimensões. Ironicamente, este artigo foi publicado 7 anos antes do seu estudo sobre a limpeza e modelação do sistema de canais radiculares. Poder-se-ia extrapolar deste facto que o encerramento ou a obturação de um espaço radicular limpo e modelado tem uma importância considerável.

FUNDAMENTOS DA OBTURAÇÃO

1.1 QUANDO É QUE O CANAL ESTÁ PRONTO PARA SER OBTURADO?[22]

A obturação do espaço radicular é idealmente realizada após a limpeza e a moldagem terem sido concluídas para um tamanho ótimo. Embora não exista um consenso universal sobre o que constitui um tamanho ótimo, parece que o(s) canal(is) deve(m) estar seco(s), sem "derrame" de fluidos para o espaço radicular. O ideal é que o dente seja assintomático, embora tenha sido demonstrado que aqueles completamente instrumentados, mas com sintomas leves ou mesmo significativos, tornam-se assintomáticos após a obturação. Há também relatos que mostram a importância da obturação dos canais após culturas bacterianas negativas.

Sjogren et al. (1997)[311] investigaram o papel da infeção no prognóstico da terapia endodôntica, acompanhando os dentes cujos canais tinham sido limpos e obturados numa única consulta. Verificaram que, após um período de 5 anos, a cicatrização periapical completa ocorreu em 94% dos casos que apresentavam culturas negativas, ao passo que, nos casos em que as amostras eram positivas antes da obturação radicular, a taxa de sucesso do tratamento foi de apenas 68%.

1.2 EXTENSÃO APICAL DA OBTURAÇÃO: ONDE E PORQUÊ?[22]

Já em 1930 e novamente em 1967, Grossman observou que não havia um acordo geral sobre onde deveria terminar uma obturação de canal. No entanto, o consenso era que deveria ser a junção dentinocementária. A tendência na altura era obturar um canal "mesmo com o ápice da raiz ou pouco antes dele, em vez de encher demasiado o canal".

Atualmente, reconhecemos uma diferença semântica entre sobre-obturação e sobre-extensão. A sobre-obturação denota, de facto, a "obturação total do espaço do canal radicular com excesso de material a sair para além do forame apical. A sobreextensão também denota a obturação do material para além do ápice, mas o canal pode não ter sido adequadamente preenchido dentro dos seus limites.

Blayney (1928)[312] defendeu a obturação apenas antes do ápice radiográfico.

Kuttler (1955)[313] descreveu a junção dentinocementária como uma média de aproximadamente 0,5 a 0,7 mm da superfície externa do forame apical.

Harty et al. (1970)[314] verificaram que os dentes obturados entre 0 e 1 mm (aceitável) tiveram mais sucesso (92,6%) do que os curtos (87,82%) ou longos (86,81%).

Kerekes et al. (1979)[315] descobriram que, em dentes vitais, as raízes que eram curtas do ápice > 1 mm tinham uma taxa de sucesso maior (96%) do que no ápice (0-1 mm) (92%). Em dentes necróticos, as raízes que estavam curtas do ápice > 1 mm tiveram uma taxa de sucesso menor (85%) do que aquelas no ápice (93%)

Morse et al. (1983)[316] obtiveram melhor sucesso clínico com obturações radiograficamente niveladas do que com obturações a curta distância do ápice radiográfico.

Matsumoto et al. (1987)[317] verificaram que os dentes obturados entre 1,1 e 2,0 mm subexpostos (100%) tiveram mais sucesso do que 0,5-1,0 mm subexpostos (88%) ou 0-0,4 mm subexpostos (61,5%) ou sobreexpostos (40%).

Wu et al. (2000)[318] defenderam diferentes posições para a extensão da obturação apical com base no estado pulpar, sendo que os canais radiculares de polpa vital se saem melhor com obturações 2 a 3 mm aquém do ápice radiográfico. Também verificaram que o sucesso em casos não vitais era maior quando a obturação era feita a 2 mm do ápice radiográfico.

Ponce et al. (2003)[319] mais recentemente, utilizando microscopia ótica, encontraram uma grande variação nas medições da extensão do cemento para o interior do canal radicular, sugerindo que a sua medição precisa é ainda mais inconsistente.

Schaeffer et al. (2005)[320] apresentaram recentemente uma análise de vários estudos de sucesso/fracasso baseados em diferentes comprimentos de obturação e indicam uma melhor taxa de sucesso quando a obturação é efectuada a uma distância inferior ao ápice radiográfico

TÉCNICAS DE OBTURAÇÃO:[22]

1.1 MATERIAIS COM NÚCLEO SEMI-SÓLIDO E SÓLIDO:

A utilização da guta-percha para obturação de canais foi melhorada pela sua capacidade de se alterar volumetricamente após o aquecimento. A força aplicada à guta-percha faz com que esta se compacte e não se comprima como se pensava inicialmente. Também tem sido utilizada no seu estado frio (não aquecido) com pressões de condensação laterais, resultando numa deformação mínima. Em contraste com isto, Camps et al.[321] relataram que a compactação da guta-percha quente foi maximizada pelo avanço apical do obturador para produzir a melhor deformação permanente com a compactação.

Um conceito importante na utilização da guta-percha para obturação é o facto de esta não selar por si só. Os agentes seladores são necessários para o conseguir, uma vez que a guta-percha não adere à parede dentinária. Independentemente da técnica utilizada para a colocação da guta-percha no canal, uma boa técnica asséptica dita que esta deve ser desinfectada.

1.2 COMPACTAÇÃO LATERAL

O método de obturação dos canais radiculares mais ensinado nas escolas de medicina dentária é a compactação lateral de guta-percha fria e selante, embora a compactação de guta-percha aquecida esteja a ultrapassá-la. Este método é mais bem conseguido após uma preparação meticulosa do canal com uma forma cónica contínua. O expansor utilizado para a compactação lateral deve ser colocado dentro de 1 a 2 mm do comprimento de trabalho quando tiver sido criado um batente apical. Os critérios para a utilização da condensação lateral devem incluir a forma e o tamanho do preparo, o cimento utilizado e o tamanho do espátula necessário para ser colocado dentro dos 2 mm apicais. Esta "penetração profunda do espátula" assegura a melhor probabilidade de minimizar a fuga ou percolação apical.

Bal et al. (2001)[322] compararam a qualidade das vedações em canais preparados com instrumentos cónicos 0,06 e 0,02 e preenchidos por condensação lateral com cones mestre cónicos semelhantes.

Observaram uma maior penetração do espalhador em profundidade com preparações e cones cónicos de 0,02 do que quando foi utilizado um cone principal cónico de 0,06.

Gound et al. (2001)[323] compararam a profundidade de penetração do cone acessório e o peso da obturação que ocorre com a utilização de diferentes técnicas de obturação (condensação lateral convencional e técnica de condensação lateral mecânica (MLC)) e combinações de cone acessório e espalhador (espalhadores de dedo de níquel-titânio Fino-Médio ou Fino com cones acessórios Fino, Médio-Fino ou tamanho 25). Os preenchimentos com MLC foram significativamente mais pesados e tiveram maior profundidade de penetração, em média, do que a condensação lateral convencional. A melhor combinação para preenchimentos pesados foi MLC, spreaders Fine-Medium e cones acessórios Fine. A maior profundidade média dos cones acessórios ocorreu com MLC, espalhadores Fine-Medium e cones acessórios de tamanho 25.

Hembrough et al. (2002)[324] avaliaram a técnica de condensação lateral na obturação de canais preparados com limas rotativas de níquel-titânio cónicas de 0,06 mm/mm e avaliaram o efeito que os cones mestre cónicos de 0,06 mm/mm ou quase 0,06 mm/mm têm na qualidade e eficiência da obturação, em comparação com a técnica convencional de utilização de cones mestre cónicos de 0,02 mm/mm, padronizados pela ISO. No grupo A - foi utilizado um cone de guta-percha normalizado ISO, no grupo B - um cone de guta-percha Dia-ISO(GT).06, e no grupo C - um cone de guta-percha de tamanho médio. A eficiência da obturação em cada grupo foi avaliada através do registo do número de cones acessórios utilizados. Os resultados mostraram que a eficiência da obturação foi significativamente maior nos grupos B e C do que no grupo A. Não houve diferença significativa na qualidade da obturação entre qualquer um dos três grupos.

Wilson et al. (2003)[325] compararam expansores de níquel-titânio de tamanho semelhante com expansores de aço inoxidável no que diz respeito à profundidade de penetração, utilizando a compactação lateral de cones mestre cónicos de 0,02 e 0,04. Verificaram que os expansores de NiTi penetraram a uma maior profundidade com guta-percha cónica 0,02 em canais com curvaturas superiores a 20° do que quando utilizaram guta-percha cónica 0,04, independentemente da curvatura. Ambos os tipos de espátulas penetraram a uma profundidade menor com guta-percha cónica 0,04.

Gharai et al. (2005)[326] compararam (a) as forças geradas durante a compactação lateral e (b) a microinfiltração apical para espátulas de níquel-titânio (NiTi) e de aço inoxidável (SS). Os resultados mostraram que não houve diferença significativa na microinfiltração entre os afastadores. O estudo concluiu que os afastadores de NiTi produziram significativamente menos força do que os afastadores de SS em todos os espécimes.

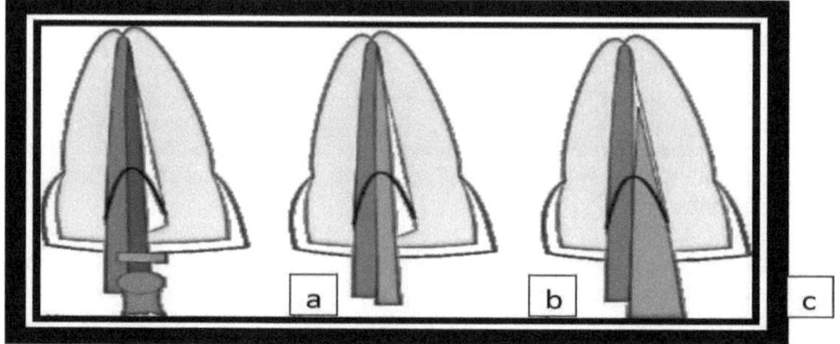

a) Os cones acessórios devem ocupar o espaço deixado pelo espalhador (a & b), caso contrário, ficará um espaço cheio de ar ou de vedante (c).

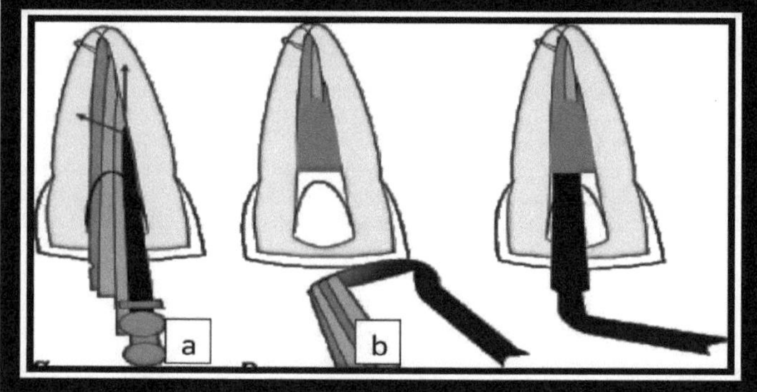

a) A condensação e a adição de cones de guta-percha continuam até que a espátula não atinja mais de 2-3 mm no canal.

b) O calor rompe as pontas da guta-percha e permite a consolidação em profundidade no canal.

Figura 32: CONDENSAÇÃO LATERAL A FRIO

1.3 COMPACTAÇÃO VERTICAL

O artigo mais clássico que descreve esta técnica é, sem dúvida, o estudo de Schilder que descreve em pormenor a técnica que oferece uma alternativa à compactação lateral. Esta técnica baseava-se numa adaptação e compactação de um único cone, seguida de segmentos adicionais de guta-percha. Historicamente, uma técnica de cone único foi também descrita em 1961 por Marshall e Massler.[327] Esta técnica foi apresentada como assegurando que potencialmente mais do que um portal de saída, lateral e canais acessórios podem ser preenchidos em mais de 40% do tempo.[328]

Desde a descrição de Schilder da compactação vertical, houve critérios expressos por Glickman e Gutmann[329] que poderiam ser aplicados a todas as técnicas subsequentes de colocação de guta-percha utilizando calor. Estes relacionam-se com cones de forma cónica, seleção de cones, quantidades de selante e instrumentos de amolecimento e condensação de comprimento total utilizados.

1.4 COMPACTAÇÃO TERMOMECÂNICA DE GUTA-PERCHA

Um método diferente de amolecimento e compactação da guta percha foi introduzido em 1979 por McSpadden.[330] Após algumas dificuldades com a instrumentação, ele conseguiu melhorar a compactação, bem como o controlo do comprimento. A técnica tem gozado de maior popularidade na Europa, e um método híbrido foi introduzido por Tagger e colaboradores em Israel.[331] Eles promoveram a colocação de um cone mestre com selante, ação lateral com um espalhador de dedos, e colocação de um cone acessório. Seguiu-se uma compactação rotativa que resultou numa menor fuga apical do que a compactação lateral isolada.

1.5 OBTURAÇÃO TERMOMECÂNICA DE GUTA-PERCHA DE NÚCLEO SÓLIDO

Este sistema, que utiliza um núcleo/portador de titânio revestido com guta-percha alfa-fásica, pode ser utilizado com retenção ou remoção do núcleo, seguido de compactação manual com um obturador.

1.6 GUTA-PERCHA PLASTIFICADA POR ULTRA-SONS

A utilização de um instrumento ultrassónico para plastificar a guta-percha foi descrita pela primeira vez por

Moreno.[332] Ele utilizou a fricção do instrumento e os tampões de mão ou de dedo para a condensação.

1.7 GUTA-PERCHA INJECTÁVEL TERMOPLASTIFICADA

Em 1977, um grupo do Instituto Harvard/Forsythe desenvolveu um dispositivo de injeção para introduzir a guta-percha amolecida pelo calor no espaço do canal. As técnicas de injeção de guta-percha termoplastificada são classificadas como sistemas de injeção de guta-percha termoplastificada de alta temperatura e de baixa temperatura. Estes sistemas tornaram a obturação mais rápida com a técnica de back-filling.

O primeiro sistema de guta-percha termoplastificada disponível no mercado foi o sistema Obtura. O Sistema de Guta-Percha Aquecida Obtura *II* (Obtura Spartan, Fenton, MD) utiliza temperaturas até 200° C e guta-percha de fase beta ou guta-percha Easy Flow menos viscosa.

A Unidade *Obtura III* (Obtura/Spartan Corp., Fenton, MO) é um sistema de guta-percha termoplastificado de alta temperatura que requer que as pastilhas de guta-percha sejam inseridas numa pistola do sistema de distribuição e, em seguida, a pastilha de guta-percha é aquecida a 150° a 200 °C antes de ser distribuída no sistema de canais. A guta-percha aquecida e amolecida é então aplicada através de agulhas de calibre 20, 23 ou 25. A guta-percha Obtura também é fornecida em pastilhas Flow-150, que é uma guta-percha termoplastificada de temperatura mais baixa, e requer aquecimento apenas a 150°C.

Uma das técnicas mais recentes que utiliza o GP termoplastificado é o Obtura III Max. Trata-se de uma técnica de GP injetável e aquecida que se revelou significativamente superior à condensação lateral e que se adapta melhor ao sistema tridimensional **do** canal radicular.

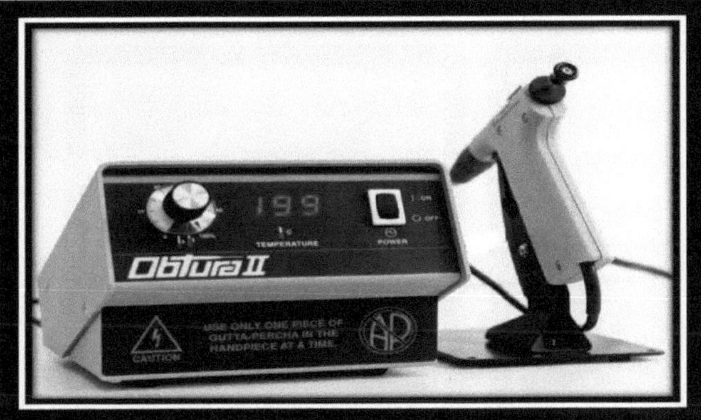

Figura 33: OBTURA II

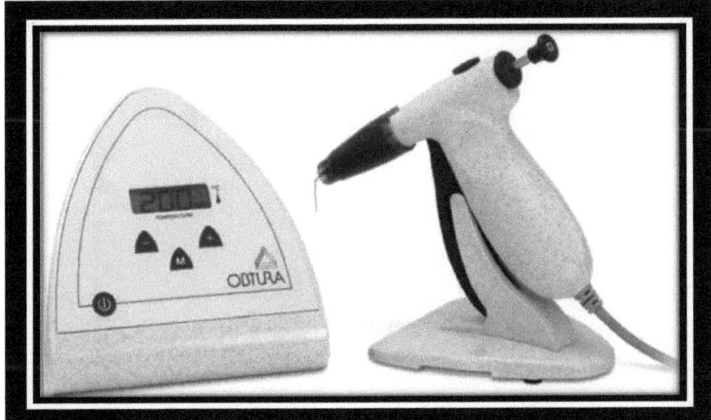

FIGURA 34: OBTURA III

O *sistema Elements* (Sybron Endo, Orange, CA) é um sistema de guta-percha termoplastificada de alta temperatura que utiliza cartuchos de guta-percha pré-carregados que são aquecidos antes de serem entregues através da unidade por um botão de ativação. A guta-percha é aquecida a 200 °C. A guta-percha é fornecida através de uma agulha pré-curvada a 45°, disponível nos tamanhos 20, 23 ou 25.

O *sistema Calamus* é fabricado por (Tulsa Dental Products, Tulsa, OK). O sistema de alta temperatura aquece as cânulas de guta-percha de 60° a 200 °C. O sistema de aplicação pode ser ativado através da pressão do dedo num anel azul com várias posições. Para além do controlo da temperatura, o caudal também pode ser controlado pelo operador. A unidade Calamus só é fornecida com agulhas de calibre 20 e 23.

O *UltraFil* (Hygienic Corp., Akron, OH) é um sistema de aplicação de guta-percha termoplastificada de baixa temperatura que tem cânulas pré-embaladas com agulhas de calibre 22 anexadas. A guta-percha é preparada na forma de fase alfa para que amoleça a uma temperatura de 70° a 90°C na unidade de aquecimento. Uma vez aquecidas, as cânulas são então colocadas na seringa de injeção e a guta-percha termoplastificada amolecida está pronta para ser injetada no canal.

Mccullagh et al. (1997)[334] determinaram as alterações de temperatura na superfície radicular de 30 dentes prémolares humanos extraídos durante a obturação termomecânica do canal radicular com guta-percha, utilizando uma câmara de imagem térmica de infravermelhos. Foram utilizadas três velocidades de rotação da peça de mão de 8, 12 e 16*103 r.p.m., em conjunto com um condensador de guta-percha. Após a conclusão do procedimento, a qualidade da obturação do canal dentário foi examinada radiograficamente. Sob as condições desta experiência, foram registados aumentos de temperatura da superfície da raiz >97°C durante as três configurações de velocidade. A qualidade radiográfica da obturação entre os grupos não pareceu ser significativamente diferente. A relevância clínica destes resultados é incerta, mas as temperaturas registadas são de uma magnitude para ser de importância biológica.

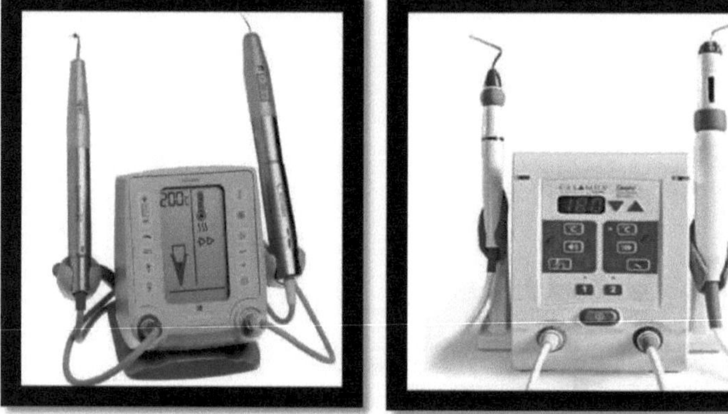

Figura 35: *SISTEMA* CALAMUS Figura 36: *SISTEMA DE ELEMENTOS*

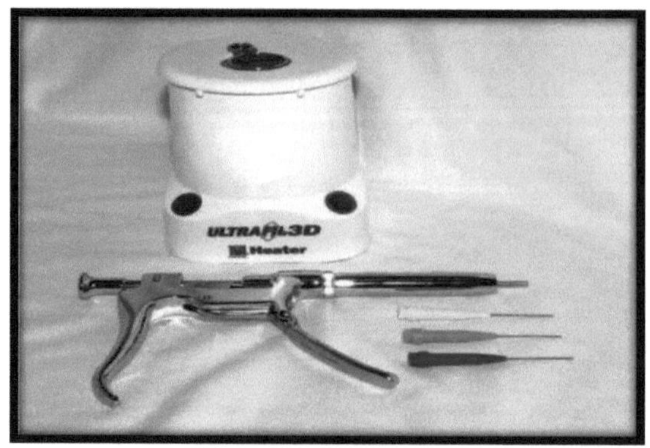

Figura 37: ULTRAFIL

Lipski (2004)[335] mediu o aumento da temperatura nas superfícies externas das raízes dos dentes durante quatro técnicas diferentes de obturação do canal radicular. Os dentes foram divididos aleatoriamente em quatro grupos de 15 dentes cada e obturados com obturadores Thermafil ou obturadores Soft-Core usando as técnicas de guta-percha termoplastificada de baixa temperatura Ultrafil ou Trifecta. As alterações de temperatura nas superfícies mesiais externas das raízes foram medidas utilizando uma câmara de imagem térmica. Foram encontrados aumentos de temperatura mais baixos para as técnicas Ultrafil e Trifecta (2,14°C e 2,03°C, respetivamente) do que para as técnicas Thermafil e Soft-Core (3,87°C e 3,67°C, respetivamente).Estes resultados sugerem que a guta-percha de núcleo sólido combinada com técnicas de obturação de guta-percha injetável de baixa temperatura pode impor um menor risco de danos térmicos aos tecidos perirradiculares circundantes.

Lipski (2006)[336] mediu os aumentos de temperatura na superfície exterior das raízes produzidos pela técnica da guta-percha injetável termoplastificada a alta temperatura. Após a limpeza e moldagem do canal radicular, os dentes foram obturados com a guta-percha injectada aquecida a 160°C (Obtura II). As alterações de temperatura em toda a superfície externa mesial das raízes foram medidas utilizando uma câmara de imagem térmica de infravermelhos. Mostrou que a utilização de guta-percha aquecida a 160°C para preencher os incisivos centrais maxilares e os incisivos centrais mandibulares resultou no aumento da temperatura da superfície da raiz em 8,5°C e 22,1°C, respetivamente. Em conclusão, a injeção de guta-percha aquecida a 160°C no canal radicular dos incisivos centrais superiores produz uma temperatura nas superfícies exteriores da raiz abaixo do nível crítico teórico e, por conseguinte, não deve causar danos nos tecidos perirradiculares de suporte. A injeção de guta-percha no espaço do canal radicular dos incisivos centrais mandibulares in vitro, resultou numa elevação da temperatura da superfície radicular em mais de 10°C.

Zhou et al. (2010)[337] mediram as distribuições de temperatura no ligamento periodontal e na guta-percha apical durante a obturação térmica com diferentes tempos de ativação do obturador. Os terços apicais dos canais foram obturados pela técnica de condensação de onda contínua, com 3 segundos e 4 segundos de tempo de ativação. O restante foi obturado com guta-percha injetada em 2 segmentos (Obtura II). Os resultados mostraram que as temperaturas mais elevadas no ligamento periodontal atingiram 46,914°C e 48,887°C, na "zona perigosa" entre os canais radiculares, quando os tempos de ativação foram de 3 segundos e 4 segundos, respetivamente. O maior aumento de temperatura no interior da guta-percha apical foi de apenas 0,859°C. O estudo concluiu que, com 3 segundos de ativação, a elevação da temperatura atingiu quase 47°C, pelo que se deve ter cuidado para não prolongar o tempo de ativação para além dos 3 segundos, o que é clinicamente difícil de controlar. A temperatura apical da guta-percha esteve sempre abaixo do nível desejado para se obter uma termoplasticidade adequada.

Al-Shimari et al. (2014)[338] avaliaram o efeito da utilização de um material quente no canal radicular e o seu potencial para causar danos na estrutura de suporte do dente. Foram utilizadas três técnicas de obturação diferentes: soft core, Thermafil e obturação para avaliar o aumento da temperatura na superfície da raiz utilizando um termómetro digital multiusos. Os resultados mostraram que o aumento da temperatura foi significativamente maior para Obtura versus Soft core (p<0,003), não significativo para Thermafil versus Soft core (p<0,087), e Thermafil versus Obtura (p<0,125). Concluíram que o aumento da temperatura na superfície radicular estava abaixo do nível crítico e, portanto, não deveria causar danos ao ligamento periodontal.

1.8 TÉCNICA DE OBTURAÇÃO DO SISTEMA B

Uma técnica adicional de compactação de guta-percha assistida por calor foi introduzida por Buchanan em 1996 e foi comercializada pela Analytic Technology (Sybron Endo, Orange, CA) como Sistema B. Tratava-se de uma atualização ou melhoria do seu Touch 'n Heat de 1982 e foi considerada mais rápida, simples e eficaz.

Romero et al. (2000)[339] desenvolveram um modelo in vitro que consiste num dente humano extraído, enraizado num ligamento periodontal artificial (PDL) e num alvéolo alveolar para medir a temperatura transferida para a superfície da raiz. As medições de temperatura foram efectuadas simultaneamente no ápice e a 5 mm do ápice durante a obturação com dois termopares de calibre fino ligados a um termómetro digital. O aumento médio da temperatura foi de -1 °C no ápice e -2 °C na marca de 5 mm.

Lipski et al. (2003)[340] mediram o aumento de temperatura na superfície externa da raiz durante o retratamento do Thermafil usando a fonte de calor System B. No grupo 1, os obturadores Thermafil foram retirados usando a fonte de calor System B equipada com um plugger médio a uma temperatura de 225°C. O obturador foi colocado primeiro na parte vestibular e depois na parte lingual do suporte de plástico durante 5 s cada. Isto derreteu a guta-percha e amoleceu o suporte de plástico. No grupo 2, os obturadores Thermafil foram retirados da mesma forma, exceto que o obturador aquecido foi colocado durante 8 s. As alterações de temperatura nas superfícies exteriores da raiz foram registadas utilizando uma câmara de imagem térmica. O retratamento Thermafil in vitro utilizando uma fonte de calor System B provoca aumentos de temperatura que variam entre 26,7°C e 46,0°C. Esta descoberta pode ter implicações na criação de lesões nos tecidos periodontais.

Villegas et al. (2004)[341] avaliaram a qualidade das obturações do canal radicular com guta-percha (GP) e a sua adaptação às paredes do canal radicular, quando o System B foi utilizado em três passos e num único passo para preencher três modelos diferentes de dentes divididos. Verificaram que houve uma melhor adaptação desta massa quando o obturador System B foi utilizado em três passos em vez de uma inserção a 3 mm do comprimento de trabalho.

1.9 FORÇAS DE CONDENSAÇÃO: VERTICAL VERSUS LATERAL

No início dos anos 80, foi manifestada uma preocupação acerca das forças geradas durante a compactação vertical e a sua possível transferência, induzindo fissuras verticais nas raízes. Num estudo, foram estudadas as "forças de condensação" laterais e verticais utilizando um modelo matemático. Os resultados sugeriram que a condensação lateral era mais suscetível de produzir uma concentração indesejável de tensões (perto do ápice) do que a condensação vertical (para a guta-percha **342**
compactação).

Gimlin et al. (1986)[342] avaliaram as tensões produzidas na guta-percha durante a condensação vertical e lateral utilizando modelos matemáticos e uma ferramenta de engenharia baseada em computador. Os padrões de tensão que se desenvolveram perto do ápice pareciam ser uma função da configuração do canal mais do que da técnica de obturação, exceto que a condensação lateral exigia uma quantidade de força menor do que a condensação vertical para produzir a mesma quantidade de tensão perto do ápice. Quando foram aplicadas forças para criar tensões apicais idênticas, a tensão lateral média ao longo de todo o modelo foi maior para a condensação vertical do que para a condensação lateral. A condensação lateral produziu um aumento das tensões perto da ponta do instrumento de propagação, bem como perto do ápice. Este estudo sugere que a condensação lateral pode ser mais suscetível de produzir concentrações de tensão indesejáveis do que a condensação vertical.

Blum et al. (1997)[343] mediram e analisaram as forças aplicadas pelos endodontistas durante uma obturação. Para o efeito, foi concebido um sistema de transdutores de força ligado a um software de aquisição. Neste estudo inicial, foram analisadas as forças desenvolvidas por endodontistas e estudantes durante uma compactação vertical a quente. Os valores médios para as forças verticais aplicadas pelos endodontistas e estudantes foram, respetivamente, 2,5 + 0,4 kg e 1,9 + 0,9 kg; os valores médios para as forças laterais foram, respetivamente, 0,85 - 0,2 kg e 1,4 + 0,6 kg. Este dispositivo permite a análise das forças de compactação, pelo que poderá ser muito útil na obtenção de melhorias nas técnicas de obturação.

Guimaraes et al. (2011)[344] avaliaram a resistência máxima à fratura e a força produzida por cinco diferentes operadores na condensação lateral e vertical durante a obturação do canal radicular. Foram observados comportamentos diferentes entre os cinco profissionais monitorados para a mesma técnica de obturação do canal radicular. O aumento da força durante a condensação não teve melhora radiográfica da obturação do canal radicular. Durante a obturação do canal radicular, a condensação lateral e, principalmente, a vertical, deve ser realizada com força e pressão apical reduzidas, evitando-se estresse excessivo e desnecessário à dentina radicular

Palamidakis et al. (2013)[345] tiveram como objetivo fornecer um dispositivo de medição (Ekontak et al Gauge K-Device) para analisar as forças aplicadas aos dentes e tecidos periodontais durante as práticas dentárias in vitro. Verificaram que as forças desenvolvidas durante a compactação vertical (força máxima média por círculo de obturação = 13,22 N) eram mais excessivas do que as desenvolvidas durante a condensação lateral (força máxima média por círculo de obturação = 10,14 N.

Capítulo 13

INTRODUÇÃO

Uma das tendências recentes na endodontia é o desenvolvimento de materiais de obturação adesiva com um foco específico na obtenção de um "monobloco".[346] O termo "monobloco" tornou-se um termo familiar na literatura endodôntica com o recente interesse na aplicação da tecnologia adesiva da dentina à endodontia. Os "monoblocos" endodônticos geraram discussões controversas entre académicos e clínicos quanto à sua capacidade de melhorar a qualidade do selamento das obturações radiculares e de fortalecer **26** raízes.

Monoblocos

O termo monobloco, que significa literalmente uma unidade única, tem sido utilizado em medicina dentária desde o início do século.[26] Com o sucesso e a previsibilidade crescentes das estratégias adesivas contemporâneas utilizadas para selamentos adesivos intracoronais, também se pode prever uma potencial melhoria nos selamentos apicais e coronais[347] e o reforço dos dentes tratados com canais radiculares[348] através do estabelecimento de monoblocos entre a dentina intrarradicular e as obturações adesivas dos canais radiculares.[26]

Um sistema de obturação monobloco é a unidade na qual o material do núcleo, o agente de selagem e a dentina do canal radicular formam uma única unidade coesa.[349] São simultaneamente necessários dois pré-requisitos para que um monobloco funcione com sucesso como uma unidade mecanicamente homogénea.[26]

    J Em primeiro lugar, os materiais que constituem um monobloco devem ter a capacidade de se ligarem forte e mutuamente uns aos outros, bem como ao substrato que o monobloco se destina a reforçar.

    J Em segundo lugar, estes materiais devem ter um módulo de elasticidade semelhante ao do substrato.

De acordo com **Tay& Pashley**[26] , os monoblocos criados nos espaços dos canais radiculares foram classificados como primários, secundários ou terciários, dependendo do número de interfaces presentes entre o substrato de ligação e o núcleo do material a granel.

<u>Monoblocos primários:</u>

Um monobloco primário tem apenas uma interface que se estende circunferencialmente entre o material e a parede do canal radicular.[346]

Hydron

O Hydron era conhecido como um dos principais monoblocos utilizados nos canais radiculares. Este material de obturação de canais radiculares contendo HEMA era comercializado para a obturação em pasta dos canais radiculares.[346] O Hydron era injetado nos canais radiculares para ser polimerizado in-situ, frequentemente na presença de humidade residual nos canais radiculares.[350-352] O HEMA polimeriza na presença de água para formar hidrogéis macios que são altamente permeáveis e lixiviáveis.[353]

Não era suficientemente rígido para fortalecer as raízes, mesmo que pudesse ter-se ligado às superfícies do canal radicular. Os módulos de elasticidade dos hidrogéis porosos de poli(HEMA), como o Hydron, variam entre 180-250 MPa.[354] Para reforçar as raízes, o módulo de elasticidade de um material de preenchimento radicular teria de se aproximar do da dentina (ou seja, 14.000 - 18.600 MPa de acordo com a localização e orientação dos túbulos dentinários).[355]

Agregado de trióxido mineral

A obturação ortógrada com agregado de trióxido mineral como material de apexificação representa uma versão contemporânea do monobloco primário na tentativa de fortalecer as raízes dentárias imaturas. Embora o MTA não se ligue à dentina, a interação dos iões de cálcio e hidroxilo libertados do MTA com um fluido corporal sintético contendo fosfato resulta na formação de depósitos interfaciais semelhantes à apatite.[356,357] Estes depósitos preenchem quaisquer lacunas induzidas durante a fase de contração do material e melhoram a resistência de fricção do MTA às paredes do canal radicular.

Embora o módulo de elasticidade do MTA não esteja disponível, os estudos sobre os cimentos Portland indicaram que o módulo de elasticidade compressivo deste último é de aproximadamente 1,7 GPa (ou seja, 1.700 MPa) durante a fase inicial de presa. Os módulos elásticos de compressão do cimento Portland aumentam após 14 dias para 15 GPa (ou seja,   15.000 MPa) com um

com uma relação água/cimento de 0,6, e cerca de 30 GPa (ou seja, 30.000 MPa) com uma relação água/cimento de 0,33, com pequenos aumentos adicionais com o envelhecimento posterior.[358] Ao contrário do Hydron, o MTA deveria, teoricamente, ser capaz de fortalecer as raízes.

Mohammadi et al. (2006)[359] avaliaram a capacidade de selagem do agregado de trióxido mineral de cor cinzenta (GMTA), do MTA de cor branca (WMTA) e do Resilon como materiais de obturação radicular. Os dentes do grupo A foram preenchidos com GMTA, os do grupo B com WMTA e os do grupo C com Resilon™/Epiphany™. Três dentes foram utilizados como controlos positivos utilizando a técnica do cone de guta percha simples sem selante para obturação e três foram utilizados como controlos negativos utilizando guta percha com selante AH-26 para obturação e depois revestidos com duas camadas de verniz para unhas. Foi utilizado um modelo de fuga bacteriana utilizando Enterococcus faecalis para avaliação. Os controlos comportaram-se como esperado. Foram detectadas fugas nas três amostras do grupo A (GMTA), nas quatro amostras do grupo B (WMTA) e nas duas amostras do grupo C (Resilon™/Epiphany™). Não se registou qualquer diferença estatisticamente significativa entre a GMTA e a WMTA ou a GMTA e o Resilon. O estudo concluiu que o GMTA e o WMTA podem ser recomendados como materiais de obturação radicular ortógrada. O selante de canais radiculares iRoot SP foi recentemente introduzido no mercado. De acordo com a descrição do fabricante, o iRoot SP é um cimento injetável, conveniente e pré-misturado, que pode ser utilizado para a obturação permanente de canais radiculares sem pontos de guta-percha (monobloco primário). Tem uma composição semelhante ao material MTA branco e possui excelentes propriedades físicas e biocompatibilidade.[360]

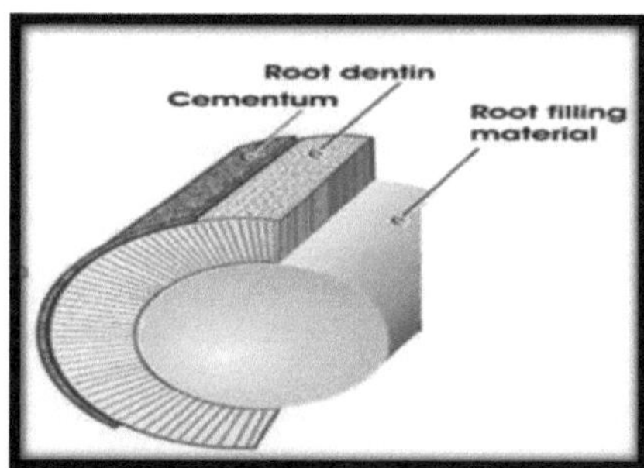

Figura 38: MONOBLOCO PRIMÁRIO

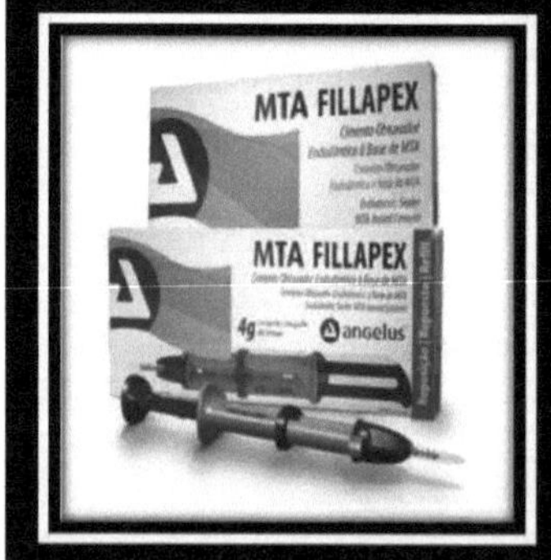

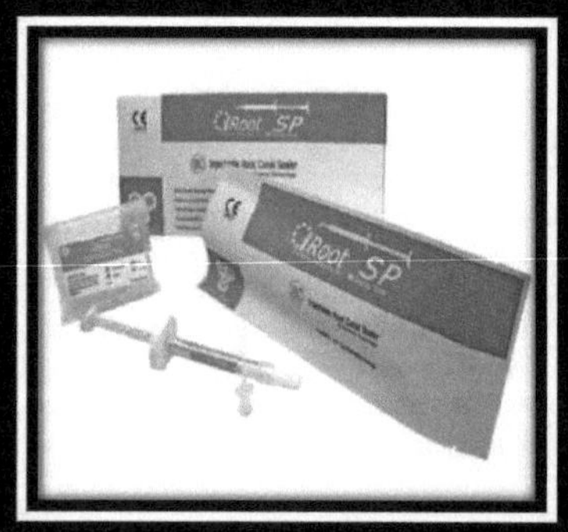

Figura 39: MATERIAIS UTILIZADOS PARA O MONOBLOCO PRIMÁRIO

Monoblocos secundários:

Os monoblocos secundários são aqueles que têm duas interfaces circunferenciais, uma entre o cimento e a dentina e outra entre o cimento e o material do núcleo.[26] Um monobloco secundário é o tipo de monobloco que é classicamente visto na literatura de restauração e endodontia.

Por definição, as obturações dos canais radiculares, sendo obturações indirectas do espaço do canal radicular criado pela limpeza e moldagem, podem ser consideradas como sistemas monobloco secundários. No entanto, como os cimentos convencionais para canais radiculares não se ligam fortemente à dentina e à guta-percha,[361] não se comportam como unidades mecanicamente homogéneas com a dentina radicular. Embora os cimentos de ionómero de vidro e os cimentos de ionómero de vidro modificados com resina se liguem à dentina radicular e tenham sido comercializados como selantes de canais radiculares,[362-364] não se ligam à guta-percha. Mesmo que o façam, o módulo de elasticidade dos pontos de guta-percha (80 MPa)[355] é 175-230 vezes inferior ao da dentina (14.000-18.600 MPa), tornando-os demasiado plásticos (ou seja, não suficientemente rígidos) para reforçar as raízes após a terapia endodôntica. Assim, é duvidoso que um cimento à base de ionómero de vidro possa ser utilizado para prevenir a fratura radicular em canais radiculares preenchidos com guta-percha.[362] O interesse em utilizar o conceito clássico de monobloco para selar e reforçar o espaço do canal radicular foi reacendido em 2004 com o advento de materiais de obturação radicular aderentes que são defendidos como alternativas à guta-percha convencional. Até à data, estão disponíveis comercialmente três materiais de obturação radicular coláveis. Destes, o Resilon é o único material de obturação radicular que pode ser utilizado para técnicas de compactação lateral ou vertical quente.

Resilon

O Resilon é um compósito termoplástico à base de policaprolactona e resina de dimetacrilato que contém cargas radiopacas e partículas de carga de ionómero de vidro.[365-367] Uma vez que o Resilon é aplicado com um selante à base de metacrilato na dentina radicular tratada com um primário autocondicionante, contém duas interfaces, uma entre o selante e a dentina com primário e outra entre o selante e o Resilon, pelo que pode ser classificado como um tipo de monobloco secundário. O Resilon, juntamente com o sistema de primário e cimento Epiphany, foi subsequentemente referido como o Sistema Resilon Monobloco (RMS)[368,369] que produz obturações radiculares ideais em termos de selamento coronal e resistência à fratura.

A capacidade de adesão do Resilon a selantes de canais radiculares à base de resina de metacrilato é supostamente derivada da inclusão da resina de dimetacrilato de uretano. No entanto, a concentração dos componentes poliméricos, policaprolactona e dimetacrilatos de uretano, está provavelmente na proporção de 10:1,[366] o que pode não ser optimizado para uma adesão óptima do material de obturação radicular aos cimentos à base de resina de metacrilato. Os estudos morfológicos revelaram ainda que o dimetacrilato no Resilon não se encontra homogeneamente disperso na mistura de polímeros e aparece como componentes de separação de fases dentro da policaprolactona.[370,371]

Nos canais radiculares, os factores C podem ser superiores a 1000.[372] Qualquer cimento endodôntico polimerizável será sujeito a grandes tensões de polimerização durante a sua presa, o que pode causar descolamento e formação de fendas ao longo da periferia da obturação radicular. O fator C extremamente elevado nos canais radiculares tem sido citado como uma possibilidade de não se obterem selamentos perfeitos nos canais radiculares preenchidos com Resilon.[372]

Kokorikos et al. (2009)[373] compararam a capacidade de selamento a curto e longo prazo de obturações de canais radiculares constituídas por AH-26 e guta-percha compactada lateralmente em combinação com um sistema de ligação à dentina auto-condicionante e o sistema Epiphany-Resilon. Os espécimes dos grupos 1 a 3 foram obturados com AH-26 e guta-percha compactada lateralmente. No grupo 4, foi utilizado o sistema Epiphany-Resilon. A microinfiltração foi medida aos 7 dias, 1 mês e 1 ano, utilizando um modelo de transporte de fluidos. Os resultados mostraram que o sistema Epiphany-Resilon e o grupo obturado com AH-26 sealer e guta-percha, em combinação com o sistema de ligação auto-condicionante após a remoção da smear layer com EDTA, demonstraram uma capacidade de selamento semelhante. Os resultados destes dois grupos foram melhores do que os dos outros grupos. Todos os grupos examinados mostraram um aumento da fuga apical ao longo do tempo, mas o aumento foi estatisticamente significativo após um ano apenas no caso do sistema Epiphany-Resilon. O estudo concluiu que a utilização de um sistema de ligação auto-condicionante melhorou a capacidade de selamento do AH-26 sealer apenas após a remoção da smear layer. A microinfiltração significativamente maior ao longo do tempo só foi observada com o sistema Epiphany-Resilon.

Lambor et al. (2012)[374] compararam a resistência à penetração apical de corante entre resilon (com Epiphany sealer) e guta-percha (com AH Plus sealer). O grupo 1 consistiu em raízes que foram tratadas com Epiphany primer e obturadas com resilon (com Epiphany sealer). O Grupo2 consistiu nas raízes obturadas com guta-percha utilizando o AH Plus sealer. Os resultados mostraram que as raízes obturadas com resilon e cimento Epiphany apresentaram menor penetração apical média de corante (1,281 mm; DP: 0,742) em comparação com as raízes obturadas com guta-percha e cimento AH plus (2,154 mm; DP: 0,814). O estudo concluiu que o Resilon (com o selante Epiphany) proporcionou um melhor selamento apical radicular em comparação com a guta-percha (com o selante AH Plus).

Shashidhar et al. (2014)[375] avaliaram e compararam a resistência à fratura de dentes tratados endodonticamente preenchidos com guta percha (GP) e Resilon utilizando métodos de condensação lateral e vertical. O grupo 1 foi obturado usando condensação lateral com GP e cimento AH -26. O grupo 2 foi obturado usando condensação vertical com GP e AH-26. O grupo 3 foi obturado com Resilon e epiphany utilizando a técnica de condensação lateral. O grupo 4 foi obturado com Resilon e epiphany usando o método de condensação vertical. O Grupo 5 não recebeu qualquer obturação. Verificou-se que as amostras do Grupo 3 apresentaram a maior resistência à fratura, seguidas do Grupo 4, Grupo 1 e Grupo 2. O Grupo 5 apresentou a menor resistência à fratura. O estudo concluiu que as raízes obturadas com resilon-epiphany, utilizando o método de condensação lateral, apresentaram maior resistência à fratura em comparação com os grupos de guta-percha AH 26 em carga vertical.

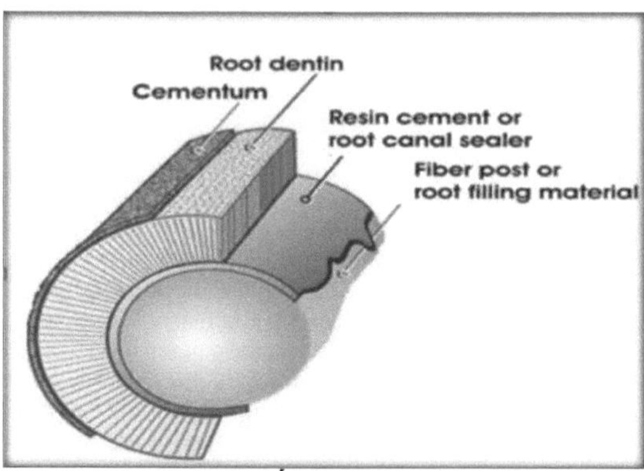
Figura 40: MONOBLOCO SECUNDÁRIO

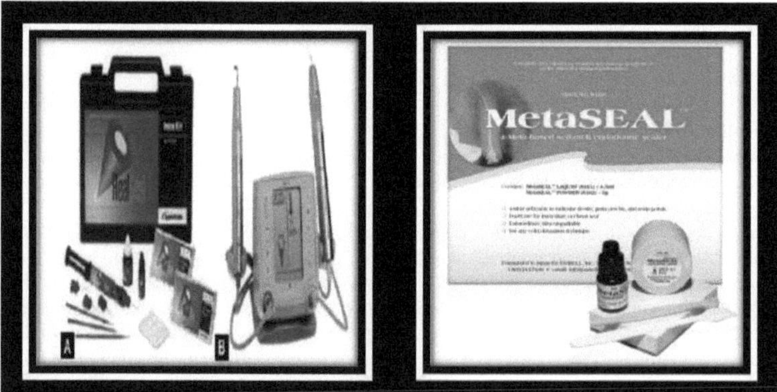

Figura 41: MATERIAIS UTILIZADOS PARA O MONOBLOCO SECUNDÁRIO

Monoblocos terciários:

Os monoblocos terciários são aqueles em que é introduzida uma terceira interface circunferencial entre o substrato de ligação e o material do pilar.[26]

EndoREZ

EndoREZ é a primeira estratégia comercializada que foi introduzida através do revestimento de cones de guta-percha com um adesivo de polibutadieno-diisocianato-metacrilato.[376] Esta resina adesiva patenteada inclui uma porção hidrofóbica que é quimicamente compatível com o substrato de poliisopreno hidrofóbico e uma porção hidrofílica que é quimicamente compatível com uma resina de metacrilato hidrofílica. Com a utilização deste revestimento de resina adesiva, consegue-se uma forte união química entre a guta-percha e o vedante à base de resina de metacrilato. Este cone de guta-percha revestido com resina termoplástica é recomendado para utilização com o sistema EndoREZ.[377]

Tendo em conta o fator C extremamente elevado encontrado em canais radiculares longos e estreitos,[378] é duvidoso que a ligação entre o material do núcleo e o selante seja capaz de resistir às tensões de contração de polimerização que se desenvolvem durante a presa do selante de resina para permitir a realização do objetivo de criar um monobloco no sistema de canais radiculares.

Também foi tido em consideração que a interface entre o revestimento de resina de guta-percha e o selante de resina é a única interface verdadeiramente aderente neste sistema. Esta interface é um elo fraco que falhou durante a contração da polimerização do selante. A remoção da camada de inibição de oxigénio da superfície dos cones de guta-percha revestidos com resina durante o embalamento tem sido apontada como a causa da sua fraca adesão ao cimento do canal radicular à base de resina de metacrilato, resultando na sua frequente delaminação do cimento após a obturação do canal radicular. [379]

Hammad et al. (2009)[380] mediram a percentagem de volume de espaços vazios e lacunas em canais radiculares obturados com diferentes materiais de obturação, utilizando a tomografia microcomputada (micro-CT). As raízes foram distribuídas aleatoriamente em 4 grupos, e cada grupo foi obturado utilizando compactação lateral a frio com um material diferente (guta-percha e selante TubliSeal, pontas EndoRez e selante EndoRez, pontas RealSeal e selante RealSeal, e uma ponta de guta-percha e selante GuttaFlow). A análise estatística mostrou que a guta-percha apresentava uma percentagem global significativamente mais baixa de espaços vazios e lacunas. O presente estudo demonstrou que nenhum dos dentes obturados com guta-percha estava isento de espaços. As raízes obturadas com guta-percha apresentaram menos espaços vazios e lacunas do que as raízes obturadas com os restantes materiais de obturação.

Patil et al. (2013)[38] avaliaram e compararam as forças de ligação push-out de três materiais de obturação; Gutta-percha/AH Plus, Resilon/Epiphany self-etch (SE) e sistema de obturação EndoREZ à dentina intraradicular. As obturações radiculares de Gutta-percha/AH Plus apresentaram uma resistência de união significativamente mais elevada. Para além disso, a localização do segmento radicular não teve uma influência significativa na força de adesão. O estudo concluiu que a qualidade da adesão à dentina radicular promovida pelos novos sistemas de obturação à base de resina de metacrilato, como o Resilon/Epiphany self-etch e o EndoREZ, está comprometida, mesmo quando dentes com características anatómicas simples foram obturados em condições laboratoriais bem monitorizadas.

ActiV GP
Esta segunda estratégia de monobloco terciário comercializada utiliza cones de guta-percha convencionais que são revestidos à superfície com cargas de ionómero de vidro utilizando uma técnica patenteada.[382] Ambos os sistemas (EndoREZ e ActiV GP) foram concebidos para serem utilizados com uma técnica de cone único ou com uma técnica que envolva a colocação passiva de cones acessórios sem compactação lateral, para evitar a rutura destes revestimentos externos.

Belli et al. (2011)[309] investigaram, utilizando a análise de tensões por elementos finitos (FEA), monoblocos primários, secundários e terciários criados por selantes de resina adesiva ou por diferentes postes adesivos e avaliaram o efeito das interfaces na distribuição de tensões em modelos de incisivos. Foram criados sete modelos de incisivos maxilares que representam diferentes monoblocos utilizando vários materiais, como se segue: (a) monobloco primário com Agregado de Trióxido Mineral; (b) monobloco secundário com selador (MetaSEAL) e Resilon; (c) monobloco terciário com EndoREZ; (d) monobloco primário com pós-núcleo de fibra de polietileno (Ribbond); (e) monobloco secundário com pino de fibra de vidro e cimento resinoso; (f) monobloco terciário com pino de fibra de vidro aderente; (g) monobloco terciário com pino cerâmico revestido com silano. Foi aplicada uma carga de 300 N a partir da superfície palatina da coroa com um ângulo de 135° em relação ao longo eixo do dente. Os resultados mostraram que as tensões máximas estavam concentradas nas áreas de aplicação da força (18-22,1 MPa). As tensões no interior dos modelos aumentaram com o número de interfaces, tanto para os monoblocos criados pelos seladores (1,67-8,33 MPa) como para os monoblocos criados pelos sistemas pós-core (1,67-11,7 MPa). O estudo concluiu que as tensões no interior das raízes aumentam com o aumento do número de interfaces adesivas. A criação de um monobloco primário no interior do canal radicular, quer através de um cimento endodôntico, quer através de um sistema adesivo pós-core, pode reduzir as tensões que ocorrem no interior da estrutura dentária.

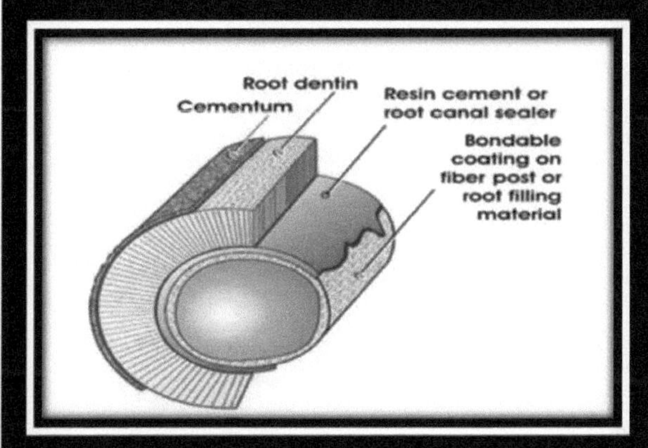

Figura 42: MONOBLOCO TERCIÁRIO

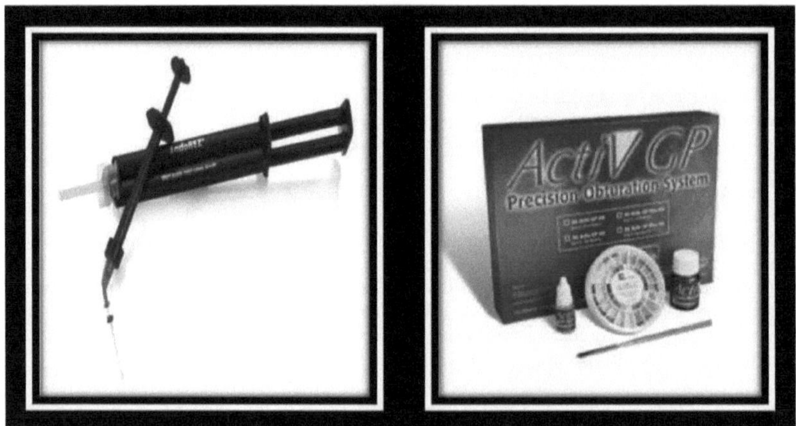

Figura 43: MATERIAL UTILIZADO PARA O MONOBLOCO TERCIÁRIO

Capítulo 14

A restauração de dentes tratados endodonticamente é uma das situações mais desafiadoras da prática clínica do dentista, pois envolve procedimentos relacionados a diversas áreas, como Endodontia, Dentística Operatória e Prótese. Estas restaurações têm como objetivo substituir as estruturas perdidas durante a cirurgia endodôntica e o acesso à câmara pulpar e ao sistema de canais radiculares durante a instrumentação, bem como a remoção do tecido cariado e das restaurações provisórias. É também importante lembrar que o prognóstico dos dentes tratados endodonticamente depende não só do sucesso do tratamento endodôntico em si, mas também da quantidade de tecido dentário remanescente e da restauração definitiva que será colocada sobre o elemento dentário.

RESTAURAÇÃO DE DENTES TRATADOS ENDODONTICAMENTE

O tratamento endodôntico é realizado principalmente em dentes significativamente afectados por cáries, restaurações múltiplas repetidas e/ou fratura. Já estruturalmente enfraquecidos, estes dentes são muitas vezes ainda mais enfraquecidos pelos procedimentos endodônticos concebidos para proporcionar um acesso ótimo e pelos procedimentos de restauração necessários para reconstruir o dente. [28]

A perda do fluido dentinário inerente também pode provocar uma alteração nas propriedades do dente. Por conseguinte, é aceite que os dentes tratados endodonticamente são mais fracos e tendem a ter um prognóstico de vida mais baixo. Requerem considerações especiais para a restauração final, particularmente quando se regista uma perda extensa de estrutura dentária. As necessidades especiais envolvem assegurar uma retenção adequada para a restauração final e uma resistência máxima à fratura do dente. Garantir uma ancoragem óptima, mantendo a resistência radicular adequada para a situação clínica específica, pode ser um desafio e os problemas encontrados resultaram no desenvolvimento de muitos materiais e técnicas diferentes. [28]

Apesar da abundância de literatura sobre este tema, continua a haver muita controvérsia e empirismo. Além disso, estão a ser rapidamente introduzidos novos conceitos que requerem uma análise mais aprofundada antes de se poder recomendar uma aceitação generalizada. Embora a grande maioria dos estudos in vitro tenha comparado diferentes tipos de pinos, materiais de núcleo e cimentos de cimentação, estes são considerados muito menos importantes do que a quantidade e a qualidade da estrutura dentária coronal circunferencial remanescente.[28]

A escolha da restauração definitiva depende fortemente da quantidade de estrutura dentária remanescente, da morfologia do dente, da sua posição na arcada dentária, da carga funcional sobre o dente e dos requisitos estéticos. É geralmente aceite que os dentes tratados endodonticamente com perda mínima de estrutura dentária coronal devem ser restaurados de forma conservadora com uma restauração direta colada para obturar a cavidade de acesso. Os pilares ou coroas não são necessários até que uma grande quantidade de estrutura dentária seja perdida como resultado de cárie ou trauma, uma vez que a resistência à fratura dos dentes tratados endodonticamente é atribuída principalmente à estrutura dentária remanescente.[383]

CRITÉRIOS DE PÓS-COLOCAÇÃO

Anteriormente considerado como um reforço da raiz, reconhece-se atualmente que os pilares podem ajudar a reforçar a estrutura coronária remanescente do dente, mas a preparação dos pilares pode enfraquecer significativamente a raiz. Expectativas irrealistas usando pinos grandes e largos em dentes severamente comprometidos com pouca ou nenhuma estrutura coronária residual falharão por uma variedade de razões, mas tipicamente por fratura catastrófica da raiz. Isto pode ser uma fonte importante de insatisfação do paciente, particularmente se for usado como base para coroas caras, pontes ou outras reabilitações dispendiosas. Sem uma estrutura dentária circunferencial adequada, as forças oclusais são direccionadas internamente para a raiz, criando um efeito de cunha e uma elevada probabilidade de fratura da raiz. Outras consequências da falta de virola são a fadiga do cimento e o afrouxamento dos pilares. [28]

A decisão sobre a necessidade de um pilar dependerá: a) do tamanho e da posição do dente na arcada, b) da quantidade de estrutura dentária coronal remanescente, c) dos requisitos funcionais do dente e d) da configuração do canal. Os pilares proporcionam retenção para a restauração do núcleo e podem contribuir para o reforço de dentes tratados endodonticamente, suportando a estrutura dentária coronal remanescente.

I. Dentes anteriores[28]

Se não for necessária uma coroa por razões estéticas ou funcionais, considera-se geralmente desnecessária a colocação de um pilar. O potencial de enfraquecimento da raiz devido à preparação do pilar tende a ultrapassar quaisquer possíveis benefícios. São apropriadas restaurações de compósito coladas de forma óptima. O branqueamento intra-coronal e/ou extracoronal pode ser considerado para o dente anterior relativamente saudável, mas descolorido, para evitar a necessidade de preparação extra-coronal do dente. O risco de reabsorção devido à utilização de branqueador intra-coronal pode ser evitado colocando uma restauração de ionómero de vidro modificado com resina na base da câmara pulpar para evitar fugas para o ligamento periodontal.

Se for necessária uma coroa, devido à perda de estrutura externa do dente, então é normalmente necessário um pilar para os dentes anteriores, devido às forças de cisalhamento predominantemente presentes e às dimensões estreitas do dente. A preparação da coroa extra-coronal combinada com a preparação do acesso endodôntico enfraquece significativamente a área cervical dos dentes anteriores. A quantidade de estrutura dentária remanescente e as exigências funcionais específicas determinarão a necessidade absoluta. Dentes anteriores grandes e volumosos com uma preparação de acesso mínima podem não necessitar de um pilar. Se a situação for duvidosa, é melhor completar primeiro a preparação da coroa para permitir uma avaliação completa da estrutura dentária remanescente. Quando a resistência da estrutura dentária remanescente é limitada, então está indicado um pilar.

II. Dentes posteriores[28]

As coroas, ou algum tipo de cobertura de cúspide, são recomendadas para os dentes posteriores devido ao elevado risco de fratura catastrófica do dente. No entanto, os requisitos de restauração corono-radicular diferem entre molares e bicúspides.

(1) MOLARES

Os dentes molares raramente necessitam de um pilar, a menos que tenha havido uma perda significativa de estrutura dentária. Uma construção de núcleo coronal-radicular com amálgama de prata utilizando a câmara pulpar, e possíveis extensões de canal de 2 mm, tem-se revelado muito eficaz.

A ancoragem proporcionada por um núcleo bem colocado utilizando a câmara pulpar é considerável e os postes devem ser evitados. O compósito colado é considerado igualmente eficaz, desde que seja assegurada uma polimerização óptima nas camadas mais profundas através da utilização de uma inserção incremental de um compósito fotopolimerizado ou de um material de núcleo compósito auto-polimerizado. Continua a ser necessária uma retenção mecânica adequada com os adesivos actuais. Tanto os núcleos de amálgama como os núcleos de compósito ligados requerem a presença de um mínimo de 1,5-2 mm de altura de virola após a preparação da coroa. Para coroas unitárias, pode ser aplicado algum relaxamento da regra da virola interproximalmente onde restaurações proximais anteriores se estendem gengivalmente, desde que a restauração do núcleo tenha uma ancoragem óptima, a margem proximal da coroa seja colocada sobre uma estrutura dentária sólida e a estrutura dentária facial e lingual forneça uma virola óptima.

Na ausência de uma câmara pulpar, pode ocasionalmente ser necessário um pino; no entanto, esta situação sugere normalmente que existe uma estrutura dentária mínima remanescente e que o prognóstico para o dente é reduzido. Uma virola circunferencial óptima torna-se essencial. Geralmente, o canal maior e mais reto é utilizado para o pilar. A palatina dos molares maxilares e a distal dos molares mandibulares são as preferidas. As preparações do espaço do pilar são contra-indicadas nos canais mesiais curvos e estreitos dos molares inferiores e nos canais mesiobucais dos molares superiores.

(2) BICUSPIDS

Os pinos são geralmente considerados necessários para dentes bicúspides devido ao seu menor diâmetro e à presença de altas tensões de cisalhamento, particularmente para dentes maxilares com cúspides íngremes. Um local comum de fracasso de dentes tratados endodonticamente, os bicúspides maxilares representam um subgrupo único com uma elevada ocorrência de fracasso. Sem suporte extra-coronal, estes dentes são propensos a fracturas graves da cúspide ou da raiz. Tal como acontece com os dentes anteriores, a circunferência cervical delgada e a anatomia mesial côncava são bastante enfraquecidas através da combinação da preparação extra-coronal do dente e da preparação do acesso endodôntico. A colocação de um pino com o núcleo é frequentemente necessária para uma ancoragem adequada. Aconselha-se um alargamento mínimo e a moldagem do canal durante a preparação do pilar devido a considerações anatómicas, incluindo dimensões mesio-distais finas e invaginações da raiz proximal.

Os bicúspides mandibulares funcionam frequentemente mais como pequenos molares com coroas curtas e cúspides menos inclinadas. Eles recebem mais forças verticais e menos forças de cisalhamento. A necessidade de suporte extra-coronal basear-se-á na quantidade de estrutura dentária perdida e nas forças funcionais previstas. Se for necessária uma coroa, a necessidade de um pilar basear-se-á na quantidade de dentina periférica sã remanescente após a preparação da coroa. Os dentes com uma câmara pulpar grande podem ser adequadamente restaurados com um núcleo coronal-radicular sem um pilar. Os dentes com cúspides íngremes com elevada função e os dentes que serão pilares necessitarão de um pilar.

Dentes estruturalmente comprometidos[384]

A decisão de colocar um pilar, bem como a seleção de um sistema de pilar (rígido ou não rígido), depende mais uma vez da quantidade e qualidade da estrutura dentária remanescente e das forças previstas suportadas por este dente.

Em geral, os pilares rígidos feitos de materiais rígidos (metal e cerâmica) são indicados para dentes com estrutura dentária mínima que dependem do pilar para segurar o núcleo e a coroa. Uma vez que os pilares rígidos flexionam e dobram menos do que outros tipos de pilares, é suposto limitarem o movimento do núcleo e a possível perturbação das margens da coroa e do selamento do cimento. No entanto, há que ter em conta que os pilares rígidos transmitem mais tensões à raiz, o que pode enfraquecer a raiz devido ao comportamento de concentração de forças de uma haste rígida num material mais flexível. A adesão desempenha, portanto, um papel crucial, uma vez que um pilar bem aderido pode ajudar a absorver as tensões de forma mais uniforme em toda a estrutura dentária remanescente.

Em dentes estruturalmente sãos, os pilares não rígidos flectem com o dente sob forças funcionais, reduzindo a transferência de força para a raiz e reduzindo o risco de fratura da raiz. Em dentes estruturalmente comprometidos, que carecem de rigidez cervical devido ao efeito da dentina e do ferrolho, a flexão excessiva do pilar pode ser prejudicial para o selamento marginal e para a longevidade da prótese, pelo que os pilares de fibra são geralmente contra-indicados.

Os pilares de fibra brancos ou translúcidos são geralmente preferidos por baixo de restaurações cerâmicas completas, enquanto os pilares de fibra de carbono pretos fortes, que podem refletir através da gengiva, da estrutura dentária ou das restaurações cerâmicas, são normalmente utilizados em dentes a restaurar com coroas de ouro ou de porcelana fundida com metal, bem como em restaurações à base de zircónia.

Em conclusão, num dente danificado que vai ser restaurado com um pilar não rígido, 2 a 3 mm de estrutura dentária cervical devem idealmente permanecer para permitir a criação de uma restauração como um todo que seja resistente à flexão. Os dentes com estrutura dentária mínima e efeito de ferrolho limitado necessitam de rigidez cervical adicional de um pilar mais rígido para resistir à distorção. Nesta situação, a cimentação adesiva é preferível à cimentação convencional.

Hansen et al. (1990)[385] avaliaram a taxa de sobrevivência cumulativa de 190 dentes posteriores tratados endodonticamente num estudo retrospetivo; todos os dentes tinham uma cavidade MO/DO ou MOD restaurada com uma resina composta sem recobrimento de cúspide após uma condicionamento ácido prévio do esmalte. Em contraste com o seu estudo anterior sobre dentes posteriores tratados endodonticamente e restaurados com amálgama, a taxa de sobrevivência dos dentes restaurados com resina MOD foi igual à dos dentes MO/DO. Os dentes restaurados com uma resina activada por luz tiveram uma taxa de sobrevivência muito mais baixa do que os dentes restaurados com um material quimicamente ativado, a causa presumivelmente sendo que as resinas activadas por luz foram insuficientemente irradiadas. Cerca de 25% dos dentes tinham sido restaurados com uma resina micropreenchida para uso anterior e estes dentes tinham uma taxa de sobrevivência mais baixa do que os dentes restaurados com uma resina macropreenchida ou híbrida. Verificou-se também que uma técnica de biselamento não diminuiu a taxa de fratura, enquanto a utilização de uma camada intermédia de resina de baixa viscosidade resultou numa melhoria significativa.

Mannocci et al.(2005)[386] compararam a taxa de sucesso clínico de pré-molares tratados endodonticamente e restaurados com pinos de fibra e compósito direto com as restaurações de pré-molares utilizando amálgama. Foram observadas diferenças significativas entre a proporção de fracturas radiculares e cáries, com mais fracturas radiculares e menos cáries observadas nos dentes restaurados com amálgama no período de cinco anos. Dentro dos limites deste estudo, pode concluir-se que as restaurações com pinos de fibra e compósito foram mais eficazes do que a amálgama na prevenção de fracturas radiculares, mas menos eficazes na prevenção de cáries secundárias.

Willershausen et al. (2005)[387] avaliaram a taxa de sucesso de 775 dentes tratados endodonticamente, dependendo do tipo de restauração, num estudo de coorte retrospetivo e não aleatório. Os resultados mostraram uma elevada taxa de sucesso para dentes tratados endodonticamente quando a restauração final foi colocada num curto período de tempo (duas semanas). Os dentes restaurados com um sistema de pinos tinham uma taxa de insucesso estatisticamente significativa mais elevada do que os que tinham sido restaurados sem pinos.

Atiyah et al. (2014)[388] avaliaram a resistência à fratura de pré-molares enfraquecidos tratados endodonticamente com cavidades MOD de classe II restauradas com diferentes restaurações de compósito (Filtek P90 de baixo encolhimento, Filtek Z250 XT nano-híbrido e SDR bulk fill). Os resultados mostraram que a utilização do compósito fluido bulk-fill melhorou significativamente a resistência à fratura em comparação com o silorano e não significativamente com o Filtek Z250 XT. O estudo concluiu que todas as restaurações experimentais em compósito mostraram uma melhoria significativa na resistência à fratura da cúspide em comparação com as restaurações não restauradas. No entanto, nas condições deste estudo, as restaurações directas em compósito devem ser consideradas como uma restauração provisória válida para dentes enfraquecidos tratados endodonticamente, antes de se poder fazer a cobertura da cúspide.

Tabela 6: Planeamento do tratamento para dentes tratados endodonticamente

Carious dentin, temporary restorations and unsupported enamel should be removed and only sound tooth structure remaining.

— Consider crown lengthening crown/root ratio, vertical space for core guidance, para-function,etc. →

How much of ferrule available? (length and thickness)

More than 1.5mm long and 1mm thick ferrule

Less than 1mm long 1 mm thick ferrule

Tooth can be restored by either

1. Build up only
2. Prefabricated post and build up
3. Cast dowel & core, based on how much tooth structure is available to retain core material.

Extract the tooth and consider implant or FPD

No or one wall of tooth structure remains with possible high lateral stress

Two or three walls of tooth structure are present and short core space is available

One or two walls of tooth structure are present

Amalgam core build up or composite core build up only

Prefabricated post + amalgam or composite core build up core

Cast dowel &core Cemented with resin cement

Is there strong tooth structure available for mechanical retention of core materials even after crown preparation?

Resin cement can be used for cast dowel and core, prefabricated post, and crown on core build up

Yes

No

Amalgam or composite core build up

Composite core build up

FACTORES QUE DETERMINAM A SELECÇÃO DE POSTOS

O clínico deve ter conhecimentos para selecionar o tipo correto de sistemas de pilares e núcleos para satisfazer as necessidades biológicas, mecânicas e estéticas de cada dente individual. Os princípios que devem ser tidos em consideração durante o planeamento do tratamento para uma restauração de pilares e núcleos são [389]

Controvérsia na determinação da duração dos posts

O comprimento de um pilar é ditado por vários factores, alguns dos quais contraditórios.[390] O comprimento do pilar influencia a distribuição de tensões na raiz e, consequentemente, afecta a sua resistência à fratura. Foi registado um aumento na taxa de sucesso dos dentes tratados endodonticamente quando o comprimento do pilar é igual ou superior ao comprimento da coroa. Verifica-se uma maior taxa de insucesso quando o comprimento do pilar é demasiado curto. Tem sido aconselhado que o ápice do pino esteja para além da crista do osso alveolar e profundamente na raiz, ou seja, a raiz deve estar bem suportada pelo osso. Os pilares com três quartos do comprimento da raiz proporcionam maior rigidez e menor flexão da raiz quando comparados com pilares com metade ou um quarto do comprimento da raiz.[389]

Enquanto relatórios recentes sugerem que a rigidez do pilar deve ser igual ou próxima da do dente para distribuir as forças oclusais uniformemente ao longo do comprimento da raiz,[391,392] comprimento do pilar dentro do canal radicular ainda é controverso.

Foi feita uma vasta gama de recomendações relativamente à duração dos postos de trabalho, que incluem as seguintes:[393]

1. O comprimento do pilar deve ser igual à dimensão incisocervical ou oclusocervical da coroa
2. O espigão deve ser mais comprido do que a coroa

3. O espigão deve ter um terço do comprimento da coroa.
4. O espigão deve ter metade do comprimento da raiz.
5. O espigão deve ter dois terços do comprimento da raiz.
6. A estaca deve ter quatro quintos do comprimento da raiz.
7. O pilar deve terminar a meio caminho entre a crista óssea e o ápice da raiz.
8. O espigão deve ser tão longo quanto possível sem perturbar o selamento apical.

Adanir et al. (2008)[394] avaliaram a influência de diferentes comprimentos de pilares na resistência à fratura radicular. Combinações de comprimentos de pinos de 6 mm (mais curto que 1/1 do comprimento da coroa clínica), 9 mm (1/1 do comprimento da coroa clínica) e 12 mm (mais longo que 1/1 do comprimento da coroa clínica) formaram 6 grupos diferentes, compostos por 13 dentes cada. Os resultados mostraram que os pinos mais curtos do que o comprimento da coroa clínica, demonstraram fratura radicular sob forças de carga significativamente mais baixas (P<.05). O estudo concluiu que a utilização de pilares mais curtos do que as coroas clínicas deve ser evitada para eliminar o insucesso clínico e que os comprimentos de pilares iguais ao comprimento da coroa clínica produziram uma resistência à fratura adequada.

Pereira et al. (2010)[395] compararam a resistência à fratura de dentes tratados endodonticamente restaurados com sistemas de pinos e núcleos com diferentes comprimentos de pinos (5,0, 7,5 e 10 mm, respetivamente). Os resultados mostraram diferença estatisticamente significativa entre os grupos. O estudo concluiu que o aumento do comprimento do pino em dentes restaurados com pinos pré-fabricados não aumenta significativamente a resistência à fratura dos dentes tratados endodonticamente. Por outro lado, os dentes tratados endodonticamente restaurados com pinos e núcleos personalizados mostraram um aumento significativo na resistência à fratura quando o comprimento do pino é aumentado.

Seifi et al. (2013)[396] avaliaram o efeito do comprimento (7 mm, 9 mm e 12 mm) e do diâmetro (1,1 mm, 1,3 mm e 1,5 mm) do pilar de compósito reforçado com fibra (FRC) na resistência à fratura. Os resultados revelaram que a resistência à fratura não aumentou significativamente com o efeito do comprimento e do diâmetro em simultâneo (P=0,85). As amostras com 12 mm de comprimento e 1,5 mm de diâmetro apresentaram a maior resistência à fratura (1023/33N±239/22). A resistência mínima à fratura ocorreu no poste com 7 mm de comprimento e 1,5 mm de diâmetro (503/13N±69/18   ). A resistência à fratura aumentou significativamente com o aumento do comprimento e o mesmo diâmetro. O estudo concluiu que a resistência à fratura é afetada pelo comprimento e não pelo diâmetro do pilar de FRC.

Jindal et al. (2013)[397] compararam o efeito de reforço de diferentes sistemas de pilares na restauração de dentes anteriores humanos tratados endodonticamente em dois comprimentos diferentes (5 mm e 10 mm) de preparação do espaço para pilares. Os resultados revelaram que o grupo de pinos de aço inoxidável com 10 mm de comprimento do espaço do pino mostrou a resistência à fratura significativamente mais elevada (793,7787 N). A diminuição do comprimento do pilar resultou na diminuição da resistência à fratura em todos os grupos para valores ainda mais baixos do que o controlo (437,8733N).

Controvérsia na determinação do diâmetro do pilar e da dentina remanescente

O diâmetro do pino e a dentina remanescente são identificados como variáveis que influenciam a resistência à fratura de um dente tratado endodonticamente. Existem diferentes abordagens em relação à seleção do diâmetro do pilar e categorizadas em: **389 conservacionista**, preservacionista e proporcionista.

Proporcionista- Stern e Hirshfeld (1973)[398] sugeriram que a largura da coluna não deve ser superior a um terço da largura da raiz na sua dimensão mais estreita.

Preservacionista - Halle EB et al. (1984)[399] propôs que o pilar deve ser rodeado por um mínimo de 1 mm de dentina sã.

Conservacionista - Pilo e Tamse (2000)[400] defenderam uma preparação mínima do canal e a manutenção da maior quantidade possível de dentina residual.

Foi demonstrado que um aumento na largura do pilar não tem efeito significativo na sua retenção (Standlee JP et al; 1978)[401] e proporcionou a menor resistência à fratura (Trabert KC et al; 1978).[402] O diâmetro do pilar deve ser o mais pequeno possível, proporcionando a rigidez necessária, sendo sempre importante deixar o máximo de estrutura dentária possível em todas as fases do tratamento

Wu et al. (2005)[403] avaliaram os efeitos do diâmetro do pilar (1,305mm, 1,830mm, 2,175mm e 2,700mm, respetivamente) na retenção de restaurações pós-core.

Os resultados mostraram que, quando a proporção entre o comprimento e o diâmetro era inferior a 4,372, a retenção do sistema de coroas post-core aumentava com a diminuição do diâmetro do pilar. Já quando a proporção era maior que um determinado valor, essa regra não existia.

Grieznis et al. (2006)[404] mediram a resistência à fratura de dentes pré-molares extraídos restaurados com 2 pilares de diâmetros diferentes (1,14mm e 1,75mm). Os resultados mostraram que os dentes pré-molares de menor diâmetro (1,14mm) apresentaram uma carga de fratura mais elevada (2938,85N) do que os pilares de maior diâmetro (1,75mm) (1672,7N). Os pilares e núcleos reduzem significativamente a resistência à fratura do dente e devem ser utilizados apenas para assegurar a retenção e a forma de resistência para coroas de cobertura total. Os dentes com um pilar de diâmetro maior têm uma resistência à fratura reduzida do que os dentes com um diâmetro menor.

Jalaliana et al. (2009)[405] avaliaram o efeito de três tamanhos diferentes de pinos de fibra de quartzo (#0.5- #2 - #3) na resistência à fratura da raiz dentária. Os resultados mostraram que não houve diferença estatística significativa na resistência à fratura entre os três grupos (P>0,05). A carga média de fratura foi de 1010±250,95 N para o grupo A com o pino #0,5 e 934,4±295,18 N para o grupo B com o pino #2 e ±1001301,42 N para o grupo C com o pino #3. De acordo com os resultados, tamanhos maiores de pinos de fibra não diminuem a resistência à fratura da estrutura da raiz. Os diâmetros maiores têm maior resistência à fratura e, além disso, ao aumentar a área de ligação entre o pilar e a parede do canal radicular e o material do núcleo, podem melhorar a unidade dentro da estrutura radicular e proporcionar maior estabilidade ao material do núcleo. Ao contrário dos tamanhos maiores de pinos metálicos, os pinos de fibra com diâmetros maiores aderem à estrutura radicular de forma mais eficiente. Como resultado, não reduzem a resistência à fratura da raiz. Por conseguinte, ao restaurar dentes sem coroa tratados endodonticamente, é aconselhável utilizar pinos de fibra com diâmetros maiores para estabilizar o material do núcleo e para aumentar a área de ligação e a força de ligação entre o pino e a parede do canal radicular.

Farina et al. (2014)406 investigaram a influência do comprimento do pino (10 mm, 7-5 mm e 5 mm) e a quantidade de tecido radicular remanescente (2, 1 mm ou (T5 mm de raiz espessa) na resistência à fratura de raízes restauradas com pinos de fibra revestidos com resina composta. Não foram encontradas diferenças estatisticamente significativas na resistência à fratura entre os diferentes comprimentos dos pinos. A espessura de dentina remanescente de 2 e 1 mm não diferiu estatisticamente na resistência à fratura, que foi maior do que a espessura de dentina de 0^5 mm. Foi observada uma prevalência de falhas reparáveis em todos os grupos. O estudo concluiu que o comprimento do pino de fibra revestido com resina composta não influenciou a resistência à fratura, mas a espessura foi um fator importante para a restauração de dentes tratados endodonticamente.

O EFEITO DE VIROLA

O "efeito de ferrule" é importante para o sucesso a longo prazo quando se utiliza um pilar. Um ferrolho é definido como uma faixa vertical de estrutura dentária no aspeto gengival de uma preparação de coroa. Acrescenta alguma retenção, mas principalmente proporciona uma forma de resistência e aumenta a longevidade.[407] Wagnild et al. (2002)[384] enfatizaram que a coroa e o núcleo devem cumprir cinco requisitos para que um preparo de coroa seja bem-sucedido: (1) um mínimo de 2 mm de altura da parede axial da dentina, (2) paredes axiais paralelas, (3) o metal (núcleo) deve circundar totalmente o dente, (4) deve estar sobre uma estrutura dentária sólida e (5) não deve invadir o aparelho de fixação.

Os conhecimentos actuais confirmam que o dentista deve reter o máximo de estrutura dentária coronal possível ao preparar dentes sem polpa para coroas completas, de modo a maximizar o efeito de virola. Uma altura mínima de 1,5-2 mm de estrutura dentária intacta acima da margem da coroa em 360 graus à volta da circunferência da preparação do dente parece ser uma orientação racional para este efeito de ferrugem. Se a situação clínica não permitir uma virola circunferencial, uma virola incompleta é considerada uma opção melhor do que uma ausência completa de virola. Nos dentes sem estrutura coronal, para se obter uma virola, deve ser considerada a extrusão ortodôntica em vez do alongamento cirúrgico da coroa. Se nenhum dos métodos alternativos para fornecer uma virola puder ser realizado, as evidências disponíveis sugerem que um mau resultado clínico é muito provável.[408]

É também de salientar que existe literatura contraditória e controversa devido a diferentes metodologias e desenhos de estudo em todos os aspectos da restauração do dente tratado endodonticamente. O efeito ferrule é apenas uma parte da complexa equação para o sucesso e a escolha do sistema de pino e núcleo, do agente de cimentação e do substrato da coroa final também são importantes. No entanto, o efeito de ponteira reduz o impacto de cada uma destas variáveis. [408]

Akkayan et al. (2004)[409] compararam o efeito de 3 comprimentos diferentes de virola (1,0 mm, 1,5 mm e 2,0 mm) na resistência à fratura e nos padrões de fratura de dentes coroados tratados endodonticamente restaurados com 4 sistemas diferentes de cavilhas estéticas (fibra de quartzo, fibra de vidro, fibra de vidro mais zircónia e zircónia). Os resultados mostraram que o aumento do comprimento do ferrolho dos dentes tratados endodonticamente de 1 mm para 1,5 mm em espécimes restaurados com cavilhas de fibra de quartzo e fibra de vidro não produziu aumentos significativos nas cargas de falha. Não foi detectada qualquer diferença significativa entre as cavilhas de fibra de vidro e fibra de vidro mais zircónia com ponteiras de 1,5 mm e 2,0 mm. No entanto, os limiares de fratura foram mais elevados para todos os 4 sistemas de cavilhas quando os espécimes foram preparados com um comprimento de virola de 2,0 mm.

Dikbas et al. (2007)[410] avaliaram a resistência à fratura de incisivos centrais superiores tratados endodonticamente, restaurados com pinos de fibra de quartzo, núcleos de compósito e coroas, quando foram incorporados diferentes tipos de desenhos de virolas. Os dentes foram agrupados em: Grupo 1 (controlo): dentes com tratamentos de canal radicular com prótese de coroa total; Grupo 2: dentes com uma virola circunferencial de 2 mm; Grupo 3: dentes com uma virola de 2 mm apenas na região vestibular; Grupo 4: dentes com uma virola de 2 mm apenas na região palatina; Grupo 5: dentes com uma virola de 2 mm na região vestibular e palatina, tendo cavidades em ambas as áreas proximais; e Grupo 6: dentes sem virola. Os valores medianos de fratura dos grupos foram os seguintes Grupo 1: 574,4 N; Grupo 2: 472,4 N; Grupo 3: 474,3 N; Grupo 4: 480,7 N; Grupo 5: 463,1 N; e Grupo 6: 297,9 N. Houve diferença estatisticamente significativa entre o Grupo 1 e o Grupo 6. Concluiu-se que os diferentes desenhos de virola não influenciaram na resistência à fratura dos dentes com pinos de fibra. Os resultados deste estudo indicam que os pinos de fibra podem ser usados com segurança pelas suas propriedades de reforço. Além disso, não há alteração significativa na resistência dos dentes com pinos de fibra, independentemente do desenho da virola incorporada. A propriedade deste tipo de pinos é uma vantagem adicional na prática clínica.

Ma et al. (2009)[411] estudaram diferentes comprimentos de ponteira com o número de ciclos de fadiga necessários para a falha do cimento da coroa para uma coroa totalmente em cerâmica cimentada com um cimento de resina. Os resultados mostraram que o número médio (SD) de ciclos até à falha para cada grupo foi: grupo sem virola, 213 (317); grupo com virola de 0,5 mm, 155.137 (68.991); e grupo com virola de 1,0 mm, 262.872 (21.432). Nenhum dos espécimes no grupo da virola de 1,0 mm falhou. Foram encontradas diferenças significativas entre o grupo sem virola e o grupo com virola de 0,5 mm, e o grupo sem virola e o grupo com virola de 1,0 mm, mas não entre o grupo com virola de 0,5 mm e o grupo com virola de 1,0 mm. O estudo concluiu que os espécimes com uma ponteira de 0,0 mm sobreviveram a poucos ciclos de fadiga, apesar do facto de tanto o pilar como a coroa estarem ligados com cimento de resina. Os dentes com uma ponteira de 0,5 mm mostraram um aumento significativo no número de ciclos de fadiga em relação ao grupo de 0,0 mm, enquanto os dentes com a ponteira de 1,0 mm exibiram uma contagem de ciclos de fadiga significativamente mais elevada em relação ao grupo de 0,0 mm, mas não ao grupo de 0,5 mm.

Aggarwal et al. (2014)[412] avaliaram o efeito da presença de uma virola de 2 mm e diferentes tipos de cavilhas na resistência à fratura de pré-molares mandibulares. Os resultados mostraram que as amostras com virola de 2 mm tinham uma maior resistência à fratura do que os grupos sem virola. Dentro dos grupos sem ferrolho, não houve diferenças significativas na resistência à fratura. Os espécimes restaurados com bucha de gesso tiveram maior incidência de fratura não reparável. O estudo concluiu que a presença da virola aumentou a resistência à fratura dos dentes tratados endodonticamente. No caso da ausência da virola, as cavilhas de fibra tiveram uma resistência à fratura semelhante à das cavilhas fundidas e mostraram uma maior incidência de fratura reparável.

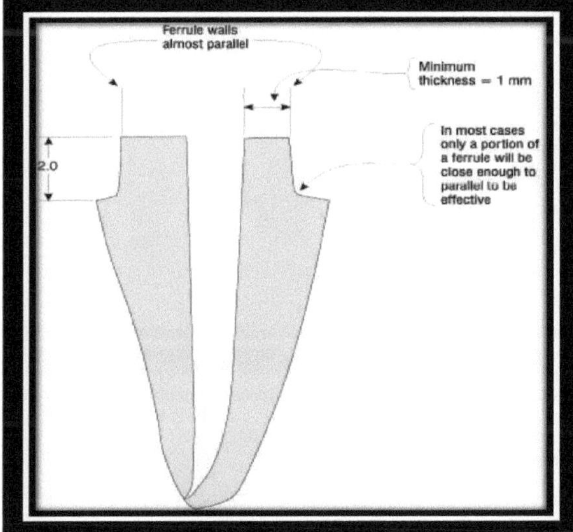

Figura 44: FERRULE

Capítulo 15

INTRODUÇÃO

A inter-relação entre as doenças endodônticas e periodontais tem sido objeto de especulação, confusão e controvérsia durante muitos anos. Atualmente, os problemas pulpares e periodontais são responsáveis por mais de 50% da mortalidade dentária. Uma lesão endo-perio pode ter uma patogénese variada que vai desde a mais simples à mais complexa. Estas lesões apresentam frequentemente desafios para o clínico no que respeita ao diagnóstico e ao prognóstico dos dentes envolvidos.[30]

A inter-relação polpa-periodontal é única e pode ser considerada como um único sistema contínuo ou como uma unidade biológica na qual existem muitas vias de comunicação. A inter-relação destas estruturas influencia-se mutuamente durante a saúde, a função e a doença. Podem ser afectadas individualmente ou combinadas; quando ambos os sistemas estão envolvidos, são chamadas verdadeiras lesões endo-perio. Os problemas endodônticos e periodontais são responsáveis por mais de 50% da mortalidade dentária atual.[413] Apresentam desafios para o clínico no que diz respeito ao diagnóstico e prognóstico dos dentes envolvidos. É essencial fazer um diagnóstico correto para que o tratamento adequado possa ser realizado. A relação entre o periodonto e a polpa foi descoberta pela primeira vez por Simring e Goldberg em 1964.[413] Desde então, o termo "lesão perio-endo" tem sido utilizado para descrever lesões devidas a produtos inflamatórios encontrados em graus variáveis tanto no periodonto como nos tecidos pulpares.

CLASSIFICAÇÃO DAS LESÕES PERIODONTAIS - ENDODÔNTICAS[414]

Para clarificar a inter-relação dos estados de doença pulpar e periodontal, foi proposto um sistema de classificação por Simon et al, que é o seguinte

- Lesões endodônticas primárias
- Lesões endodônticas primárias com envolvimento periodontal secundário
- Lesões periodontais primárias
- Lesões periodontais primárias com envolvimento endodôntico secundário
- Lesões combinadas verdadeiras

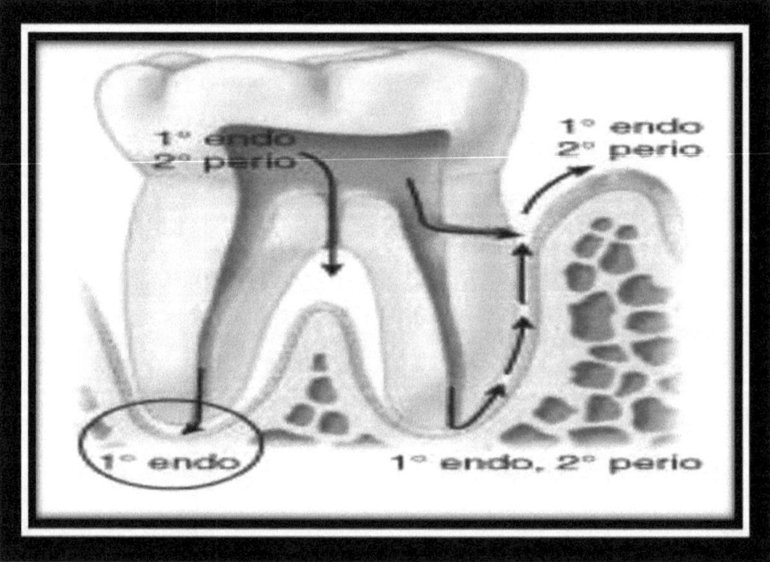

Figura 45: Lesões endodônticas primárias com envolvimento periodontal secundário

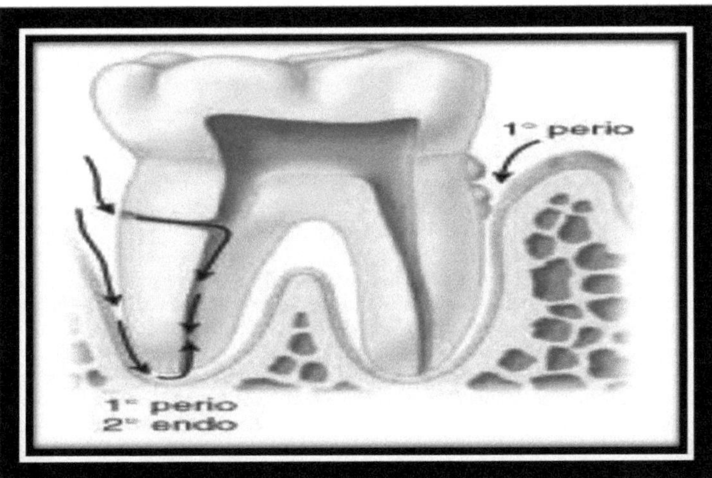

Figura:46: Lesões periodontais primárias com envolvimento endodôntico secundário

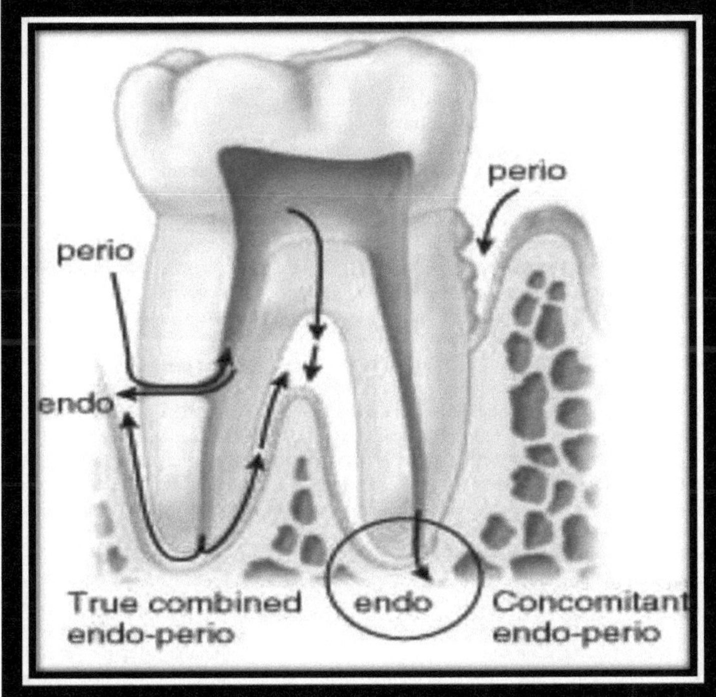

Figura 47: Lesões Combinadas Verdadeiras e Lesões Concomitantes Pulpares e Periodontais
Controvérsia no diagnóstico e tratamento

Para que o tratamento das lesões endo-perio ou perio-endo seja bem sucedido, a patogénese, as manifestações clínicas e radiográficas das lesões endodônticas e periodontais devem ser bem compreendidas.[415] Nestes casos, a terapêutica a instituir em primeiro lugar é controversa e apresentam um prognóstico duvidoso.[416]

O tratamento e o prognóstico das doenças primariamente endodônticas e primariamente periodontais são muito simples. Para lesões endodônticas primárias, a terapia endodôntica convencional por si só resolverá a lesão. O sinal mais significativo da presença de um problema endodôntico é o facto de o doente não ter doença periodontal noutras áreas da boca. Essas lesões requerem terapia endodôntica e são caracterizadas por uma cura rápida **417**

processo com um excelente prognóstico.

As lesões periodontais primárias são tratadas através de uma terapia não cirúrgica seguida da remoção de factores contribuintes (restaurações deficientes e quaisquer sulcos de desenvolvimento). A cirurgia periodontal é efectuada após a conclusão da terapia da fase de higiene e consiste em procedimentos que tentam tratar as bolsas periodontais e promover regenerações. O prognóstico das lesões periodontais é mais mau do que o das lesões endodônticas e depende da extensão apical das lesões.[418]

O prognóstico das formas combinadas de lesões é mais difícil de prever, sendo a terapia endodôntica mais previsível e, se efectuada antes dos procedimentos periodontais, tem um efeito positivo na cicatrização periodontal, bem como no alívio sintomático do doente no que diz respeito às medidas de alimentação e higiene oral. Em casos de doença combinada, o prognóstico das doenças combinadas depende da gravidade e extensão da lesão periodontal e da eficácia da terapia periodontal.[419]

Três tipos distintos de lesões se enquadram na categoria de lesões combinadas. No **primeiro,** o dente afetado tem duas lesões separadas, uma endodôntica e geralmente periapical e outra periodontal, sem comunicação entre si. O **segundo** tipo contém os dentes com uma única lesão que envolve tanto a patose endodôntica como a periodontal. O **terceiro** tipo envolve dentes com lesões periodontais e endodônticas que antes eram separadas, mas agora se comunicam.[417]

Lesões separadas e não relacionadas

Nessas lesões, é necessário determinar primeiro se a condição periodontal é tratável e, se possível, é efectuada primeiro a terapia endodôntica, seguida da terapia periodontal.[417] O tratamento periodontal deve ser adiado até que o sistema de canais radiculares esteja livre de bactérias, uma vez que a presença de bactérias no sistema de canais radiculares afectará o resultado do tratamento periodontal de várias formas.[419]

Lesão única com componentes endodônticos e periodônticos

De todas as condições, esta é a mais difícil de tratar com sucesso. O dente envolvido tem uma lesão única radiograficamente e é sondado como se fosse uma bolsa periodontal profunda. O paciente tem uma condição periodontal envolvendo outros dentes e há uma provável etiologia para a condição endodôntica que pode ser devida à progressão da lesão periodontal. Geralmente, a terapia periodontal foi tentada e não teve sucesso. A terapia endodôntica é instituída e, após a conclusão da terapia endodôntica, a condição periodontal pode melhorar, mas não cicatriza. Nessa altura, a terapia periodontal é reiniciada. Podem ser efectuados os mesmos tipos de tratamento (destartarização profunda, cirurgia, GTR, etc.) que foram ineficazes anteriormente, mas agora a cicatrização ocorrerá. Casos como estes são bastante notáveis, mas não são consistentemente previsíveis, e a terapia sugerida pode levar ao fracasso em vez do sucesso. Quando este tipo de tratamento é tentado, o paciente deve ser avisado sobre o prognóstico duvidoso.[417]

Lesões periodontais e endodônticas que se fundiram

Neste caso, o doente tem doenças periodontais noutras áreas e a profundidade da bolsa pode ter causado a afetação da polpa, a terapia periodontal pode ter causado lesões pulpares ou pode estar presente uma restauração grande ou cárie. Uma lesão pode começar como uma entidade separada, mas pode ter-se fundido no momento da apresentação. Se for efectuado apenas tratamento endodôntico, a lesão periapical cicatrizará até ao local onde começa a lesão periodontal e, se for efectuada apenas terapia periodontal, apenas o osso da crista cicatrizará. Assim, a lesão tratada não cicatrizará em todo o seu potencial devido à irritação e inflamação contínuas do segmento não tratado.[417]

Quando um clínico não consegue fazer um diagnóstico definitivo, é aconselhável iniciar a terapia endodôntica e esperar pela reparação. Idealmente, os resultados do tratamento devem ser avaliados 2 a 3 meses e só depois deve ser iniciado o tratamento periodontal. Esta sequência de tratamento permite tempo suficiente para a cicatrização inicial dos tecidos e uma melhor avaliação da condição periodontal, além de reduzir o risco potencial de introdução de bactérias e seus subprodutos durante a fase inicial de cicatrização.

Jaoui et al. (1995)[420] avaliaram cento e noventa e cinco dentes em 35 pacientes com periodontite que tinham recebido tratamento endodôntico e periodontal durante 9 anos após o tratamento endodôntico e 8 anos após o tratamento periodontal. Cerca de 91,4% dos casos estavam bem conservados e 8,6% apresentavam uma deterioração da sua condição periodontal. Doze dos 195 dentes com tratamento endodôntico foram perdidos, oito por razões periodontais, três devido a fratura e um devido a cárie, e a condição periodontal de 10 dentes piorou. Num dente formou-se uma lesão apical. Os resultados indicaram que o risco de fracasso endodôntico neste grupo de 195 dentes é muito baixo, e que há pouco risco de perda de dentes por razões periodontais, desde que os pacientes recebam tratamento periodontal de apoio.

Haueisen et al. (2002)[415] enfatizaram a importância do tratamento endodôntico primário quando se trata de lesões endo-perio e demonstraram o considerável potencial de cura do aspeto endodôntico. Após vários anos de tratamento periodontal sintomático sem sucesso, uma lesão endo-perio avançada num primeiro molar mandibular direito foi tratada com sucesso por tratamento de canal radicular e hemisecção após a reavaliação da lesão. Este tratamento bem sucedido pareceu ter um efeito positivo no bem-estar geral do paciente. O estudo concluiu que a origem de uma lesão endoperio combinada é indicada pela sua aparência clínica e radiográfica. A situação periodontal é muitas vezes mal interpretada. O prognóstico para o elemento endodôntico do tratamento é excelente. Os processos patológicos locais na cavidade oral podem afetar a saúde geral do paciente.

Lin et al. (2008)[421] sugeriram uma nova modalidade de tratamento para lesões de bifurcação periodontal de origem endodôntica (lesões endo-perio). Todos os pacientes foram acompanhados durante pelo menos 12 meses. O tratamento incluiu hidróxido de cálcio com iodeto de iodo-potássio colocado nos canais radiculares durante 90 dias, seguido de selamento dos canais com guta-percha e cimento numa segunda fase. A colagem da dentina foi utilizada para selar o pavimento da furca para evitar a entrada de bactérias e seus subprodutos na área da furca da raiz através dos canais acessórios. Um exame radiográfico mostrou a cicatrização completa da lesão perirradicular em todos os pacientes. As profundidades das bolsas periodontais à sondagem diminuíram para 2 a 4 mm (média de 3,5 mm) e a resolução do envolvimento da furca foi observada nas avaliações clínicas pós-operatórias. O estudo concluiu que o tratamento de lesões endo-perio pode resultar numa cicatrização completa. Justifica-se a realização de mais estudos. Este método de tratamento melhora tanto a desinfeção da área de bifurcação quanto o processo de cicatrização em dentes tratados endodonticamente e considerados irremediáveis.

Kim et al. (2008)[422] avaliaram os resultados da microcirurgia endodôntica, comparando o sucesso da cicatrização de casos com uma lesão de origem endodôntica em comparação com casos com uma lesão de origem endodôntica-periodontal combinada. Um número total de 263 dentes de 227 pacientes que necessitaram de cirurgia perirradicular foram incluídos neste estudo. Os pacientes foram chamados de 6 em 6 meses durante 2 anos e, posteriormente, todos os anos para avaliar os sinais clínicos e radiográficos de cicatrização. Obteve-se uma taxa de rechamada de 73% (192 de 263 pacientes). O resultado de sucesso para lesões endodônticas isoladas foi de 95,2%. Nas lesões endodônticas e periodontais combinadas, o sucesso foi de 77,5%, sugerindo que o tipo de lesão teve um forte efeito na cicatrização dos tecidos e do osso.

Somanath et al. (2013)[423] avaliaram o prognóstico de uma lesão endo-perio que foi inicialmente tratada com terapia endodôntica convencional e depois seguida de terapia periodontal. Na avaliação pós-operatória de três meses, houve ganho de nível de inserção clínica e redução na profundidade de sondagem com evidência radiográfica de ganho substancial de osso alveolar. Os autores concluíram que o tratamento da lesão endodôntica-periodontal combinada requer tanto a terapia endodôntica quanto procedimentos regenerativos periodontais.

Capítulo 16

INTRODUÇÃO

A lógica biológica básica para alcançar o sucesso final com o tratamento do canal radicular consiste principalmente na eliminação de microrganismos de todo o sistema de canais radiculares e na criação de um ambiente que seja mais favorável à cicatrização. É muito difícil obter um sistema de canais radiculares isento de bactérias, mesmo depois de uma limpeza, modelação e **424**
irrigação.

Foram propostas duas abordagens para resolver este problema. Num caso, as bactérias residuais são eliminadas ou impedidas de repovoar o sistema de canais radiculares através da introdução de um penso inter-apontamentos no canal radicular. No entanto, mesmo uma cultura negativa antes da obturação não dá garantias de cura em todos os casos. A segunda abordagem tem como objetivo eliminar as bactérias remanescentes ou torná-las inofensivas, entubando-as através de uma obturação completa e tridimensional, terminando o tratamento numa única visita, para privar os microrganismos da nutrição e do espaço necessário para sobreviverem e se multiplicarem.[424]

A questão é muito controversa e as opiniões variam muito quanto aos riscos e benefícios relativos do tratamento de canal de visita única versus tratamento de canal de visita múltipla.[425] Como em todos os ramos da medicina, a escolha entre as abordagens de tratamento endodôntico deve basear-se num diagnóstico correto.[3]

1.1 ENDODONTIA DE VISITA ÚNICA

Com a evolução de novas técnicas, instrumentos, materiais e uma melhor compreensão da anatomia do canal, a face da endodontia mudou totalmente.[426] A terapia de canal de sessão única é um resultado desses novos avanços.[427] A endodontia de uma consulta é definida como "o tratamento conservador não cirúrgico de um dente com envolvimento endodôntico que consiste na limpeza biomecânica completa, na modelação e na obturação do sistema de canais radiculares durante uma consulta.[428] O tratamento do canal radicular numa só consulta é atrativo para o doente porque poupa tempo e provavelmente reduz o custo do procedimento. Além disso, espera-se que o tratamento numa só consulta seja menos stressante para o doente ansioso.[426]

Oliet's[429] Os critérios de seleção de casos incluem

- Aceitação positiva por parte dos doentes.
- Tempo disponível suficiente para concluir corretamente o procedimento.
- Ausência de quaisquer sintomas agudos que exijam a drenagem através do canal e de fluxo contínuo e persistente de exsudado ou sangue.
- Ausência de obstáculos anatómicos, como calcificação nos canais, e dificuldades processuais (formação de saliências, bloqueio, perfuração, preenchimentos inadequados)

Talvez a vantagem mais importante seja a prevenção da contaminação do canal radicular e/ou do recrescimento bacteriano que pode ocorrer quando o tratamento é prolongado durante um período alargado.[426]

Sathorn et al. (2005)[425] compararam a eficácia do tratamento endodôntico de visita única versus múltiplas visitas em dentes com periodontite apical. Os resultados mostraram que o tratamento de canal radicular de visita única parecia ser ligeiramente mais eficaz do que o de visitas múltiplas, ou seja, uma taxa de cicatrização 6,3% superior. No entanto, a diferença na taxa de cicatrização entre estes dois regimes de tratamento não foi estatisticamente significativa.

Su et al. (2011)[430] compararam a taxa de cicatrização e a dor pós-obturação do tratamento de canal radicular de visita única e de visita múltipla em dentes com canais radiculares infectados. Verificou-se que a taxa de cicatrização do tratamento de canal de visita única e múltipla é semelhante para dentes infectados. Os pacientes experimentam uma menor frequência de dor pós-obturação a curto prazo após o tratamento de canal com visita única do que com visita múltipla.

Bhagwat et al. (2013)[431] compararam a dor pós-operatória após endodontia de visita única em dentes vitais e não vitais, com e sem radiolucência periapical. O resultado não mostrou diferença entre a incidência de dor em dentes vitais e não vitais sem radiolucência periapical. Os dentes não vitais com radiolucência periapical apresentaram relativamente menos dor em comparação com os dentes não vitais sem radiolucência periapical, mas a dor continuou numa percentagem significativa de dentes mesmo após 2 semanas. A incidência de dor diminuiu significativamente num período de 1 dia a 2 semanas nos dentes vitais e nos dentes não vitais sem radiolucência periapical. Verificou-se uma tendência para uma menor incidência de dor significativa após uma única visita para tratamento do canal radicular nestes grupos.

1.2 VISITAS MÚLTIPLAS[432]

Tem surgido controvérsia quanto ao número de consultas indicado para a terapia de canais radiculares. O resultado do tratamento endodôntico é indiscutivelmente o principal fator a ter em conta para eleger o número de sessões terapêuticas. A taxa de sucesso da terapia é significativamente aumentada quando a infeção endodôntica é efetivamente erradicada antes da obturação do canal radicular. Tem sido demonstrado que a desinfeção previsível do sistema de canais radiculares só é conseguida com a colocação de pensos antimicrobianos intracanais inter-apontamentos. Vários medicamentos têm sido recomendados para utilização como pensos intracanais. O hidróxido de cálcio é a substância mais utilizada para este fim, mas a sua eficácia pode depender do tipo de veículo utilizado.

Silveira et al. (2007)[432] avaliaram, em cães, a resposta dos tecidos perirradiculares ao tratamento endodôntico de canais radiculares infectados realizado em uma única consulta ou em duas consultas, utilizando diferentes curativos interprotéticos. Os canais radiculares tratados numa única consulta apresentaram uma taxa de sucesso de 46%. Quando foi utilizada uma medicação intracanal interponto à base de hidróxido de cálcio/CMCP, 74% dos casos foram classificados como sucesso. Nos casos em que foi utilizado óleo ozonizado como medicação intracanal, foi observada uma taxa de sucesso de 77%. Estes resultados demonstraram que o tratamento com duas visitas ofereceu uma taxa de sucesso mais elevada em comparação com o tratamento com uma visita. Além disso, o óleo ozonizado pode ser potencialmente utilizado como medicação intracanal.

Vera et al. (2012)[433] analisaram o estado microbiológico in vivo dos sistemas de canais radiculares das raízes mesiais de molares inferiores com periodontite apical primária após tratamento endodôntico de 1 ou 2 visitas. Concluiu-se que o protocolo de 2 visitas, utilizando uma medicação inter-agulhas com hidróxido de cálcio, resultou numa melhoria do estado microbiológico do sistema de canais radiculares quando comparado com o protocolo de 1 visita. As bactérias residuais eram mais frequentes e abundantes nas ramificações, nos istmos e nos túbulos dentinários quando os canais radiculares foram tratados sem uma medicação inter-pontas. As ramificações apicais e os istmos nunca foram completamente preenchidos. A utilização de um agente antibacteriano entre consultas é necessária para maximizar a redução bacteriana antes da obturação.

1.3 TAXAS DE SUCESSO E DE INSUCESSO

O sucesso a longo prazo de qualquer tratamento depende de vários critérios, incluindo a seleção de casos, os procedimentos e protocolos de tratamento, a gestão do tempo e a duração suficiente das consultas de revisão.[434] A dor pós-operatória associada à terapia de canal radicular é um mau indicador do sucesso a longo prazo. Certos factores, como a dor pré-operatória, o número de consultas, a utilização de medicação intra-canal e a localização do dente, predispõem ao desenvolvimento de dor pós-operatória e de crises.[435] Foram realizados estudos para avaliar se a realização do tratamento de canal numa única consulta ou em várias consultas, utilizando medicamentos bacteriostáticos ou bactericidas, faz alguma diferença em termos de eficácia, complicações ou ambos.[424]

Roane et al. (1983)[436] avaliaram 359 casos endodônticos pela frequência da dor pós-operatória relatada para identificar uma relação entre a dor sentida e a localização anatómica, a vitalidade pulpar determinada pela hemorragia ou o número de visitas de tratamento utilizadas para completar o caso. Os dados obtidos não indicaram qualquer relação entre a dor sentida e a vitalidade pulpar, nenhuma relação estatisticamente significativa com a localização anatómica e uma relação significativa com o número de consultas utilizadas. Os dados indicam uma frequência 2 para 1 maior de dor relatada após o tratamento concluído em várias visitas, em comparação com a relatada para os tratamentos concluídos numa única visita.

Albashaireh et al. (1998)[43] efectuaram um estudo para determinar se existe alguma diferença significativa na incidência de dor pós-obturação após um tratamento de canal radicular com uma ou várias visitas (RCT). Foi encontrada uma incidência significativamente mais elevada de dor pós-obturação no grupo de visita múltipla (38%) do que no grupo de visita única (27%) nas 24 horas após a obturação. A incidência de dor diminuiu depois disso, estando todos os doentes livres de sintomas no final do período de observação. Não foi encontrada uma correlação significativa entre a dor pós-obturação e qualquer outro fator, com a exceção de que os dentes que tinham polpa não vital antes do tratamento estavam associados a uma incidência significativamente maior de dor pós-obturação.

Oginni et al. (2004)[438] compararam a incidência de crises endodônticas em procedimentos de tratamento de visita única e de múltiplas visitas, para estabelecer a relação entre a dor pré-operatória e pós-obturação em pacientes que frequentam a terapia endodôntica num hospital universitário nigeriano. Tanto para os procedimentos de visita única como para os de múltiplas visitas, registaram-se correlações estatisticamente significativas entre a dor pré-operatória e a dor pós-obturação. Os dentes com polpas vitais registaram a menor frequência de dor pós-obturação (48,8%), enquanto os dentes com polpas não vitais registaram a maior frequência de dor pós-obturação (50,3%), P = 0,9. Embora o presente estudo tenha registado uma maior incidência de dor pós-obturação e de crises após os procedimentos de consulta única, a terapia endodôntica de consulta única demonstrou ser uma alternativa segura e eficaz ao tratamento de consultas múltiplas.

Al-Negrish et al. (2006)[439] efectuaram um estudo para determinar a taxa de exacerbação relacionada com o tratamento do canal radicular de dentes incisivos centrais superiores não vitais assintomáticos realizado numa e duas consultas e a relação, caso exista, entre a dor e o número de consultas de tratamento. Não foi encontrada diferença estatisticamente significativa na incidência e no grau de dor pós-operatória entre os procedimentos endodônticos de uma e duas consultas. A taxa de exacerbação pós-obturação em incisivos centrais superiores não vitais tratados endodonticamente assintomáticos foi de 11,6 e 3,6% após 2 e 7 dias, respetivamente.

Figini et al. (2008)[424] investigaram se a eficácia e a frequência de complicações a curto e longo prazo são diferentes quando o procedimento endodôntico é concluído numa ou em várias visitas. Não foi encontrada nenhuma diferença detetável na eficácia do tratamento de canal radicular em termos de sucesso radiológico entre visitas únicas e múltiplas. Nem o tratamento de canal com uma única visita nem o tratamento de canal com múltiplas visitas podem evitar 100% das complicações a curto e longo prazo. Os pacientes submetidos a uma única consulta podem registar uma frequência ligeiramente superior de inchaço e referir uma utilização significativamente maior de analgésicos

Penesis et al. (2008)[440] compararam a evidência radiográfica da cicatrização periapical após a terapia de canal radicular concluída numa visita ou em duas visitas com um penso provisório de pasta de hidróxido de cálcio/clorexidina. Em conclusão, 12 meses após a terapia inicial não cirúrgica do canal radicular em dentes necróticos com periodontite apical, não houve diferença significativa na evidência radiográfica da cicatrização periapical entre a terapia de uma visita e a terapia de duas visitas com um penso provisório de pasta de hidróxido de cálcio/clorexidina.

Malhotra et al. (2010)[441] compararam a incidência de dor pós-operatória após o tratamento de canal de visita única em dentes com uma ou várias raízes, com e sem radiolucência periapical. Não encontraram diferenças na incidência de dor em dentes com uma única raiz e em dentes com várias raízes, com e sem radiolucência periapical, após endodontia de visita única. Assim, a incidência de dor pós-operatória não parece ser um critério de comparação válido entre a terapia endodôntica de visita única e de visita múltipla. Também sugerem taxas de sucesso semelhantes entre os ECR de visita única e de visita múltipla.

El-Mubarak et al. (2010)[442] avaliaram a dor pós-operatória após o tratamento do canal radicular. A incidência geral de dor pós-operatória foi de 9,0% após 12 horas e 24 horas. A dor pós-operatória desenvolveu-se em 15,9% dos pacientes com história de dor pré-operatória, enquanto 7,1% tiveram dor pós-operatória entre aqueles sem história de dor pré-operatória. Concluíram que houve uma baixa incidência de dor pós-operatória após o tratamento convencional do canal radicular. Não existe diferença significativa na dor pós-operatória após o tratamento de canal de visita única ou de visita múltipla.

Singh et al. (2012)[426] compararam a incidência e a intensidade da dor pós-obturação após o tratamento do canal radicular com uma ou duas visitas em dentes com uma única raiz às 6, 12, 24 e 48 horas após a obturação. Concluíram que a incidência e a intensidade da dor pós-obturação após o tratamento de canal radicular com uma ou duas visitas em dentes com uma única raiz não foram significativamente diferentes.

Dorasani et al. (2013)[443] compararam e avaliaram os sintomas clínicos e a evidência radiográfica da cicatrização periapical após o tratamento endodôntico de dentes com patologia periapical quando completado numa visita ou em duas visitas com a pasta ApexCal aos 3, 6 e 12 meses. Concluiu-se que ambos os grupos apresentaram uma cicatrização igualmente favorável aos 12 meses, sem diferenças estatisticamente significativas entre os grupos.

Capítulo 17

A medicina dentária é uma profissão dinâmica com a evolução contínua de novos materiais, métodos e estratégias nos cuidados de saúde dentária. Com toda esta nova informação, o profissional de hoje pode sofrer de sobrecarga e ter dificuldade em acompanhar as novas técnicas, procedimentos, tendências e regulamentos. Há muitos anos, controvérsias têm sido comuns no tratamento clínico de dentes com envolvimento endodôntico. [th]Durante a maior parte dos primeiros 50 anos do século XX, uma nuvem pairou sobre a terapia endodôntica de qualquer tipo, pois problemas com a teoria da infeção focal foram atribuídos a dentes sem polpa que causavam uma grande variedade de doenças. Mesmo recentemente, o tratamento endodôntico tem sido atacado como sendo responsável por muitas doenças agudas e crónicas, apesar de uma grande quantidade de informação em contrário.[444]

Na viragem do século, durante os primórdios da bacteriologia, parecia que a maioria, se não todas as doenças, podiam ser de origem infecciosa. Com o tempo, tornou-se claro que a teoria da infeção focal levava este conceito ao extremo. Por fim, ficou demonstrado que a ciência em que a teoria se baseava era incorrecta. De facto, as infecções não podiam explicar todas as doenças. A tecnologia atual demonstrou uma associação de agentes infecciosos específicos a muitas doenças que não eram recentemente consideradas infecciosas. A história lembra-nos que devemos considerar se estas associações aparentes podem ser apenas o resultado da nossa falta de experiência com as novas tecnologias.[445]

Mais uma vez, o papel do ECR e o seu impacto na saúde geral a longo prazo foram questionados. A terapia de canais radiculares concluída com sucesso não deve ser confundida com um sistema de canais radiculares infetado não tratado ou um dente com um abcesso periapical que pode ser uma fonte de bacteriemia. Além disso, ocorrem diariamente numerosas bacteremias como resultado das actividades diárias normais de um doente. A endodontia sobreviveu à teoria da infeção focal devido ao reconhecimento pela comunidade científica de que é possível um tratamento de canal bem sucedido sem pôr em perigo a saúde sistémica. O tratamento endodôntico provou repetidamente ser uma forma segura e eficaz de preservar a dentição natural de um paciente durante muitos anos. No entanto, a potencial associação entre a saúde sistémica e o tratamento endodôntico tem sido fortemente contestada pelos organismos que regem a medicina dentária e continua a haver poucas provas que fundamentem as alegações.[31,446]

As controvérsias que discutimos aqui, no entanto, não têm nada a ver com a decisão de tratar, onde não temos dúvidas relacionadas com a eficácia da terapia, mas sim com a forma como esse tratamento deve ser efectuado. No passado, houve controvérsias como, por exemplo, pontos de prata versus guta-percha como material de escolha para obturação de canais, e cultivar ou não **444 cultivar**, para citar apenas duas.

Os assuntos discutidos nesta dissertação são aqueles que surgiram muito mais recentemente ou tópicos mais antigos que voltaram a ser áreas de desacordo. A análise aqui apresentada sugere que, para que muitas das diferentes opiniões prevalecentes no campo da endodontia sejam resolvidas, é necessário realizar estudos clínicos adequadamente desenhados. A lacuna mais aparente na literatura publicada é a falta de ensaios clínicos randomizados, que são necessários para resolver questões que se relacionam com a gestão adequada de feridas pulpares, medicação adequada e número de consultas para o tratamento de canais radiculares infectados. Esses estudos devem basear-se não só num número suficiente de casos, mas também na devida consideração dos factores de confusão. Os ensaios em endodontia também exigem períodos de acompanhamento muito longos, se se pretender obter conclusões válidas.[444]

Nos últimos anos, as técnicas de biologia molecular para o estudo da microbiologia avançaram significativamente, permitindo a identificação de muitos microrganismos novos. A identificação fenotípica clássica foi substituída, em muitas situações, pela identificação genotípica. Este facto proporcionou novas observações importantes para a investigação futura. Além disso, também foi possível estabelecer informações fiáveis sobre a sua prevalência. Este avanço na microbiologia endodôntica é promissor, e as técnicas de biologia molecular podem, no futuro, ter um papel significativo no desenvolvimento de uma melhor compreensão do ainda complexo processo patológico associado à cicatrização tecidual da periodontite apical. No entanto, a investigação nesta área está a dar os primeiros passos e ainda há muito trabalho a fazer.[65,84,447-454]

Uma avaliação exacta da vitalidade dos dentes é de extrema importância na prática clínica.[455] De modo a obter uma avaliação de diagnóstico máxima, foram criadas várias combinações: EPT, Testes de Frio, Testes de Calor, Laser Doppler, Luz Laser Transmitida e Oximetria de Pulso. Todas elas não têm o mesmo valor diagnóstico. Embora as evidências actuais sugiram que a utilização de testes de frio em adultos[456] e de Laser Doppler em crianças e em dentes traumatizados[110] se aproximam de níveis de precisão aceitáveis, estes testes têm de ser aplicados com um juízo crítico. Este juízo basear-se-á em conhecimentos teóricos e numa combinação dos sintomas subjectivos e objectivos do paciente e da avaliação radiográfica. Os rápidos avanços no conhecimento e na tecnologia aplicada relacionados com o fluxo sanguíneo pulpar podem abrir caminho para um meio mais objetivo, preciso e previsível de avaliação da vitalidade pulpar.[6]

A manutenção da integridade e da saúde dos tecidos orais é o principal objetivo do tratamento pulpar. Os progressos recentes na compreensão das alterações moleculares e celulares durante o desenvolvimento do dente e a forma como estas são imitadas durante a reparação dos tecidos oferecem a oportunidade de avaliar a validade biológica dos vários tratamentos pulpares vitais. Sob esta luz, o tratamento pulpar indireto (TPI) pode ser um procedimento aceitável para dentes decíduos com inflamação pulpar reversível, desde que este diagnóstico se baseie numa boa história, num exame clínico e radiográfico adequado, e o dente tenha sido selado com uma restauração sem fugas.[160] A escavação gradual de lesões cariosas profundas resulta em melhores resultados do que a escavação completa, pois reduz o risco de exposição pulpar. A técnica de escavação por etapas pode ser considerada uma terapia segura, com uma elevada taxa de sucesso.[457]

O capeamento pulpar direto (CPD) com hidróxido de cálcio tem sido amplamente utilizado com elevadas taxas de sucesso em dentes permanentes jovens, mas os resultados em dentes decíduos são menos satisfatórios.[160] Classicamente, têm sido utilizadas diferentes formulações de hidróxido de cálcio (CH). Atualmente, estão a ser defendidos novos materiais para a terapia pulpar vital, sendo o agregado de trióxido mineral (MTA) e diferentes formulações de materiais de ligação à dentina os mais recentemente promovidos. Numa base comparativa, o MTA deu uma resposta mais previsível e positiva na terapia pulpar vital do que o hidróxido de cálcio e os materiais de ligação à dentina com ataque ácido (AEDB) em períodos de tempo mais longos.[458] Quando comparado com o hidróxido de cálcio, o MTA produziu significativamente mais ponte dentinária num período de tempo mais curto, com significativamente menos inflamação e menos necrose pulpar.[459-461]

Inúmeros procedimentos e materiais têm sido utilizados para induzir a formação de uma barreira na extremidade radicular. Tradicionalmente, a gestão do tratamento endodôntico de dentes permanentes com ápices abertos foi conseguida no passado através de procedimentos de apexificação de múltiplas visitas utilizando hidróxido de cálcio. Esta abordagem de tratamento, no entanto, requer a colocação de hidróxido de cálcio a longo prazo.[8] A barreira formada é frequentemente porosa e, por conseguinte, requer a obturação do canal após a formação da barreira, com todos os problemas inerentes à obtenção de uma vedação estanque sem fissurar o dente.[186] Além disso, com esta técnica, o encerramento apical é imprevisível e o dente é suscetível de fratura radicular após exposição prolongada ao hidróxido de cálcio.[8]

Para ultrapassar as desvantagens do procedimento tradicional de apicificação baseado no hidróxido de cálcio (Ca(OH)**2**), as técnicas de apicificação numa só visita constituem uma opção de tratamento alternativa nestes casos.[8] A colocação de um plug apical de MTA e a obturação da guta-percha têm várias vantagens sobre a apexificação induzida por hidróxido de cálcio. O MTA é um material biocompatível, tem propriedades osteoindutoras e endurece na presença de humidade, e o tratamento pode ser concluído numa única sessão. São necessários ensaios clínicos prospectivos que comparem estas técnicas alternativas.[186]

Foi feita uma chamada para uma mudança de paradigma para o desenvolvimento de um novo protocolo para a gestão clínica de dentes com ápices abertos que tradicionalmente receberiam procedimentos de apexificação.[185] Recentemente, a investigação em células estaminais tem grandes esperanças para o futuro, com o objetivo de curar tecidos dentários danificados, incluindo dentina, polpa, cemento e tecidos periodontais. Ao estimular as capacidades intrínsecas do organismo, poderemos regenerar os tecidos, permitindo um maior desenvolvimento dos dentes e do osso ou, eventualmente, a formação de novos dentes para substituir os que foram destruídos por cáries ou perdidos devido a lesões traumáticas.

A determinação do comprimento de trabalho é um dos passos mais críticos na endodontia, uma vez que facilita a limpeza, a moldagem e a obturação do sistema de canais radiculares. A não determinação exacta do comprimento do canal radicular resulta frequentemente em perfuração apical; a extensão excessiva de irrigantes ou materiais de obturação para os tecidos perirradiculares também pode levar a uma instrumentação e obturação incompletas. As radiografias eram mais frequentemente utilizadas para determinar o comprimento de trabalho. No entanto, este método tem uma imprecisão inerente, uma vez que o forame apical pode não ser detetável nas radiografias. Os localizadores apicais electrónicos (EAL) têm a vantagem de poderem localizar o forame apical. No entanto, os localizadores apicais electrónicos não substituem as radiografias, uma vez que estas últimas fornecem informações suplementares valiosas sobre a morfologia do canal radicular, bem como sobre a anatomia perirradicular. Por isso, parece lógico combinar a utilização de localizadores apicais electrónicos com radiografias para permitir uma determinação eficiente e precisa do comprimento de trabalho.[463]

Tem havido um desenvolvimento mínimo de conceitos, técnicas e tecnologia para medir a largura de trabalho inicial (IWW) e para determinar a largura de trabalho final (FWW) de forma exacta ou adequada. A compreensão dos actuais conceitos e técnicas de medição da largura de trabalho (WW) pode reduzir a subestimação da estimativa da lima apical inicial (Min IWW0) e a subsequente limpeza incompleta do sistema de canais radiculares. As informações pormenorizadas sobre a morfologia horizontal do sistema de canais radiculares podem ajudar a solidificar conceitos e a melhorar as técnicas de limpeza e de modelação do sistema de canais radiculares. A manutenção cuidadosa da cadeia asséptica, o uso de soluções irrigadoras adequadas para aumentar a eficácia e a aplicação cautelosa dos conceitos e técnicas actuais de largura de trabalho podem proporcionar uma melhor qualidade da terapia endodôntica para o paciente.[214]

O sucesso do tratamento endodôntico depende principalmente da erradicação dos microrganismos do sistema do canal radicular e da prevenção da sua reinfeção.[464] Áreas proporcionalmente grandes da parede principal do canal radicular permanecem intocadas pelos instrumentos, enfatizando a importância de meios químicos de limpeza e desinfeção de todas as áreas do canal radicular.[465] Embora muitos tipos de irrigantes endodônticos tenham sido investigados, nenhum deles foi capaz de exibir todas as propriedades necessárias. Até à data, o hipoclorito de sódio (NaOCl) é o irrigante endodôntico mais utilizado, mas não existe uma concentração de hipoclorito de sódio universalmente aceite. A ação antibacteriana e de dissolução tecidular do hipoclorito aumenta com a sua concentração, mas esta é acompanhada por um aumento da toxicidade. As concentrações utilizadas variam de 5,25% para baixo, dependendo dos protocolos de diluição e armazenamento de cada profissional. Estão disponíveis aquecedores de soluções para aumentar a temperatura até 60°C. O aumento da temperatura de uma solução de hipoclorito melhora a atividade bactericida e de dissolução da polpa, embora o efeito da transferência de calor para os tecidos adjacentes seja incerto.[466]

O hipoclorito de sódio é o atual irrigante de eleição, mas o gluconato de clorexidina a 2,0% pode revelar-se como um irrigante endodôntico alternativo, um agente menos malcheiroso e tóxico. Possui uma atividade antimicrobiana in vitro equivalente à do hipoclorito de sódio a 5,25%. Para além da sua ação de morte imediata, a clorexidina é reconhecida pela sua substantividade antimicrobiana, ou seja, pela sua ação residual.[467] No entanto, deve ser enfatizado que um único irrigante pode não ter todas as propriedades de um irrigante ideal para o canal radicular. A irrigação ideal baseia-se na utilização combinada de duas ou várias soluções irrigantes, numa sequência específica, para obter previsivelmente os objectivos de uma irrigação segura e eficaz. **468**

A utilização de pensos intracanais é essencial para eliminar os microrganismos sobreviventes. A discussão atual sobre a importância dos curativos intracanais e o efeito dos veículos sobre a eficácia das pastas de hidróxido de cálcio é justificada pela controvérsia a respeito da obtenção da desinfeção completa após o preparo dos canais radiculares infectados e do real efeito antimicrobiano desses veículos. Pesquisas bem conduzidas sobre as características do hidróxido de cálcio, como potencial antimicrobiano, aspectos físico-químicos e histocompatibilidade, dão credibilidade à escolha desse medicamento em diversas situações clínicas. Diferentes veículos têm sido adicionados ao hidróxido de cálcio na tentativa de potencializar suas propriedades. O raciocínio científico indica a utilização de veículos hidrossolúveis (água destilada, soro fisiológico) associados ao hidróxido de cálcio devido às suas características químicas de dissociação, difusibilidade e capacidade de preenchimento que são decisivas para o comportamento biológico, ou seja, qualidades antimicrobianas e indução de reparação tecidual.[469] Para este efeito, uma suspensão aquosa de hidróxido de cálcio continua a ser o método de escolha em comparação com a utilização de veículos de mistura não aquosos que podem impedir a eficácia do hidróxido de cálcio como penso do canal radicular.[470]

Os métodos contemporâneos de instrumentação do canal radicular produzem uma camada de material orgânico e inorgânico denominada smear layer, que também pode conter bactérias e seus subprodutos. Esta camada cobre as paredes instrumentadas e pode impedir a penetração de medicamentos intracanais nos túbulos dentinários e interferir com a adaptação estreita dos materiais de obturação radicular às paredes do canal. Os métodos actuais de remoção da smear layer incluem técnicas químicas, ultra-sónicas e laser - nenhuma das quais é totalmente eficaz em todo o comprimento de todos os canais ou é utilizada universalmente. No entanto, se a smear layer tiver de ser removida, o método de eleição parece ser a utilização alternada de EDTA e solução de hipoclorito de sódio. Existem relatos contraditórios relativamente à remoção da smear layer antes da obturação dos canais radiculares. Como foram recentemente introduzidos vários novos materiais de selagem e núcleos, são necessárias mais investigações para determinar o papel da smear layer no resultado do tratamento.[271]

Ao longo dos anos, têm sido defendidos vários métodos para obturar o sistema de canais radiculares preparados, cada um com as suas próprias alegações de facilidade, eficiência ou superioridade.[471] Um dos métodos mais utilizados para a obturação do canal radicular é a compactação lateral (condensação) da guta-percha. Ao empregar esta técnica, foi demonstrado que o selamento apical é melhor quando a espátula pode ser colocada perto do comprimento de trabalho. Esta "penetração profunda da espátula" assegura a melhor probabilidade de minimizar a fuga ou percolação apical.[22] No entanto, a sua capacidade de reproduzir a superfície interna do canal radicular tem sido questionada.[472] Por conseguinte, a compactação vertical a quente foi desenvolvida por Schilder para ultrapassar as deficiências da técnica de compactação lateral a frio.[203]

Schilder estabeleceu que a compactação vertical da guta-percha quente produz obturações de canais radiculares densas, dimensionalmente estáveis e tridimensionais. Além disso, a utilização de guta-percha quente com compactação vertical permite a criação de uma grande densidade na porção apical da obturação.[203] Os avanços tecnológicos levaram ao desenvolvimento e implementação de muitos sistemas de obturação de guta-percha, um dos quais é o Obtura II, que é uma técnica de obturação injetável termoplastificada introduzida para melhorar a homogeneidade e a adaptação da superfície.[472] No entanto, a técnica de GP termoplastificado envolve a ativação da fonte de calor a aproximadamente 160 - 200°C e a injeção de GP aquecido, o que pode consequentemente aumentar a temperatura da superfície da raiz e ter um efeito potencialmente prejudicial nos tecidos de suporte dos dentes, tais como o ligamento periodontal, o cemento e o osso alveolar.[473]

Er et al.[474] mediram a temperatura do ligamento periodontal durante a obturação do canal utilizando uma técnica de GP quente e uma análise de elementos finitos. O aumento de temperatura mais elevado foi de 6,5 °C, inferior ao aumento de temperatura limite de 10 °C sugerido por Eriksson et al.[475] Contudo, a espessura da dentina residual desempenha um papel importante no aumento da temperatura da superfície da raiz durante a obturação do canal radicular.

De acordo com Zhou et al.,[337] quando um obturador a 200°C foi ativado durante aproximadamente 3 segundos, o maior aumento de temperatura medido no ligamento periodontal foi de aproximadamente 9,9°C na "zona perigosa" durante a obturação do canal radicular mesiovestibular do molar inferior. Quando este obturador foi ativado durante aproximadamente 4 segundos, o aumento de temperatura foi de 11,9°C. Assim, foi proposto que a ativação da fonte de calor deveria ser limitada a 3 segundos, especialmente durante a obturação da zona perigosa.

No início dos anos 80, foi manifestada uma preocupação acerca das forças geradas durante a compactação vertical e a sua possível transferência, induzindo fissuras verticais nas raízes.[342] A técnica de condensação lateral, em particular, tem sido apontada como uma das principais causas de fratura vertical das raízes. Uma etiologia frequentemente citada da fratura radicular vertical são as tensões geradas na raiz durante a obturação do canal radicular. Experiências verificaram que a condensação da guta percha produz tensões laterais com potencial para fracturas. Na condensação interna, a tensão é gerada pelo efeito de cunha do expansor, porque compacta lateralmente a guta percha e adapta-a à parede do canal. O tipo de condensação também pode influenciar a geração de tensão.[476,477]

Os selantes de canais radiculares funcionam como lubrificantes para os cones de guta-percha e adesivos para a guta-percha e a dentina e ajudam a preencher irregularidades nas paredes dos canais e canais adicionais. No início da década de 1950, o dentista suíço Angelo Sargenti começou a preencher raízes apenas com uma pasta que continha paraformaldeído. Ao longo dos anos, o nome e os ingredientes da fórmula mudaram muitas vezes, mas o paraformaldeído foi sempre incluído.[304] É este conteúdo de paraformaldeído que tem sido objeto de discussão devido aos incómodos e complicações incapacitantes de longa duração causados pelo uso de medicamentos que contêm esta substância.[303] Os seus seguidores afirmam que a pasta, vulgarmente designada por N2, é mais fácil e rápida de colocar do que a guta-percha e um selante. Uma extensa investigação científica provou inequivocamente que os materiais de obturação e os selantes que contêm paraformaldeído podem causar danos irreversíveis nos tecidos próximos do sistema de canais radiculares, incluindo a destruição do tecido conjuntivo e do osso, dor intratável, parestesia e disteseia dos nervos mandibular e maxilar e infecções crónicas do seio maxilar. É óbvio que estes dados importantes são de grande significado para o desenvolvimento de novos materiais biocompatíveis e, assim, para o futuro da medicina dentária "segura".[304]

Os recentes avanços na tecnologia adesiva levaram à introdução de uma nova geração de selantes endodônticos e materiais de obturação, que se baseiam nas propriedades adesivas e na tecnologia das resinas poliméricas. Estes materiais são capazes de formar uma camada híbrida e penetrar profundamente nos túbulos dentinários devido às suas propriedades hidrofílicas.[309] Com a aplicação da tecnologia adesiva à endodontia, o termo monobloco tornou-se familiar. As unidades monobloco podem ser criadas num sistema de canais radiculares através de cimentos adesivos para canais radiculares, tais como EndoREZ, RealSeal, Epiphany ou MetaSEAL, em combinação com um material de obturação radicular aderente Resilon.[310] Esta técnica foi concebida para proporcionar uma ligação entre a parede do canal dentinário e o cone master **300**.

Atualmente, o mercado está repleto de vários materiais e técnicas de obturação que os respectivos fabricantes afirmam ter capacidades superiores. O operador dos novos tempos tem a vantagem de poder escolher entre uma vasta gama de materiais. No entanto, ao mesmo tempo, é difícil escolher um material ou sistema em detrimento de outros.

A longevidade dos dentes tratados endodonticamente tem sido grandemente aumentada pelos desenvolvimentos contínuos efectuados na terapia endodôntica e nos procedimentos de restauração. Tem sido relatado que um grande número de dentes tratados endodonticamente são restaurados à sua função original com o uso de dispositivos intrarradiculares. Estes dispositivos variam desde um pilar e núcleo convencional moldado à medida até técnicas de uma visita, utilizando sistemas de pilares pré-fabricados disponíveis no mercado.[478] A estrutura dentária coronal vertical remanescente (virola) é fundamental para resistir à fratura e é mais importante do que o desenho do pilar, o material ou o cimento de cimentação. Numa revisão recente, Morgano et al. afirmaram: "Embora existam muitos materiais novos disponíveis para a restauração de dentes sem polpa, o prognóstico destes dentes depende principalmente da aplicação de princípios biomecânicos sólidos e não dos materiais utilizados para as restaurações."[28]

"O máximo de medicina dentária num mínimo de consultas" tem sido a regra na prática dentária moderna. De facto, a tentativa de completar o tratamento do canal radicular numa única visita está documentada desde antes do início do século XX,[479] mas ainda não houve uma conclusão definitiva para o debate. A literatura atual sobre endodontia de visita única versus endodontia de visita múltipla[480-482] fornece opiniões e recomendações contraditórias, no entanto, relatórios clínicos recentes mostraram que os pacientes geralmente toleram e preferem a terapia endodôntica de visita única.[429,436,483] Por conseguinte, o tratamento de canal com uma única visita tornou-se uma prática comum e oferece várias vantagens, incluindo uma taxa reduzida de crises, um menor número de procedimentos operatórios e nenhum risco de fuga entre consultas através de restaurações temporárias.[437,484] Além disso, consome menos tempo e é mais económico e, consequentemente, mais adequado às necessidades dos pacientes itinerantes e ocupados.[480,485-487]

No entanto, a terapia endodôntica de visita única tem várias desvantagens em termos de uma boa experiência clínica e do potencial de dor pós-operatória, mesmo após uma terapia de canal radicular bem-sucedida. Além disso, quando ocorrem crises durante os procedimentos de visitas múltiplas, estas podem ser tratadas antes da obturação, mas esta não é uma opção num regime de tratamento de visita única.[488] Além disso, a erradicação bacteriana não pode ser maximizada de forma previsível sem a utilização de um penso de hidróxido de cálcio entre consultas; por conseguinte, o potencial de cicatrização pode ser comprometido.[489] Este assunto é muito controverso e as opiniões variam muito quanto aos riscos e benefícios relativos do tratamento do canal radicular com uma ou várias consultas.[425]

As lesões endodônticas/periodontais apresentam muitas vezes um dilema de diagnóstico e tratamento, uma vez que ambas têm alguns sintomas comuns e uma doença pode imitar a outra clínica ou radiograficamente.[416] Para fazer um diagnóstico correto, o clínico deve ter uma compreensão completa e um conhecimento científico destas lesões.[30] Apesar da literatura disponível sobre estas lesões, é por vezes muito difícil para o clínico distinguir a origem primária, uma vez que o doente apresenta normalmente um quadro clínico numa fase em que existem ambos os componentes. Nessas situações, ainda é discutível se a lesão deve ser diagnosticada como Perio-endo ou Endo-perio.[416] No entanto, o tratamento de lesões endodônticas e periodontais combinadas não difere do tratamento efectuado quando as duas doenças ocorrem separadamente.[490]

Embora os recentes desenvolvimentos tecnológicos tenham sido valiosos e muito bem-vindos, a forte ênfase nas técnicas na endodontia moderna tem, sem dúvida, desviado a atenção do objetivo principal da terapia endodôntica, que é prevenir ou tratar infecções endodônticas. Como resultado, parece ter sido dada menos importância aos meios pelos quais as infecções dos canais radiculares podem ser controladas.[3]

Apesar de todas as promessas futuras de maior satisfação clínica, os clínicos devem continuar a trabalhar nos fundamentos que proporcionam o sucesso. A única coisa que nunca mudou na história da humanidade são os sistemas de canais radiculares e a sua gama infinita de variabilidade anatómica. A única coisa que deve ser lembrada é que os conceitos comprovados tendem a perdurar, enquanto os instrumentos e as técnicas vêm e vão. Existe uma expressão antiga para os clínicos sábios considerarem: "Dá um peixe a um homem e ele comerá por um dia. Ensine um homem a pescar e ele comerá por toda a vida".[491]

Conclusão

A endodontia, enquanto disciplina, tem oferecido aos pacientes a oportunidade de manter os seus dentes naturais. À medida que a população se expande e envelhece, é expetável que a procura de terapia endodôntica aumente, uma vez que os pacientes procuram opções dentárias para manter os seus dentes durante toda a vida. Novos materiais, técnicas e instrumentos estão a entrar no mercado para ajudar os dentistas a proporcionar aos pacientes um tratamento endodôntico mais previsível e fiável. Para além disso, estes novos sistemas tornam a prestação de serviços endodônticos mais eficiente. O desenvolvimento explosivo de novas tecnologias na terapia endodôntica, bem como soluções inovadoras para questões anteriormente sem resposta, continuará a um ritmo exponencial durante este milénio. Embora as ferramentas mais recentes para a realização da endodontia, como a instrumentação rotatória e as técnicas de obturação termoplástica, tenham elevado a especialidade a um nível de sofisticação nunca antes alcançado, ainda há várias áreas que exigem avanços significativos.[492]

Na endodontia tem havido uma série de controvérsias, algumas resolvidas, outras abandonadas, outras ainda por resolver. Não é de esperar que, num futuro previsível, haja soluções rápidas para as questões aqui analisadas. Por isso, no ensino da endodontia, as instituições académicas e os cursos de formação contínua devem basear-se na ciência e na evidência clínica. Embora, no futuro, um trabalho científico sólido possa resultar em protocolos que sejam eficazes do ponto de vista dos resultados, a transposição destes conhecimentos para a profissão clínica e as condições sob as quais podem ser aplicados continuarão a ser um desafio durante muitos anos. Foram efectuadas muitas pesquisas e estudos em seu nome, mas não se chegou a acordos universais.[3]

Referências

Vadhera N, Makkar S, Kumar R, Aggarwal A, Pasricha S. Practice profile among endodontists in India: Um inquérito por questionário a nível nacional. Indian J Oral Sci 2012;3(2):90-3.

Goymerac B, Woollard G. Infeção focal: uma nova perspetiva sobre uma velha teoria. Gen Dent. 2004;52(4):357-61.

Bergenholtz G, Spangberg L. Controvérsias em Endodontia. Crit Rev Oral Biol Med 2004;15(2):99-114.

Abbott PV, Yu C. Uma classificação clínica do estado da polpa e do sistema de canais radiculares. Aust Dent J. 2007;52(1 Suppl):S17-31.

Lin J, Chandler NP. Teste de polpa eléctrica: uma revisão. Int Endod J. 2008;41(5):365- 74.

Gopikrishna V, Pradeep G, Venkateshbabu N. Avaliação da vitalidade da polpa: uma revisão. Int J Paediatr Dent. 2009;19(1):3-15.

Gopikrishna V, Tinagupta K, Kandaswamy D. Comparação dos métodos elétrico, térmico e de oximetria de pulso para avaliar a vitalidade da polpa em dentes recentemente traumatizados. J Endod. 2007;33(5):531-5.

Cantekin K, Herdem G, Delikan E. Tratamento endodôntico regenerativo (revascularização) para pré-molar imaturo necrosado. J Pediatr Dent. 2014;2(2):78- 81.

Gawthaman M, Vinodh S, Mathian VM, Vijayaraghavan R, Karunakaran R. Apexificação com hidróxido de cálcio e agregado de trióxido mineral: Relato de dois casos. J Pharm Bioallied Sci. 2013;5(Suppl 2):S131-4.

Witherspoon DE. Terapia pulpar vital com novos materiais: novas direcções e perspectivas de tratamento - dentes permanentes. J Endod. 2008;34(7 Suppl):S25-8.

Ravanshad S, Adl A, Anvar J. Efeito da medição do comprimento de trabalho por localizador eletrónico do ápice ou radiografia na adequação do comprimento de trabalho final: um ensaio clínico aleatório. J Endod. 2010;36(11):1753-6.

Garg T, Garg M. Largura de trabalho - "A dimensão esquecida". Int J Res Dent. 2013;3(4):64-70.

Dillon JS, Amita, Gill B. Determinar se a primeira lima a ligar-se ao comprimento de trabalho corresponde ao diâmetro apical em raízes com curvaturas apicais, antes e depois da pré-fresagem. J Conserv Dent. 2012;15(4):363-6.

Paque F, Zehnder M, Marending M. Apical fit of initial K-files in maxillary molars assessed by micro-computed tomography. Int Endod J. 2010;43(4):328-35.

Monika CM, Froner IC. Avaliação em microscopia eletrônica de varredura de diferentes regimes de irrigação do canal radicular. Braz Oral Res. 2006;20(3):235-40.

Crumpton BJ, Goodell GG, McClanahan SB. Effects on smear layer and debris removal with varying volumes of 17% REDTA after rotary instrumentation (Efeitos na camada de esfregaço e remoção de detritos com volumes variáveis de 17% REDTA após instrumentação rotativa). J Endod. 2005;31(7):536-8.

Dutner J, Mines P, Anderson A. Irrigation trends among American Association of Endodontists members: a web-based survey. J Endod. 2012;38(1):37-40.

Hulsmann M, Hahn W. Complicações durante a irrigação do canal radicular - revisão da literatura e relatos de casos. Int Endod J. 2000;33(3):186-93.

Shahani DR, Kamat SV, Patil NR, Singh S. New Chemotherapeutic Agent for Endodontic Use- a Comparative in vivo study. Endodontologia 1990;2(1):7-9.

Arun A, Subhash TS. Avaliação da resistência à fratura da dentina radicular humana quando exposta a hidróxido de cálcio intra-canal, agregado de trióxido mineral e cimento de fosfato de cálcio - Um estudo in-vitro. Endodontology 2012;24(1):18-27.

Turk BT, Sen BH, Ozturk T. Atividade antimicrobiana in vitro do hidróxido de cálcio misturado com diferentes veículos contra Enterococcus faecalis e Candida albicans. Oral Surg Oral Med Oral Pathol Oral Radiol Endod. 2009;108(2):297-301.

Benenati FW. Obturação do espaço radicular. In: Ingle JI, Bakland LK, eds. Endodontia. 6ª ed. Hamilton, Ontário, Canadá: BC Decker Inc, 2007:1019-1079.

Shantiaee Y, Dianat O, Janani A, Kolahi Ahari G. Avaliação in vitro da atividade antibacteriana de três selantes de canais radiculares. Iran Endod J. 2010;5(1):1-5.

Gutmann JL, Kuttler S, Niemczyk SP. Obturação do canal radicular: Uma Atualização. Disponível em: www.ineedce.com.

Schwartz RS. Dentisteria adesiva e endodontia. Parte 2: colagem no sistema de canais radiculares - a promessa e os problemas: uma revisão. J Endod. 2006;32(12):1125-34.

Tay FR, Pashley DH. Monoblocos em canais radiculares: um objetivo hipotético ou tangível. J Endod. 2007;33(4):391-8.

Gonzaga CC, de Campos EA, Filho FB. Restauração de dentes tratados endodonticamente. RSBO. 2011;8(3):e33-46.

McComb D. Restauração do dente tratado endodonticamente. Royal College of Dental Surgeons of Ontario 2008;1-20.

Ingle JI, Slavkin HC. Terapia endodôntica moderna: Passado, Presente e Futuro. In: Ingle JI, Bakland LK, eds. Endodontics. 6ª ed. Hamilton, Ontário, Canadá: BC Decker Inc, 2007:21-6.

Parolia A, Gait TC, Porto IC, Mala K. Lesão endo-perio: Um dilema do século XIX ao XXI. J Interdiscip Dentistry 2013;3(1):2-11.

Baumgartner JC, Siquiera JF, Sedgley CM, Kishen A. Microbiologia da doença endodôntica. In: Ingle JI, Bakland LK, eds. Endodontics. 6ª ed. Hamilton, Ontário, Canadá: BC Decker Inc, 2007:221-44.

Pallasch TJ, Wahl MJ. Infeção focal: nova era ou história antiga? Endod Top 2003;4(1):32-45.

Reimann HA, Havens WP. Infeção focal e doença sistémica: uma avaliação crítica. JAMA. 1940;114(1):1-6.

Holman WL. Infeção focal e "localização electiva". Arch Pathol Lab Med 1928;5:68-136.

Keefer CS. A etiologia da artrite crónica. N Engl J Med 1935;213:644-51.

Hench PS, Bauer W, Fletcher AA, et al. O problema do reumatismo e da artrite: Revisão da literatura americana e inglesa de 1935. Ann Intern Med. 1936;10:754-909.

Bender IB, Naidorf IJ, Garvey GJ. Endocardite bacteriana: uma consideração para médicos e dentistas. J Am Dent Assoc 1984;109(3):415-420.

Baumgartner JC, Heggers JP, Harrison JW. Incidência de bacteremias relacionadas com procedimentos endodônticos. II. Procedimentos cirúrgicos. JEndod. 1977;3(10):399-403.

Jostes JL. Bacteremia anaeróbia e fungemia em pacientes submetidos a terapia endodôntica: uma visão geral. Oral Surg Oral Med Oral Radiol Endod 1999;88:483.

Al-Karaawi ZM, Lucas VS, Gelbier M, Roberts GJ. Procedimentos dentários em crianças com doença cardíaca congénita grave: uma análise teórica dos procedimentos de profilaxia e não profilaxia. Heart 2001;85(1):66-68.

Roberts GJ, Holzel HS, Sury MR, Simmons NA, Gardner P, Longhurst P. Bacteremia dentária em crianças. Pediatr Cardiol. 1997;18(1):24-7.

Sonbol H, Spratt D, Roberts GJ, Lucas VS. Prevalência, intensidade e identidade da bacteriémia após procedimentos dentários conservadores em crianças. Oral Microbiol Immunol. 2009;24(3):177-82.

Dezan E, Holland R, Consolaro A, Ciesielski FIN, Jardim EG. Anacorese induzida experimentalmente na região periapical após obturação do canal radicular. Int. J. Odonto stomat. 2012;6(1):5-10.

DeStefano F, Anda RF, Kahn HS, Williamson DF, Russell CM. Dental disease and risk of coronary heart disease and mortality (Doença dentária e risco de doença coronária e mortalidade). BMJ. 1993;306(6879):688-91.

Beck JD, Eke P, Heiss G, Madianos P, Couper D, Lin D, et al. Doença Periodontal e Doença Cardíaca Coronária. A Reappraisal of the Exposure. Circulation. 2005;112(1):19-24.

Savarrio L, Mackenzie D, Riggio M, Saunders WP, Bagg J. Deteção de bacteriémias durante o tratamento não cirúrgico dos canais radiculares. J Dent. 2005;33(4):293- 303.

Lockhart PB, Brennan MT, Bahrani-Mougeot FK. Bacteremia Associada à Escovagem de Dentes e Extração Dentária. Circulation. 2008;117(24):3118-25.

Naguib HM, Eid MHM, Badr SBY. A Incidência e Complicações de Bacteremia em Relação a Certos Procedimentos Dentários Realizados em Crianças sob Anestesia Geral. American Journal of Research Communication 2013; Disponível em: www.usa-journals.com, ISSN: 232-4076.

Siqueria JF, Rocas IN. Atualização em microbiologia endodôntica: candidato a agente patogénico e padrões de colonização. Endodontic Practice Today 2008;2(1):7-20.

Bibel DJ. A descoberta da flora oral - uma retrospetiva de 300 anos. J Am Dent Assoc 1983;107(4):569-70.

Miller WD. Uma introdução ao estudo da bacteriopatologia da polpa dentária. Dent Cosmos 1894;36:505.

Kakehashi S, Stanley HR, Fitzgerald R. A polpa exposta sem germes: efeitos da medicação corticosteroide tópica e da restauração. Oral Surg Oral Med Oral Pathol. 1969;27(1):60-7.

Möller AJR, Fabricius L, Dahlen G, et al. Influência nos tecidos periapicais de bactérias orais indígenas e tecido pulpar necrótico em macacos. Scand J Dent Res. 1981;89(6):475-84.

Fabricius L, Dahlen G, Öhman AE, Möller ÄJR. Predominant indigenous oral bacteria isolated from infected root canals after various times of closure. Scand J Dent Res. 1982;90(2):134-44.

Fabricius L, Dahlen G, Holm SE, Möller ÄJR. Influência de combinações de bactérias orais nos tecidos periapicais de macacos. Scand J Dent Res 1982;90(3):200-6.

Sundqvist G, Johansson E, Sjögren U. Prevalência de espécies de Bacteroides com pigmentação negra em infecções dos canais radiculares. J Endod. 1989;15(1):13-19.

Baumgartner JC, Falkler WA Jr. Bactérias nos 5 mm apicais de raízes infectadas canais. J Endod. 1991;17(8):380-3.

Sundqvist GK. Estudos bacteriológicos de polpas dentárias necróticas [Odontological dissertação nº 7]. Umea, Suécia: Universidade de Umea; 1976.

Bystrom A, Sundqvist G. Avaliação bacteriológica da eficácia da instrumentação mecânica do canal radicular na terapia endodôntica. Scand J Dent Res. 1981;89(4):321-8.

Bystrom A, Sundqvist G. Bacteriologic evaluation of the effect of 0.5 percent sodium hypochlorite in endodontic therapy. Oral Surg Oral Med Oral Pathol Oral Radiol Endod. 1983;55(3):307-12.

Bystrom A, Claesson R, Sandqvist G. O efeito antibacteriano do paramonoclorofenol canforado, do fenol canforado e do hidróxido de cálcio no tratamento de canais radiculares infectados. Endo Dent Traumatol. 1985;5(l):170-5.

Bae KS, Baumgartner JC, Xia T, et al. SDS-PAGE e PCR para diferenciação de Prevotella intermedia e P. nigrescens. J Endod. 1997;25(5):324-8.

Bae KS, Baumgartner JC, Shearer TR, David LL. Ocorrência de Prevotella nigrescens e Prevotella intermedia em infecções de origem endodôntica. J Endod. 1997;23(10):620-3.

Baumgartner JC, Watkins JB, Bae KS, Xia T. Associação de bactérias de pigmentação negra com infecções endodônticas. J Endod. 1999;25(6):413-15.

Xia T, Baumgartner JC, David LL. Isolamento e identificação de Prevotella tannerae de infecções endodônticas. Oral Microbiol Immunol. 2000;15(4):273-5.

Hancock HH 3rd, Sigurdsson A, Trope M, Moiseivritsch J. Bactérias isoladas após tratamento endodôntico mal sucedido numa população norte-americana. Oral Surg Oral Med Oral Pathol Oral Radiol Endod. 2001;91(5):579-86.

Moller AJR. Exame microbiológico de canais radiculares e tecidos periapicais de dentes humanos. Odontol Tidskr 1966;74(5):l-380.

Peciuliene V, Balciuniene I, Eriksen H, Haapasalo M. Isolamento de Enterococcus faecalis em canais previamente obturados num lituano. J Endod. 2000;26(10):593- 5.

Peciuliene V, Reynaud AH, Balciuniene I, Haapasalo M. Isolamento de leveduras e bactérias entéricas em dentes obturados com raiz crónica. Int Endod J. 2001;34(6):429-34.

Sundqvist G, Figdor D, Persson S, Sjögren U. Microbiologic analysis of teeth with failed endodontic treatment and the outcome of conservative re-treatment. Oral Surg Oral Med Oral Pathol Oral Radiol Endod. 1998;85(l):86-93.

Siqueira JF Jr, Rocas IN. Análise de microrganismos associados ao insucesso do tratamento endodôntico com base na reação em cadeia da polimerase. Oral Surg Oral Med Oral Pathol Oral Radiol Endod. 2004;97(l):85-94.

Siqueira JF Jr, Rocas IN, Rosado AS. Investigação das comunidades bacterianas associadas a infecções endodônticas assintomáticas e sintomáticas através da abordagem de fingerprinting por eletroforese em gel de gradiente desnaturante. Oral Microbiol Immunol. 2004;19(6):363-70.

Siqueira JF Jr, Rocas IN. Explorando métodos moleculares para explorar infecções endodônticas: Parte 2- redefinindo a microbiota endodôntica. J Endod. 2005;31(7):488- 98.

Billal S, Gopikrishna V. Microbiologia em Endodontia. In: Kohli A, eds: Textbook of endodontics. Mosby Elsevier; 2010:37-48.

Sakamoto M, Rogas IN, Siqueira JF Jr, Benno Y. Análise molecular de bactérias em infecções endodônticas assintomáticas e sintomáticas. Oral Microbiol Immunol. 2006;21(2):112-22.

Munson MA, Pitt-Ford T, Chong B, et al. Análise molecular e cultural da microflora associada a infecções endodônticas. J Dent Res. 2002;81(ll):761-6.

Yoshida M, Fukushima H, Yamamoto K, Ogawa K, Toda T, Sagawa H. Correlação entre os sintomas clínicos e os microrganismos isolados dos canais radiculares de dentes com patose periapical. J Endod. 1987;13(1):24-8.

Molven 0, Olsen I, Kerekes K. Microscopia eletrónica de varrimento de bactérias na parte apical dos canais radiculares em dentes permanentes com lesões periapicais. Endod Dent Traumatol. 1991;7(5):226-9.

Oguntebi BR. Infeção dos túbulos dentinários e implicações da terapia endodôntica. Int Endod J. 1994;27(4):218-22.

Chaudhry R, Kalra N, Talwar V, Thakur R.Anaerobic flora in endodontic
infeção. Indian J Med Res. 1997;105:262-5.

Siren EK, Haapasalo MPP, Ranta K, Salmi P, Kerosuo NJ. Microbiológico
e procedimentos de tratamento clínico em casos endodônticos seleccionados para investigação microbiológica. Int Endod J. 1997;30(2):91-5.

Molander A, Reit C, Dahlen G, Kvist T. Microbiological status of root-filled teeth with apical periodontitis. Int Endod J. 1998;31:1-7.

Hu YW, Zhu M, Liu Z: Uma análise bacteriológica de canais radiculares infectados de dentes decíduos humanos. J Stomat. 1998;7(3):143-146.

Rolph HJ, Lennon A, Riggio MP, Saunders WP, Mackenzie D, Coldero L, et al. Identificação molecular de microrganismos de infecções endodônticas. J Clin Microbiol. 2001;39(9): 3282-3289.

Pazelli LC, Freitas AC, Ito IY, Souza-Gugelmin MCM, Medeiros AS, Nelson-Filho P. Prevalência de microrganismos em canais radiculares de dentes decíduos humanos com polpa necrótica e lesões periapicais crônicas. Pesquisa Odontológica Brasileira. 2003;17(4):367-371.

Chu FCS, Tsang CSP, Chow TW, Samaranayake LP. Identification of cultivable microorganisms from primary endodontic infections with exposed and unexposed pulp space (Identificação de microrganismos cultiváveis de infecções endodônticas primárias com espaço pulpar exposto e não exposto). J Endod. 2005;31(6):424-429.

Saito D, Leonardo RT, Rodrigues JLM, Tsai SM, Höfling JF, Goncalves RB. Identificação de bactérias em infecções endodônticas por análise de sequência de bibliotecas de clones de rDNA 16S J Med Microbiol.

2006;55(1):101-107.

Ercan E, Dalli M, Yavuz i, Ozekinci T. Investigação de microrganismos em canais radiculares dentários infectados. Biotechnol. & Biotechnol. Eq. 2006;20(2):166-72.

Ashraf H, Samiee M, Aslami G, Hosseini MRG. Presença de candida albicans no sistema de canais radiculares de dentes que necessitam de re-tratamento endodôntico, com ou sem lesões periapicais. Int Endod J. 2007;2(1):24-28.

Cogulu D, Uzel A, Oncag O, Eronat C. Identificação baseada em PCR de agentes patogénicos seleccionados associados a infecções endodônticas em dentes decíduos e permanentes. Oral Surg Oral Med Oral Pathol Oral Radiol Endod. 2008;106(3):443-449.

Tennert C, Fuhrmann M, Wittmer A, Karygianni L, Altenburger MJ, Pelz K,Hellwig E, Al-Ahmad A. New Bacterial Composition in Primary and Persistent/Secondary Endodontic Infections with Respect to Clinical and Radiographic Findings (Nova Composição Bacteriana em Infecções Endodônticas Primárias e Persistentes/Secundárias com Respeito a Achados Clínicos e Radiográficos). J Endod. 2014;40(5):670-677.

Paula VAC, Pinheiro RS, Pedro RL, Santos KRN, Primo LGS, Maia LC. Microrganismos envolvidos na infeção endodôntica de dentes permanentes: Uma revisão sistemática. Afr J Microbiol Res. 2013;7(18):1819-26.

James C. Kullid. Testes de diagnóstico. In: Ingle JI, Bakland LK, eds. Endodontia. 6ª ed. Hamilton, Ontário, Canadá: BC Decker Inc, 2007:532-543.

Elmeguid AA, Yu DC. Neurofisiologia da polpa dentária: Parte 1 Implicações clínicas e de diagnóstico J Can Dent Assoc. 2009;75(1):55-9.

Gopikrishna V. Diagnóstico. In:Kohli A, eds: Textbook of endodontics. Mosby Elsevier; 2010: 22-36.

Jafarzadeh H, Abbott PV. Revisão dos testes de sensibilidade pulpar. Parte I: geral informação e testes térmicos. Int Endod J. 2010;43(9):738-762.

Jafarzadeh H, Abbott PV. Revisão dos testes de sensibilidade pulpar. Parte II: testes de polpa eléctrica e cavidades de teste. Int Endod J. 2010;43(11):945-958.

Chandra BS, Krishna VG. A prática endodôntica de Grossman. 12th ed.. Nova Deli: Wolters Kluwer, 2010:67-72.

Pitt Ford TR, Patel S. Equipamento técnico para avaliação do estado da polpa dentária. Endod Top 2004;7:213.

Lin J, Chandler N, Purton D, Monteith B. Local apropriado para a colocação do elétrodo no teste da polpa eléctrica dos dentes dos primeiros molares. J Endod. 2007;33(11):1296-1298.

Udoye CI, Jafarzadeh H, Okechi UC, Aguwa EN. Local de colocação de elétrodo adequado para o teste de polpa eléctrica de dentes anteriores em adultos nigerianos: um estudo clínico. J Oral Sci. 2010;52(2):287-92.

Ruddle CJ. Diagnóstico endodôntico. Dent Today 2002a;21:90-2.

Degering CI. Avaliação fisiológica dos métodos de teste de polpa dentária. J Dent Res. 1962;41:695-700.

Linsuwanont P, Palamara JE, Messer HH. Transferência térmica em incisivos extraídos durante o teste de sensibilidade da polpa térmica. Int Endod J. 2008;41(3):204-10.

Trope M, Debelian G. Endodontics Manual for the General Dentist. Londres: Quintessence Publishing Co. 2005.

Petersson K, Soderstrom C, Kiani-Anaraki M, Levy G.Avaliação da capacidade dos testes térmicos e eléctricos para registar a vitalidade da polpa. Endod Dent Traumatol. 1999;15(3):127-31.

Fuss Z, Trowbridge H, Bender IB, Rickoff B, Sorin S. Assessment of Reliability of Electrical and Thermal Pulp Testing Agents (Avaliação da fiabilidade dos agentes de ensaio elétrico e térmico da polpa). J Endod. 1986;12(7):301-5.

Jones VR, Rivera EM, Walton RE. Comparação entre dióxido de carbono e spray refrigerante para determinar a capacidade de resposta pulpar. J Endod. 2002;28(7):531-3.

Miller SO, Johnson JD, Allemang JD, Strother JM. Teste a frio através de restaurações de cobertura total. J Endod. 2004;30(10):695-700.

Evans D, Reid J, Strang R, Stirrups D.A comparison of laser Doppler flowmetry with other methods of assessing the vitality of traumatised anterior teeth. Endod Dent Traumatol. 1999;15(6):284-90.

Emshoff R, Emshoff I, Moschen I, Strobl H. Laser Doppler f low measurements of pulpal blood flow and severity of dental injury. Int Endod J. 2004;37(7):463-467.

Chen E, Abbott PV. Evaluation of Accuracy, Reliability, and Repeatability of Five Dental Pulp Tests (Avaliação da precisão, fiabilidade e repetibilidade de cinco testes de polpa dentária). J Endod. 2011;37(12):1619-23.

Karayilmaz H, Kirzioglue Z Comparação da fiabilidade da fluxometria Doppler a laser, da oximetria de pulso e do aparelho elétrico de teste da polpa na avaliação da vitalidade pulpar de dentes humanos. J Oral Rehab. 2011;38(5):340-347.

Goho C. Avaliação da vitalidade por oximetria de pulso em dentes decíduos e permanentes imaturos. Pediatr Dent. 1999;21(2):125.

Dastmalchi N, Jafarzadeh H, Moradi S. Comparação da eficácia de uma sonda de oxímetro de pulso feita à medida com um medidor de polpa digital elétrico, um spray frio e um copo de borracha para avaliar a vitalidade da polpa. J Endod. 2012;38(9):1182-6.

Garg N, Garg A. Livro de Texto de Endodontia. Delhi: Jaypee Brothers Medical Publishers; 2010: 78

Stoops LC, Scott D. Medição da temperatura do dente como meio de determinar a vitalidade da polpa. J Endod. 1976;2(5):141-145.

Pogrel MA, Yen CK, Taylor RC. Estudos dos gradientes de temperatura da coroa do dente com a utilização de termografia de infravermelhos. Oral Surg Oral Med Oral Pathol. 1989;67(5):583-7.

Miwa Z, Ikawa M, Iijima H, Saito M, Takagi Y. Fluxo sanguíneo pulpar em dentes permanentes jovens vitais e não vitais medido por fotopletismografia de luz transmitida: um estudo piloto. Pediatr Dent. 2002;24(6):594-8.

Chandra BS, Krishna VG. Grossman's endodontic practice.12th ed.. Nova Deli: Wolters Kluwer:97-98.

Rajendren R, Sundharam S: Shafer's Textbook of Oral Pathology, 6. Nova Deli: Elsevier, 2009:475.

Chandra BS, Krishna VG. A prática endodôntica de Grossman. 12ª ed.. Nova Deli: Wolters Kluwer:84.

Smulson MH, Sieraski SM. Histofisiologia e doenças da polpa dentária. In: Weine FS editores. Endodontic therapy, 5th ed., St. St. Louis:C.V Mosby Co 1998:141.

Stockton LW. Capeamento da polpa vital: Um procedimento que vale a pena. J Can Dent Assoc. 1999;65(6):328-31.

Ghoddusi J, Forghani M, Parisay I. Novas abordagens na terapia de polpa vital em dentes permanentes. Iran Endod J. 2014;9(1):15-22.

Ward J. Terapia pulpar vital em dentes permanentes cariados e suas limitações. Aust Endod J. 2002;28(1):29-37.

Cvek M. Um relatório clínico sobre pulpotomia parcial e capeamento com hidróxido de cálcio em incisivos permanentes com fratura complicada da coroa. J Endod. 1978;4(8):232-7.

Dammaschke T, Leidinger J, Schafer E. Avaliação a longo prazo do capeamento pulpar direto - resultados do tratamento durante um período médio de 6,1 anos. Clin Oral Investig. 2010;14(5):559-67.

Caplan DJ, Cai J, Yin G, White BA. Root canal filled versus non-root canal filled teeth: a retrospective comparison of survival times. J Public Health Dent. 2005;65(2):90-6.

Al-Hiyasat AS, Barrieshi-Nusair KM, Al-Omari MA. Os resultados radiográficos dos procedimentos de capeamento pulpar direto realizados por estudantes de medicina dentária: um estudo retrospetivo. J Am Dent Assoc. 2006;137(12):1699-705.

Seltzer S, Bender IB, Ziontz M. A dinâmica da inflamação pulpar: correlações entre dados de diagnóstico e achados histológicos reais na polpa. Oral Surg Oral Med Oral Pathol. 1963;16:969-77.

Seltzer S, Bender IB, Ziontz M. A dinâmica da inflamação pulpar: correlações entre dados de diagnóstico e achados histológicos reais na polpa. Oral Surg Oral Med Oral Pathol. 1963;16:846-71.

Mitchell DF, Tarplee RE. Pulpite dolorosa; um estudo clínico e microscópico. Oral Surg Oral Med Oral Pathol. 1960;13:1360-70.

Matsuo T, Nakanishi T, Shimizu H, Ebisu S. Estudo clínico do capeamento pulpar direto aplicado a polpas expostas a cárie. J Endod. 1996;22(10):551-6.

Mejare I, Cvek M. Pulpotomia parcial em dentes permanentes jovens com lesões cariosas profundas. Endod Dent Traumatol. 1993;9(6):238-42.

Caliskan MK. Pulpotomia de dentes vitais cariados com envolvimento periapical. Int Endod J. 1995;28(3):172-6.

Teixeira LS, Demarco FF, Coppola MC, Bonow ML. Avaliação clínica e radiográfica de pulpotomias realizadas sob injeção intrapulpar de solução anestésica. Int Endod J. 2001;34(6):440-6.

Ricketts D. Gestão da lesão cariosa profunda e do complexo dentina-polpa vital. Br Dent J. 2001;191(11):606-10.

Stanley HR. Capeamento pulpar: conservar a polpa dentária - pode ser feito? Vale a pena? Oral Surg Oral Med Oral Pathol. 1989;68(5):628-39.

Demarco FF, Rosa MS, Tarquinio SB, Piva E. Influência da qualidade da restauração no sucesso do tratamento de pulpotomia: um estudo preliminar retrospetivo. J Appl Oral Sci. 2005;13(1):72-7.

Costa CA, Hebling J, Hanks CT. Estado atual do capeamento pulpar com sistemas adesivos de dentina: uma revisão. Dent Mater. 2000;16(3):188-97.

Modena KC, Casas-Apayco LC, Atta MT, Costa CA, Hebling J, Sipert CR, Navarro MF, Santos CF. Citotoxicidade e biocompatibilidade de materiais de capeamento pulpar direto e indireto. J Appl Oral Sci. 2009;17(6):544-54.

Leksell E, Ridell K, Cvek M, Mejàre I. Exposição pulpar após escavação completa direta ou por etapas de lesões cariosas profundas em dentes permanentes posteriores jovens. Endod Dent Traumatol. 1996;12(4):192-6.

Maltz M, de Oliveira EF, Fontanella V, Bianchi R. Um estudo clínico, microbiológico e radiográfico de lesões de cárie profundas após remoção incompleta de cáries. Quintessence Int. 2002;33(2):151-9.

Orhan AI, Oz FT, Ozcelik B, Orhan K. Um estudo clínico e microbiológico comparativo do tratamento de lesões cariosas profundas em molares decíduos e molares permanentes jovens. Clin Oral Investig. 2008;12(4):369-78.

Maltz M, Moura MS, Jardim JJ, Marques C, Paula LM, Mestrinho HD. Remoção Parcial de Cáries em Lesões Profundas: Estudo de acompanhamento de 19-30 meses. Rev. Fac. Odontol. Porto Alegre 2010;51(1):20-23.

Kilaru KR, Kidiyoor K H, Rao R N. Avaliação histológica do hidróxido de cálcio e do agente de ligação à dentina no capeamento direto da polpa: - um estudo in vivo. J Conserv Dent 2005;8(2):7-11.

Brannstrom M . Dentina e polpa em dentisteria restauradora. J Endod. 1982;8(3):98.

Aeinehchi M, Eslami B, Ghanbariha M, Saffar AS. Agregado de trióxido mineral (MTA) e hidróxido de cálcio como agentes de capeamento pulpar em dentes humanos: um relatório preliminar. Int Endod J. 2003;36(3):225-31.

Murray PE, Garcia-Godoy F. A incidência de defeitos de cicatrização pulpar com materiais de capeamento direto. Am J Dent. 2006;19(3):171-7.

Fernandes AM, Silva GA, Lopes N Jr, Napimoga MH, Benatti BB, Alves JB. Capeamento direto de polpas humanas com um sistema adesivo de dentina e hidróxido de cálcio: uma análise imunoistoquímica. Oral Surg Oral Med Oral Pathol Oral Radiol Endod. 2008;105(3):385-90

Accorinte Mde L, Holland R, Reis A, Bortoluzzi MC, Murata SS, Dezan E Jr, et al. Avaliação do agregado trióxido mineral e do cimento de hidróxido de cálcio como agentes capeadores pulpares em dentes humanos. J Endod. 2008;34(1):1-6.

Accorinte ML, Loguercio AD, Reis A, Costa CA. Resposta de polpas humanas capeadas com diferentes sistemas adesivos autocondicionantes. Clin Oral Investig. 2008;12(2):119-27.

Hilton TJ, Ferracane JL, Mancl L. Investigação Colaborativa Baseada na Prática do Noroeste em Medicina Dentária Baseada em Evidências (NWP). Comparação de CaOH com MTA para capeamento pulpar direto: um ensaio clínico aleatório PBRN. J Dent Res. 2013;92(7 Suppl):16S-22S.

Mejàre I, Cvek M. Pulpotomia parcial em dentes permanentes jovens com lesões cariosas profundas. Endod Dent Traumatol. 1993;9(6):238-42.

Li B, Liu G. Comparação do efeito da coroa parcial-pulptomia e pulptomia em incisivos permanentes jovens com fratura complicada da coroa. Estomatologia 2006-06.

Cleaton-Jones P, Duggal M, Parak R, Williams S, Setzer S. Estudo de equivalência das respostas histológicas a pulpotomias completas ou parciais em primeiros molares permanentes imaturos inflamados de babuínos. SADJ. 2007;62(2):062-5.

Han L, Han J, Li D, Li P. Investigação clínica da pulptomia em incisivos permanentes jovens com fratura complicada da coroa. Jornal da Universidade de Medicina de Hainan 2011-10.

Aguilar P, Linsuwanont P. Terapia pulpar vital em dentes permanentes vitais com polpa cariada exposta: uma revisão sistemática. J Endod. 2011;37(5):581-7.

Fuks AB. Terapia pulpar vital com novos materiais para dentes decíduos: novas direcções e perspectivas de tratamento. J Endod. 2008;34(7 Suppl):S18-24.

Sabbarini J. Intervenções alternativas ao formocresol como medicamento para pulpotomia na dentição decídua: Uma revisão da literatura. Revista Smile 2008;7-16.

Tagger E, Tagger M, Sarnat H. Reacções pulpares aos pensos de pulpotomia de glutaraldeído e paraformaldeído em dentes primários de macaco. Endod Dent Traumatol. 1986;2(6):237-42.

Wemes JC, Jansen HW, Purdell-Lewis D, Boering G. Avaliação histológica do efeito do formocresol e do glutaraldeído nos tecidos periapicais após tratamento endodôntico. Oral Surg Oral Med Oral Pathol. 1982;54(3):329-32.

Davis MJ, Myers R, Switkes MD. Glutaraldeído: uma alternativa ao formocresol para a terapia pulpar vital. ASDC J Dent Child. 1982;49(3):176-80.

Lekka M, Hume WR, Wolinsky LE. Comparação entre a difusão do formaldeído e do glutaraldeído através dos tecidos radiculares de dentes tratados com pulpotomia. J Pedod. 1984;8(2):185-91.

Myers DR, Pashley DH, Lake FT, Burnham D, Kalathoor S, Waters R. Systemic absorption of 14C-glutaraldehyde from glutaraldehyde-treated pulpotomy sites. Pediatr Dent. 1986;8(3):134-8.

Camp JH, Fuks AB. Endodontia pediátrica: tratamento endodôntico para a dentição decídua e a dentição permanente jovem. In: Cohen S, Hargreaves K, eds: Pathways of the pulp. 9ª ed.. St Louis, MO: Mosby, 2006:822-82.

Tagger E, Tagger M. Pulpal and periapical reactions to glutaraldehyde and paraformaldehyde pulpotomy dressing in monkeys. J Endod. 1984;10(8):364-71.

Jeng HW, Feigal RJ, Messer HH. Comparação da citotoxicidade do formocresol, formaldeído, cresol e glutaraldeído utilizando culturas de fibroblastos de polpa humana. Pediatr Dent. 1987;9(4):295-300.

Prakash C, Chandra S, Jaiswal JN. Pulpotomias com formocresol e glutaraldeído em dentes decíduos. J Pedod. 1989;13(4):314-22.

Havale R, Anegundi RT, Indushekar K, Sudha P. Clinical and radiographic evaluation of pulpotomies in primary molars with formocresol, glutaraldehyde and ferric sulphate. Oral Health Dent Manag. 2013;12(1):24-31.

Kumar GA, Kavitha A. Apexificação numa única visita com agregado de trióxido mineral. Jornal indiano de avanços dentários 2010;2(1):122-4.

Witherspoon DE, Small JC, Regan JD, Nunn M. Análise retrospetiva de dentes de ápice aberto obturados com agregado de trióxido mineral. J Endod. 2008;34(10):1171- 6.

Rudagi KB, Rudagi BM. Apexificação num só passo em dente imaturo utilizando agregado de trióxido mineral cinzento como barreira apical e membrana de fibrina rica em plaquetas autóloga como matriz interna. J Conserv Dent. 2012;15(2):196-9.

Dogra S, Mukunda KS, Arun A, Rao SM. Apexificação. J Dent Sci Res. 2012;3(1):41-44.

Sheehy EC, Roberts GJ. Utilização de hidróxido de cálcio para formação de barreira apical e cicatrização em dentes permanentes imaturos não vitais: uma revisão. Br Dent J. 1997;183(7):241-6.

Walia T, Chawla HS, Gauba K. Tratamento de ápices muito abertos em dentes permanentes não vitais com pasta de Ca(OH)2. J Clin Pediatr Dent. 2000;25(1):51-6.

Ghosh S, Mazumdar D, Ray PK, Bhattacharya B. Avaliação comparativa de diferentes formas de hidróxido de cálcio na apexificação. Contemp Clin Dent. 2014;5(1):6-12.

Torneck CD, Smith JS, Grindall P. Efeitos biológicos dos procedimentos endodônticos no desenvolvimento dos dentes incisivos. Oral Sur. 1973;35(4):541.

Witherspoon DE, Ham K. Apexificação numa visita: técnicas para induzir a formação de uma barreira na extremidade da raiz em encerramentos apicais. Pract Proced Aesthet Dent. 2001;13(6):455- 60.

Pradhan DP, Chawla HS, Gauba K, Goyal A. Comparative evaluation of endodontic management of teeth with unformed apices with mineral trioxide aggregate and calcium hydroxide. J Dent Child (Chic). 2006;73(2):79-85.

Simon S, Rilliard F, Berdal A, Machtou P. A utilização do agregado de trióxido mineral no tratamento de apexificação numa visita: um estudo prospetivo. Int Endod J. 2007;40(3):186- 97.

Moore A, Howley MF, O'Connell AC. Tratamento de dentes com ápice aberto usando dois tipos de agregado de trióxido mineral branco após curativo inicial com hidróxido de cálcio em crianças. Dent Traumatol. 2011;27(3):166-73.

Damle SG, Bhattal H, Loomba A. Apexificação de dentes anteriores: uma avaliação comparativa do agregado de trióxido mineral e da pasta de hidróxido de cálcio. J Clin Pediatr Dent. 2012;36(3):263-8.

Torabinejad M, Abu-Tahun I. Gestão de dentes com polpas necróticas e ápices abertos. Endod Top 2012;23(1):105-130.

Shah N, Logani A, Bhaskar U, Aggarwal V. Eficácia da revascularização para induzir a apexificação/apexogénese em dentes infetados, não vitais e imaturos: um estudo clínico piloto. J Endod. 2008;34(8):919-25.

Chen MY, Chen KL, Chen CA, Tayebaty F, Rosenberg PA, Lin LM. Respostas de dentes permanentes imaturos com tecido pulpar necrótico infetado e periodontite apical/abscesso a procedimentos de revascularização. Int Endod J. 2012; 45(3):294-305.

Jung IY, Lee SJ, Hargreaves KM. Tratamento com base biológica de dentes permanentes imaturos com necrose pulpar: uma série de casos. Tex Dent J. 2012;129(6):601- 16.

Palmer MJ, Weine ES, Healey HJ. Posição do forame apical em relação à terapia endodôntica. J Can Dent Assoc. 1971;37(8):305-8.

Dummer PMH, McGinn JH, Ree DG. A posição e a topografia da constrição apical e do forame apical. Int Endod J. 1984;17(4):192-8.

Langeland K, citado em Riccuci D. Apical limit of root canal instrumentation and obturation (Limite apical da instrumentação e obturação do canal radicular). Int Endod J. 1998;31(6):384-93.

Sharma MC, Arora V. Determinação do comprimento de trabalho do canal radicular. MJAFI 2010;66(3):231-234.

Sousa RA. A importância da patência apical e da limpeza do forame apical no preparo do canal radicular. Braz Dent J. 2006;17(1):6-9.

Mounce R. O que é a patência apical e qual a sua importância? Compend Contin Educ Dent. 2005;26(1):62, 64, 66.

Vera J, Hernández EM, Romero M, Arias A, van der Sluis LW. Efeito da manutenção da patência apical na penetração do irrigante nos dois milímetros apicais de canais radiculares de grandes dimensões: um estudo in vivo. J Endod. 2012;38(10):1340-3.

Deonizio MDA, Sidney GB, Batista A, Pontarolo R, Guimaraes PRB, Gavini G. Influência da patência apical e da limpeza do forame apical na extrusão periapical em retratamento. Braz Dent J. 2013;24(5):482-486.

Khatavkar RA, Hegde VS. Importância da patência em endodontia. Endodontologia; 87-93.

Weine FS. Cálculo do comprimento de trabalho. In: Weine FS editores. Terapia endodôntica, 5ª ed., St. St. Louis:C.V Mosby Co 1998:395-422.

Davis WC. Pulpectomia versus extirpação da polpa. Dent Items 1922;44:81-100

Brynolf I. Radiografia da região perirradicular como auxiliar de diagnóstico. I. Diagnóstico de alterações marginais. Dent Radiogr Photogr. 1978;51(2):21-39.

Horstad P, Nygaard-Ostby B. Pulpectomia parcial. Oral Surg Oral Med Oral Pathol Oral Radiol Endod. 1978;46:275.

Cailleteau JG, MuUaney TP. Prevalência do ensino da patência e de várias técnicas de instrumentação e obturação nas escolas de medicina dentária dos Estados Unidos. J Endod. 1997; 23(6):394-6.

Schilder H. Preenchimento de canais radiculares em três dimensões. 1967. J Endod. 2006;32(4):281-90.

Schilder H. Desbridamento e desinfeção do canal. Em: Cohen S, Burns RC, editores. Pathways of the pulp. 2ª ed. St. Louis, MO: CV Mosby; 1976. p.111.

Ricucci D. Limite apical da instrumentação e obturação do canal radicular, parte 1: Revisão de Literatura. Int Endod J. 1998;31(6):384-93.

Metzger Z, Basrani B, Goodis HE. Instrumentos, Materiais e Dispositivos. Em: Cohen S, Hargreaves KM, editores. Pathways of the pulp (Vias da polpa). Louis, MO: CV Mosby; 2011. p.243-4.

Ivanovic V, Ivanovic KB. Determinação do comprimento de trabalho ou como localizar o terminal apical (Parte I). Raízes 2009;4:30-6.

Dimitrov S, Roshkev D. Localizador apical adaptativo de sexta geração. Jornal do IMAB 2009;2:75-8.

Shanmugaraj M, Nivedha R, Mathan R, Balagopal S. Avaliação dos métodos de determinação do comprimento de trabalho: Um estudo in vivo/ex vivo. Indian J Dent Res. 2007;18(2);60-2.

Majeed MAR, Subhi AG. Avaliação da precisão de um localizador apical de quinta geração (estudo in vitro). J Bagh College Dentistry 2011;23(1):12-17.

Jain S, Kapur R. Avaliação comparativa da precisão de dois localizadores apicais electrónicos na presença de vários irrigantes: Um estudo in vitro. Contemp Clin Dent. 2012;3(2):140-5.

Mull JP, Manjunath V, Manjunath MK. Comparação da precisão de dois localizadores apicais electrónicos na presença de vários irrigantes: Um estudo in vitro. J Conserv Dent. 2012;15(2):178-182.

Khursheed I, Bansal R, Bansal T, Singh HP, Yadav H, Reddy KJ. Uma avaliação comparativa do comprimento de trabalho com radiografia digital e localizador apical de terceira geração (ProPex) na presença de vários irrigantes intracanais: Um estudo in vivo/ex vivo. Dent Res J. 2014;11(1):56-60.

Jou YT, Karabucak B, Levin J, Liu D. Largura de trabalho endodôntico: conceitos e técnicas actuais. Dent Clin North Am. 2004;48(1):323-35.

Haga CS. Medidas microscópicas de preparações de canais radiculares após instrumentação. J Br Endod Soc. 1968; 2(3):41-6.

Gutierrez JH, Garcia J. Investigação microscópica e macroscópica sobre os resultados da preparação mecânica dos canais radiculares. Oral Surg. 1968;25(1):108-16.

Walton RE. Avaliação histológica de diferentes métodos de ampliação do espaço do canal pulpar. J Endod. 1976;2(10):304-11.

Tan BT, Messer HH. A qualidade da preparação do canal apical utilizando instrumentos manuais e rotativos com critérios específicos de alargamento baseados no tamanho inicial da lima. J Endod. 2002;28(9):658-64.

Mauger MJ, Schindler WG, Walker WA. Uma avaliação da morfologia do canal em diferentes níveis de ressecção radicular em incisivos mandibulares. J Endod. 1998;24(10):607-9.

Gani O, Visvisian C. Diâmetro do canal apical no primeiro molar superior em várias idades. J Endod. 1999;25(10):689-91.

Wu MK, Barkis D, Roris A, Wesselink PR. Prevalência e extensão de canais ovais longos no terço apical. Oral Surg. 2000;89(6):739-43.

Liu DT, Jou YT. Uma técnica para estimar a constrição apical com limas K e instrumentos rotativos NT Lightspeed. J Endod. 1999;25(4):306.

Levin JA, Liu DT, Jou YT. A precisão de duas técnicas clínicas para determinar o tamanho do forame apical. J Endod. 1999;25(4):294.

Wu MK, Barkis D, Roris A, Wesselink PR. Será que a primeira lima a ligar corresponde ao diâmetro do canal na região apical? Int Endod J. 2002;35(3):264-6.

Wu MK, Barkis D, Roris A, Wesselink PR. Será que a primeira lima a ligar corresponde ao diâmetro do canal na região apical? Int Endod J. 2002;35(3):264-7.

Paqué F, Ganahl D, Peters OA. Efeitos da preparação do canal radicular na geometria apical avaliada por tomografia micro-computada. J Endod. 2009;35(7):1056-9.

Cecchin D, Sousa-Neto MD, Pécora JD, Silva RG. Influência da pré-fissuração cervical na determinação do tamanho da lima apical nas raízes palatinas de molares superiores. Rev Odonto Cienc. 2012;27(2):137-142.

Saini HR, Tewari S, Sangwan P, Duhan J, Gupta A. Effect of different apical preparation sizes on outcome of primary endodontic treatment: a randomized controlled trial. J Endod. 2012;38(10):1309-15.

Grossman L. Prática endodôntica. 10ª edição. Philadelphia: Lea & Febiger; 1986.

Barbizam JVB, Fariniuk LF, Marchesan MA, Pecora JD, Sousa-Neto MD. Eficácia das técnicas de instrumentação manual e rotatória na limpeza de canais radiculares achatados. J Endod. 2002;28(5):365-6.

Haapasalo M, Qian W. Irrigantes e medicamentos intracanais. In: Ingle JI, Bakland LK, eds. Endodontics. 6ª ed. Hamilton, Ontário, Canadá: BC Decker Inc, 2007:992-1018.

Sirtes G, Waltimo T, Schaetzle M, Zehnder M. The effects of temperature on sodium hypochlorite short-term stability, pulp dissolution capacity, and antimicrobial efficacy. J Endod. 2005;31(9):669-7.

Abou-Rass M, Oglesby SW. The effects of temperature, concentration, and tissue type on the solvent ability of sodium hypochlorite. J Endod. 1981;7(8):376-7.

Radcliffe CE, Potouridou L, Qureshi R, Habahbeh N, Qualtrough A, Worthington H, et al. Atividade antimicrobiana de concentrações variáveis de hipoclorito de sódio nos microrganismos endodônticos Actinomyces israelii, A.naeslundii, Candida albicans e Enterococcus faecalis. Int Endod J. 2004;37(7):438-446.

Fidalgo TK, Barcelos R, Portela MB, Soares RM, Gleiser R, Silva-Filho FC. Atividade inibitória de irrigantes de canais radiculares contra Candida albicans, Enterococcus faecalis e Staphylococcus aureus. Braz Oral Res. 2010;24(4):406-12.

Cvek M, Nord CE, Hollender L. Efeito antimicrobiano do desbridamento do canal radicular em dentes com raízes imaturas. Um estudo clínico e microbiológico. Odontol Revy. 1976a;27(1):1-10.

Bystrom A, Sundqvist G. Avaliação bacteriológica do efeito do hipoclorito de sódio a 0,5 por cento na terapia endodôntica. Oral Surg.1983;55(3):307-312.

Bystrom A, Sundqvist G. A ação antibacteriana do hipoclorito de sódio e do EDTA em 60 casos de terapia endodôntica. Int Endod J. 1985;18(1):35-40.

Dunavant TR, Regan JD, Glickman GN, Solomon ES, Honeyman AL. Comparative evaluation of endodontic irrigants against Enterococcus faecalis biofilms (Avaliação comparativa de irrigantes endodônticos contra biofilmes de Enterococcus faecalis). J Endod. 2006;32(6):527-31.

Retamozo B, Shabahang S, Johnson N, Aprecio RM, Torabinejad M. Minimum Contact Time and Concentration of Sodium Hypochlorite Required to Eliminate Enterococcus faecalis. J Endod. 2010;36(3):520-523.

Zou L, Shen Y, Li W, Haapasalo M. Penetração do hipoclorito de sódio na dentina. J Endod. 2010;36(5):793-6.

Marion JJC, Manhaes FC, Bajo H, Duque TM. Eficiência de diferentes concentrações de hipoclorito de sódio durante o tratamento endodôntico. Revisão de literatura. Dental Press Endod. 2012;2(4):32-7

Gulsahi K, Tirali RE, Cehreli SB, Karahan ZC, Uzunoglu E, Sabuncuoglu B. O efeito da temperatura e do tempo de contacto do hipoclorito de sódio em raízes humanas infectadas com Enterococcus faecalis e Candida albicans. Odontology. 2014;102(1):36-41.

Macedo RG, Pascual Herrero N, Wesselink PR, Versluis M, van der Sluis LWM. Influência da parede dentinária no pH do NaOCl durante a irrigação do canal radicular. J Endod. 2014;40(7):1005-8.

Wang CS, Arnold RR, Trope M, Teixeira FB. Eficiência clínica do gel de clorexidina a 2% na redução de bactérias intracanais. J Endod. 2007;33(11):1283-9.

Valera MC, Maekawa LE, de Oliveira LD, Jorge AO, Shygei É, Carvalho CA. Atividade antimicrobiana in vitro de substâncias químicas auxiliares e extratos naturais sobre Candida albicans e Enterococcus faecalis em canais radiculares. J Appl Oral Sci. 2013;21(2):118-23.

Gomes BP, Ferraz CC, Vianna ME, Berber VB, Teixeira FB, Souza-Filho FJ. Atividade antimicrobiana in vitro de diversas concentrações de hipoclorito de sódio e gluconato de clorexidina na eliminação de Enterococcus faecalis. Int Endod J. 2001;34(6):424-8.

Vianna ME, Gomes BPFA, Berber VB, Zaia AA, Ferraz CCR, deSouza-Filho FJ, et al. Avaliação in vitro da atividade antimicrobiana da clorexidina e do hipoclorito de sódio. Oral Surg Oral Med Oral Pathol Oral Radiol Endod. 2004;97(1):79- 84.

Ferraz CC, Gomes BP, Zaia AA, Teixeira FB, Souza-Filho FJ. Estudo comparativo da eficácia antimicrobiana do gel de clorexidina, da solução de clorexidina e do hipoclorito de sódio como irrigantes endodônticos. Braz Dent J. 2007;18(4):294-8.

Camara AC, de Albuquerque MM, Aguiar CM, de Barros Correia ACR. Atividade antimicrobiana da clorexidina em canais radiculares instrumentados com o sistema ProTaper Universal. Braz J Oral Sci. 2010;9(3):402-409.

Koshy M, Prabu M, Prabhakar V. Efeito a longo prazo do hidróxido de cálcio na microdureza da dentina radicular humana - um estudo piloto". O Jornal da Internet da Ciência Dentária. 2009;9(2).

Fava LR, Saunders WP. Pastas de hidróxido de cálcio: Classificação e indicações clínicas. Int Endod J. 1999;32(4):257-82.

Camões IC, Salles MR, Chevitarese O, Gomes LN. Difusão de Ca(OH)2 associado a diferentes veículos: estudo cromatográfico (cromatografia líquida de alta eficiência). J Endod. 2004;30(1):30-4.

Pacios MG, de la Casa ML, de Bulacio Ml, López ME. Influência de diferentes veículos no pH de pastas de hidróxido de cálcio. J Oral Sci. 2004;46(2):107-11.

Sathorn C, Parashos P, Messer H. Eficácia antibacteriana do penso intracanal de hidróxido de cálcio: uma revisão sistemática e meta-análise. Int Endod J. 2007;40(1):2-10.

Poorni S, Miglani R, Srinivasan MR, Indira R. Avaliação comparativa da tensão superficial e do pH do hidróxido de cálcio misturado com cinco veículos diferentes: Um estudo in vitro. Indian J Dent Res. 2009;20(1):17-20.

Hajare SG, Aggarwal S. Evaluation of pH and calcium ion release from calcium hydroxide containing intracanal medicament. Jornal do ICDRO 2009;1(1):8-20.

Vaghela DJ, Kandaswamy D, Venkateshbabu N, Jamini N, Arathi G. Desinfeção dos túbulos dentinários com duas formulações diferentes de hidróxido de cálcio em comparação com clorexidina a 2%: Como medicamentos intracanais contra Enterococcus faecalis e Candida albicans: Um estudo in vitro. J Conserv Dent. 2011;14(2):182- 6.

Prabhakar AR, Hadakar GS, Raju OS. Avaliação comparativa do pH e do efeito antibacteriano de várias combinações de hidróxido de cálcio em E. faecalis e o seu efeito na resistência da raiz: Um estudo in vitro. Contemp Clin Dent. 2012;3(1):42-7.

M. Torabinejad, R. Handysides, A. A. Khademi, e L. K. Bakland, "Clinical implications of the smear layer in endodontics: a review." Oral Surg Oral Med Oral Pathol Oral Radiol Endod. 2002;94(6):658-66.

McComb D, Smith DC. Um estudo preliminar de microscopia eletrónica de varrimento dos canais radiculares após procedimentos endodônticos. J Endod. 1975;1(7):238-42.

Lester KS, Boyde A. Microscopia eletrónica de varrimento de canais radiculares instrumentados, irrigados e obturados. Br Dent J. 1977;143(11):359-67.

Goldman LB, Goldman M, Kronman JH, Lin PS A eficácia de várias soluções de irrigação para endodontia: um estudo de microscopia eletrónica de varrimento. Oral Surg Oral Med Oral Pathol. 1981;52(2):197-204.

Mader CL, Baumgartner JC, Peters DD. Investigação microscópica eletrónica de varrimento da camada manchada nas paredes do canal radicular. J Endod. 1984;10(10):477- 83.

Cameron JA. A utilização de ultra-sons na remoção da camada de esfregaço: um estudo ao microscópio eletrónico de varrimento. J Endod. 1983;9(7):289-92.

Brannstrom M, Johnson G. Efeitos de vários condicionadores e agentes de limpeza em superfícies de dentina preparadas: uma investigação de microscopia eletrónica de varrimento. J Prosthet Dent. 1974;31(4):422-30.

Aktener BO, Cengiz T, Piskin B. A penetração do material de esfregaço nos túbulos dentinários durante a instrumentação com reagentes tensioactivos: um estudo de microscopia eletrónica de varrimento. J Endod. 1989;15(12):588-90.

Cengiz T, Aktener BO, Piskin B. Efeito da orientação dos túbulos dentinários na remoção da smear layer pelos irrigantes dos canais radiculares. Um estudo de microscopia eletrónica de varrimento. Int Endod J. 1990;23(3):163-71.

Lussi A, Nussbächer U, Grosrey J. Uma nova técnica não instrumentada para a limpeza do sistema de canais radiculares. J Endod. 1993 Nov;19(11):549-53.

Ruddle CJ. Desinfeção hidrodinâmica: endodontia tsunami. Dent Today. 2007;26(5):110-7.

Violich DR, Chandler NP. A smear layer em endodontia - uma revisão. Int Endod J. 2010;43(1):2-15.

Michelich VJ, Schuster GS, Pashley DH. Penetração bacteriana da dentina humana in vitro. J Dent Res.1980;59(8):1398-403.

Pashley DH, Michelich V, Kehl T. Efeitos da remoção da smear layer na permeabilidade da dentina. J Prosthet Dent. 1981;46(5):531-7.

Safavi KE, Spangberg LS, Langeland K. Desinfeção dos túbulos dentinários do canal radicular. J Endod. 1990;16(5):207-10.

Cameron JA. A relação sinérgica entre ultrassom e hipocloreto de sódio: uma avaliação em microscópio eletrônico de varredura JEndod. 1987;13(11):541-5.

Meryon SD, Brook AM. Penetração da dentina por três bactérias orais in vitro e a sua citotoxicidade associada. Int Endod J. 1990;23(4):196-202.

Behrend GD, Cutler CW, Gutmann JL. Um estudo in-vitro da remoção da smear layer e da fuga microbiana ao longo das obturações dos canais radiculares. Int Endod J. 1996;29(2):99-107.

Kokkas AB, Boutsioukis ACh, Vassiliadis LP, Stavrianos CK. A influência da smear layer na profundidade de penetração dos túbulos dentinários por três diferentes cimentos para canais radiculares: um estudo in vitro. J Endod. 2004;30(2):100-2.

Yildirim T, Orucoglu H, Cobankara FK. Avaliação a longo prazo da influência da smear layer na capacidade de selamento apical do MTA. J Endod. 2008;34(12):1537-40.

Kaufman AY, Greenberg I. Estudo comparativo da configuração e do grau de limpeza de canais radiculares preparados com o auxílio de soluções de hipoclorito de sódio e de acetato de bis-dequalínio. Oral Surg Oral Med Oral Pathol. 1986;62(2):191-7.

Baker NA, Eleazer PD, Averbach RE, Seltzer S. Estudo microscópico eletrónico de varrimento da eficácia de várias soluções de irrigação. J Endod. 1975;1(4):127-35.

Berg MS, Jacobsen EL, BeGole EA, Remeikis NA. Comparação de cinco soluções de irrigação: um estudo de microscopia eletrónica de varrimento. J Endod. 1986;12(5):192-7.

Baumgartner JC, Mader CL. Uma avaliação microscópica eletrónica de varrimento de quatro regimes de irrigação do canal radicular. J Endod. 1987;13(4):147-57.

Dechichi P, Moura CCG. Smear layer: uma breve revisão de conceitos gerais. Parte II. Os agentes mais comuns para remoção da smear layer endodôntica. RFO UPF 2006;11(2):100-104.

von der Fehr FR, Nygaard-Ostby B. Efeito do EDTAC e do ácido sulfúrico na dentina do canal radicular. Oral Surg Oral Med Oral Pathol. 1963;16(2):199-205.

Fraser JG. Agentes quelantes: o seu efeito de amolecimento na dentina do canal radicular. Oral Surg Oral Med Oral Pathol.1974;37(5):803-11.

Serper A, Calt S. Os efeitos desmineralizadores do EDTA em diferentes concentrações e pH. J Endod. 2002;28(7):501-2.

Ma R, Liu Z, Zhu CL. Um estudo comparativo da remoção da camada de esfregaço radicular utilizando sais de EDTA de diferentes pH. Shanghai Kou Qiang Yi Xue. 2003;12(3):197-9.

Parmar G, Chhatariya A. Efeito desmineralizador do EDTA em diferentes concentrações e pH - Um estudo espetrofotométrico. Endodontologia 2004;16,:54-57.

Kumari M, Punia SK3 Punia V. Irrigantes do canal radicular e técnicas de irrigação - uma revisão, parte 1. Indian J Dent Sci. 2012;3(4):91-4.

Guerisoli DM, Marchesan MA, Walmsley AD, Lumley PJ, Pecora JD. Avaliação da remoção da smear layer pelo EDTAC e hipoclorito de sódio com agitação ultra-sónica. Int Endod J. 2002;35(5):418-21.

Naaman A, Kaloustian H, Ounsi HF, Naaman-BouAbboud N, Ricci C, Medioni E. Uma avaliação microscópica eletrónica de varrimento da limpeza da parede do canal radicular após a remoção do hidróxido de cálcio utilizando três regimes de irrigação. J Contemp Dent Prac. 2007;8(1):11-18

Silveiraa LFM, Silveiraa CF, Martosa J, de Castrob LAS. Avaliação dos diferentes regimes de irrigação com hipoclorito de sódio e EDTA na remoção da smear layer durante o preparo do canal radicular. Revista de Microscopia e Ultraestrutura 2013;1(1-2):51-56.

Faria-e-Silva AL, Menezes MS, Silva FP, dos Reis GR, de Moraes RR. Tratamentos dentinários intra-radiculares e retenção de pinos de fibra com cimentos resinosos autoadesivos Braz Oral Res. 2013;27(1):14-9.

Gu XH, Mao CY, Liang C, Wang HM, Kern M. A irrigação do espaço do pilar endodôntico afecta a remoção da camada de smear layer e a eficácia da ligação? Eur J Oral Sci. 2009;117(5):597-603.

Wu H, Hayashi M, Okamura K, Koytchev EV, Imazato S, Tanaka S, Tanaka Y, Sano H, Ebisu S. Efeitos da penetração da luz e da remoção da camada de esfregaço na adesão de pós-cores à dentina do canal radicular através de adesivos autocondicionantes. Dent Mater 2009;25(12):1484-92.

Pelegrine RA, De Martin AS, Cunha RS, Pelegrine AA, da Silveira Bueno CE. Influência de irrigantes químicos na resistência de união à tração de um sistema adesivo utilizado para cimentar pinos de fibra de vidro à dentina radicular. Oral Surg Oral Med Oral Pathol Oral Radiol Endod. 2010;110(5):e73-6.

Saraiva LO, Aguiar TR, Costa L, Correr-Sobrinho L, Muniz L, Mathias P. Efeito de diferentes estratégias de adesão na pós-cimentação de fibras: Teste de push-out e análise por microscopia eletrônica de varredura. Contemp Clin Dent. 2013;4(4):443-7.

D'Souza L Henston, Sharma N, Chander S, Singh S, D'Souza R. Selantes de canais radiculares e o seu papel no sucesso da endodontia - Uma revisão. Ann Dent Res. 2012;2(2):68-78.

Johnson WT, Kulild JC. Obturação do sistema de canais radiculares limpos e modelados. Em: Cohen S, Hargreaves KM, editores. Pathways of the pulp (Vias de acesso da polpa). 10ª ed., St. St. Louis: Mosby; 2011.p.349-383.

Koch MJ. Libertação de formaldeído dos selantes de canais radiculares: influência do método. Int Endod J. 1999;32(1):10-6.

Venuti P. N2 e Sargenti. Studio Dentistico Venuti, dezembro de 2012.

De Almeida Gomes BPF, Pedroso JA, Jacinto RC, Vianna ME, Ferraz CCR, Zaia AA, de Souza-filho FJ. Avaliação in vitro da atividade antimicrobiana de cinco selantes de canais radiculares. Braz Dent J. 2004;15(1):30-35.

Bojar W, Marczewska J, Karwicka E, Anuszewska E. Cytotoxicity and Mutagenicity of N2 Cement - Root Canal Filling Material. Adv Clin Exp Med. 2009;18(6):615-621.

Bal CS, Sikri VK, Agrawal R. Efficacy of various eugenol and non-eugenol root canal sealers in the treatment of teeth with periapical radiolucent area - a clinical and radiological study. Indian J Dent Res. 1990;2(1):133-9.

Lai CC, Huang FM, Yang HW, Chan Y, Huang MS, Chou MY, Chang YC. Atividade antimicrobiana de quatro selantes de canais radiculares contra agentes patogénicos endodônticos. Clin Oral Investig. 2001;5(4):236-9.

Koch MJ, Wünstel E, Stein G. Libertação de formaldeído do cimento de canal radicular moído in vitro. J Endod. 2001;27(6):396-7.

Huang FM, Yang SF, Chang YC. Efeitos dos selantes de canais radiculares na fosfatase alcalina em células osteoblásticas humanas. J Endod. 2010;36(7):1230-3.

Belli S, Eraslan O, Eskitascioglu G, Karbhari V. Monoblocos em canais radiculares: um estudo de análise de tensão elementar finita. Int Endod J. 2011;44(9):817-26.

Pameijer CH, Zmener O. Materiais de resina para obturação de canais radiculares. Dent Clin North Am. 2010;54(2):325-44.

Sjögren U, Figdor D, Persson S, Sundqvist G. Influência da infeção no momento da obturação radicular no resultado do tratamento endodôntico de dentes com periodontite apical. Int Endod J. 1997;30(5):297-306.

Blayney JR. O tratamento medicinal e a obturação de canais radiculares. J Am Dent Assoc. 1928;15:239.

Kuttler Y. Investigação microscópica dos ápices radiculares. J Am Dent Assoc. 1955;50(5):544.

Harty F, Parkins B, Wengraf A. Taxa de sucesso na terapia de canais radiculares: um estudo retrospetivo de casos convencionais. Brit Dent J. 1970;128(2):65-70.

Kerekes K, Tronstad L. Resultados a longo prazo do tratamento endodôntico efectuado com uma técnica padronizada. J Endod. 1979;5(3):83-90.

Morse DR, Esposito JV, Pike C, et al. A radiographic evaluation of the periapical status of teeth treated by the guttapercha- eucapercha endodontic method: a one year follow-up study of 458 root canals. Parte I. Oral Surg Oral Med Oral Pathol Oral Radiol Endod. 1983;55(6):607-10.

Matsumoto T, Nagai T, Ida K. Factores que afectam o prognóstico de sucesso do tratamento do canal radicular. J Endod. 1987;13(5):239-242.

Wu M, Wesselink PR, Walton RE. Localização do terminal apical dos procedimentos de tratamento do canal radicular. Oral Surg Oral Med Oral Pathol Oral Radiol Endod. 2000;89(l):99.

Ponce EH, Fernandez JA. A junção cemento-dentina-canal, o forame apical e a constrição apical: avaliação por microscopia ótica. J Endod. 2003;29(3):214.

Schaeffer MA, White RR, Walton RE. Determining the optimal obturation length: a meta-analysis of the literature. J Endod. 2005;31(4):271.

Camps JJ, Pertot WJ, Escavy JY, et al. Módulo de Young da guta-percha quente e fria. Endod Dent Traumatol. 1996;12(2):50-3.

Bal AS, Hicks ML, Barnett F. Comparação in vitro da guta-percha e do selante com condensação lateral .06 e .02. J Endod. 2001;27(12):786.

Gound TG, Riehm RJ, Odgaard EC, Makkawy H. Efeito do tamanho do cone de espalhamento e do cone acessório na densidade da obturação utilizando a condensação lateral convencional ou mecânica. J Endod. 2001;27(5):358-61.

Hembrough MW, Steiman HR, Belanger KK. Condensação lateral em canais preparados com instrumentos rotatórios de níquel-titânio: uma avaliação do uso de três cones mestre diferentes. J Endod. 2002;28(7):516-9.

Wilson BL, Baumgartner JC. Comparação da penetração do espalhador durante a compactação lateral de guta-percha cónica .04 e .02. J Endod. 2003;29(12):828.

Gharai SR, Thorpe JR, Strother JM, McClanahan SB. Comparação das forças geradas e da microinfiltração apical utilizando os afastadores de dedo de níquel-titânio e de aço inoxidável em canais curvos. J Endod. 2005;31(3):198-200.

Marshall FS, Massler M. O selamento de dentes sem polpa avaliado com radioisótopos. J Dent Med. 1961;16:172.

Schilder H. Compactação vertical de guta-percha quente. In: Gerstein H editor. Técnicas em endodontia clínica. Philadelphia: WB Saunders; 1983.76

Glickman GN, Gutmann JL. Perspectivas contemporâneas sobre a obturação do canal. Dent Clin North Am. 1992;36(2):330.

McSpadden J. Endodontia. Seminário de Palm Springs;1992.

Tagger M, Tamse A, Katz A, et al. Avaliação do selamento apical produzido por um método híbrido de obturação do canal radicular, combinando a condensação lateral e a compactação térmica. J Endod. 1984;10(7):299-303.

Moreno A. Obturação de canais radiculares com guta-percha termo-mecanicamente amolecida. J Endod. 1977; 3(5):186-8.

Kumar M, Nallkkapalayam S, Prabu PS, Prabu N, Rathinasamy S. Capacidade de vedação das técnicas de obturação por condensação lateral, guta-percha termoplastificada e guta-percha fluida: Um estudo comparativo in vitro. J Pharm Bioallied Sci. 2012;4(Suppl 2):S131-S135.

Mccullagh JJP, Biagioni PA, Lamey PJ, Hussey DL. Avaliação termográfica da obturação do canal radicular utilizando compactação termo-mecânica. Int Endod J. 1997; 30(3):191-5.

Lipski M. A temperatura da superfície da raiz aumenta in vitro durante a obturação do canal radicular com guta-percha termoplastificada num suporte ou por injeção. J Endod. 2004;30(6):441-3.

Lipski M. Avaliação Termográfica Infravermelha In Vitro das Temperaturas da Superfície da Raiz Geradas pela Técnica de Obturação com Guta-Percha Injetável Termoplastificada de Alta Temperatura. J Endod. 2006;32(5):438-41.

Zhou X, Chen Y, Wei X, Liu L, Zhang F, Shi Y, Wu W. Transferências de calor para os tecidos periodontais e guta-percha durante a obturação termoplastificada do canal radicular num modelo de análise de elementos finitos. Oral Surg Oral Med Oral Pathol Oral Radiol Endod. 2010;110(2):257-263.

Al-Shimari SAT, Al-Nuaimi NE. Elevação da temperatura da superfície dos canais radiculares obturados com diferentes técnicas de obturação de guta-percha termoplastificada - um estudo in vitro. J Bagh Coll Dentistry 2014; 26(1):67-70).

Romero AD, Green DB, Wucherpfennig AL. Transferência de Calor para o Ligamento Periodontal Durante Procedimentos de Obturação Radicular Utilizando um Modelo In Vitro. J Endod. 2000;26(2):85-7.

Lipski M, Woiniak K. Avaliação termográfica infravermelha in vitro do aumento da temperatura da superfície da raiz durante o retratamento com Thermafil utilizando o sistema B. J Endod. 2003;29(6):413-5.

Villegas JC, Yoshiok T, Kobayashi C, et al. Utilização do Sistema B em três passos versus num só passo: avaliação das obturações de guta-percha nos canais radiculares e da sua adaptação às paredes do canal. J Endod. 2004;30(10):719.

Gimlin DR, Parr CH, Aguirre-Ramirez G. A Comparison of Stresses Produced during Lateral and Vertical

Condensation Using Engineering Models (Comparação das tensões produzidas durante a condensação lateral e vertical utilizando modelos de engenharia). J Endod. 1986;12(6):235-41.

Blum JY, Parahy E, Micailef JP. Análise das Forças Desenvolvidas Durante a Obturação: Compactação Vertical Quente. J Endod. 1997;23(2):91-95.

Guimarães MRFSG, Gomide HA, Oliveira MAVC, Biffi JCG. Análise das forças desenvolvidas durante a obturação de canais radiculares por diferentes operadores. Dental Press Endod. 2011;1(1):52-7.

Palamidakis FD, Panou A, Papadokostaki KG, Leontakianakos G, Stathopoulos VN, Kontakiotis EG. Dispositivo e materiais para avaliação in vitro das forças desenvolvidas nos dentes e estruturas periodontais durante as práticas dentárias. J Dent Biomech 2013;4(4):1-7.

Darrag AM / Fayyad DM. Adesivos em endodontia. Parte II: Papel da adesão na obturação do canal radicular. Endodontic Practice Today 2011;5(2):87-105.

Shipper G, 0rstavik D, Teixeira FB, Trope M. Uma avaliação da fuga microbiana em raízes preenchidas com um material de preenchimento de canais radiculares à base de polímero sintético termoplástico (Resilon). J Endod. 2004;30(5):342-7.

Teixeira FB, Teixeira EC, Thompson J, Leinfelder KF, Trope M. A colagem dentária atinge o sistema de canais radiculares. J Esthet Restor Dent. 2004;16(6):348-54.

Fisher MA, Berzins DW, Bahcall JK. Uma comparação in vitro da resistência de união de vários materiais de obturação à dentina do canal radicular, utilizando um desenho de teste push-out. J Endod. 2007;33(7):856-8.

Yesilsoy C. Evidência radiográfica da absorção de Hydron de um canal radicular obturado. J Endod. 1984;10(7):321-3.

Hosoya N, Nomura M, Yoshikubo A, Arai T, Nakamura J, Cox CF. Efeito dos métodos de secagem do canal no selamento apical. J Endod. 2000;26(5):292-94.

Petschelt A. Secagem de canais radiculares. Dtsch Zahnarztl Z 1990;45:222-6.

Chirila TV, Chen YC, Griffin BJ, et al. Esponjas hidrofílicas à base de metacrilato de 2 hidroxietilo: efeito da composição da mistura de monómeros na dimensão dos poros. Polym Int. 1993;32(3):221-32.

Liu Q, Hedberg EL, Liu Z, Bahulekar R, Meszlenyi RK, Mikos AG. Preparação de hidrogéis macroporosos de poli(metacrilato de 2-hidroxietilo) por separação de fases melhorada. Biomaterials. 2000;21(21):2163-9.

Williams C1, Loushine RJ, Weller RN, Pashley DH, Tay FR. Uma comparação da força coesiva e da rigidez do Resilon e da guta-percha. J Endod. 2006;32(6):553-5.

Sarkar NK, Caicedo R, Ritwik P, Moiseyeva R, Kawashima I. Base físico-química das propriedades biológicas do agregado de trióxido mineral. J Endod. 2005;31(2):97-100.

Bozeman TB, Lemon RR, Eleazer PD. Análise elementar do precipitado cristalino do MTA cinzento e branco. J Endod. 2006;32(5):425-8.

Haecker CJ, Garboczi EJ, Bullard JWM, Bohn RB, Sun Z, Shah SP, et al. Modelação das propriedades elásticas lineares da pasta de cimento Portland. Cement Concr Res. 2005;35(10):1948-60.

Mohammadi Z, Yazdizadeh M, Khademi A. Capacidade de selagem do MTA e de um novo material de obturação radicular. Clin Pesq Odontol. 2006;2(5/6):367-371.

Koch K, Brave D. O aumento da utilização de biocerâmica em endodontia. 2009:39-43. Disponível em: http://www.ibioceramix.com.

Lee KW, Williams MC, Camps JJ, Pashley DH. Adhesion of endodontic sealers to dentin and guttapercha. J Endod. 2002;28(10):684-8.

Koch K, Min PS, Stewart GG. Comparação da fuga apical entre o Ketac Endo sealer e o Grossman sealer. Oral Surg Oral Med Oral Pathol. 1994;78(6):784-7.

Saunders WP, Saunders EM, Herd D, Stephens E. A utilização de ionómero de vidro como selante de canais radiculares - um estudo piloto. Int Endod J. 1992;25(5):238-44.

Lertchirakarn V, Timyam A, Messer HH. Effects of root canal sealers on vertical root fracture resistance of endodontically treated teeth. J Endod. 2002;28(3):217-9.

Jia WT, Alpert B. Root canal filling material. Instituto de Patentes e Marcas Registadas dos Estados Unidos. Pedido de Patente dos Estados Unidos 20030113686, 19 de junho de 2003.

Jia, WT. Instituto de Patentes e Marcas dos Estados Unidos. Material de enchimento dentário. Pedido de Patente dos Estados Unidos 20050066854, 31 de março de 2005.

Jia WT, Trope M, Alpert B. United States Patent & Trademark Office. Material de enchimento dentário. Pedido de Patente dos Estados Unidos 20050069836, 31 de março de 2005.

Shipper G, Teixeira FB, Arnold RR, Trope M. Inflamação periapical após inoculação microbiana coronal de raízes de cães preenchidas com guta-percha ou Resilon. J Endod. 2005;31(2):91-6.

Teixeira FB, Teixeira EC, Thompson J, Leinfelder KF, Trope M. A colagem dentária atinge o sistema de canais radiculares. J Esthet Restor Dent. 2004;16(6):348-54.

Tay FR, Pashley DH, Williams MC, Raina R, Loushine RJ, Weller RN, et al. Suscetibilidade à degradação de um material de obturação de canais radiculares à base de policaprolactona. I. Hidrólise alcalina. J Endod. 2005;31(8):593-8.

Hiraishi N, Papacchini F, Loushine RJ, Weller RN, Ferrari M, Pashley DH, et al. Resistência de união ao cisalhamento do Resilon a um selante de canal radicular à base de metacrilato. Int Endod J. 2005;38(10):753-63.

Tay FR, Loushine RJ, Lambrechts P, Weller RN, Pashley DH. Factores geométricos que afectam a adesão da dentina nos canais radiculares: uma abordagem de modelação teórica. J Endod. 2005;31(8):584-9.

Kokorikos I, Kolokouris I, Economides N, Gogos C, Helvatjoglu-Antoniades M. Avaliação a longo prazo da capacidade de selagem de dois selantes de canais radiculares em combinação com agentes de ligação auto-condicionantes. J Adhes Dent. 2009;11(3):239-46.

Lambor RT, de Ataide Id, Chalakkal P, Akkara F, Shariff SA, Fernandes KS. Uma comparação in vitro entre as capacidades de selamento apical do resilon com o selante Epiphany e da guta-percha com o selante AH plus. Indian J Dent Res. 2012;23(5):694.

Shashidhar J, Shashidhar C. Gutta percha versos resilon: Uma comparação in vitro da resistência à fratura em dentes tratados endodonticamente. J Indian Soc Pedod Prev Dent. 2014;32(1):53-7.

Haschke E. Métodos de obturação de um canal radicular com cones endodônticos adesivos e materiais de obturação e selagem polimerizáveis. Gabinete de patentes e marcas registadas dos Estados Unidos. Número da patente: US 7,261,563 B2, 28 de agosto de 2007.

Jensen SD, Fischer DE. Método de preenchimento e selagem de um canal radicular. Gabinete de patentes e marcas registadas dos Estados Unidos. Número da patente: US 7,320,598 B2, 22 de janeiro de 2008.

Tay FR, Loushine RJ, Monticelli F, Weller RN, Breschi L, Ferrari M, Pashley DH. Effectiveness of resin-coated gutta-percha cones and a dual-cured, hydrophilic methacrylate resin-based sealer in obturating root canals. J Endod. 2005;31(9):659- 64.

Kim YK, Grandini S, Ames JM, Gu LS, Kim SK, Pashley DH, Gutmann JL, Tay FR. Critical review on methacrylate resin-based root canal sealers. J Endod. 2010;36(3):383-99.

Hammad M, Qualtrough A, Silikas N. Avaliação da obturação do canal radicular: um estudo tridimensional in vitro. J Endod. 2009;35(4):541-4.

Patil SA, Dodwad PK, Patil AA. Comparação in vitro das resistências de união dos sistemas de obturação Gutta-percha/AH Plus, Resilon/Epiphany self-etch e EndoREZ à dentina intraradicular, utilizando um desenho de teste push-out. J Conserv Dent. 2013;16(3):238-42.

Koch K, Brave D. Uma nova técnica de obturação endodôntica. 2006;25:102-107. Disponível em: http://www.dentistrytoday.com/endodontics/1104.

Bitter E, Kielbassa AM. Restaurações pós-endodônticas com sistemas de pinos compósitos reforçados com fibras cimentadas adesivamente: Uma revisão. Am J Dent. 2007;20(6):353-360.

Dietschi D, Bouillaguet S, Sadan A. A restauração do dente tratado endodonticamente. Em: Cohen S, Burns RC, editores. Pathways of the pulp. 10ª ed., St. St. Louis: Mosby; p.777-807.

Hansen EK, Asmussen E. Fracturas in vivo de dentes posteriores tratados endodonticamente e restaurados com resina ligada ao esmalte. Endod Dent Traumatol. 1990;6(5):218-225.

Mannocci F, Qualtrough AJ, Worthington HV, Watson TF, Pitt Ford TR. Comparação clínica aleatória de dentes tratados endodonticamente restaurados com amálgama ou com pinos de fibra e resina composta: resultados a cinco anos. Oper Dent. 2005;30(1):9-15.

Willershausen B, Tekyatan H, Krummenauer F, Marroquin BB. Taxa de sobrevivência de dentes tratados endodonticamente em relação a técnicas conservadoras versus pós-inserção - um estudo retrospetivo. Eur J Med Res. 2005;10(5):204-8.

Atiyah AH, Baban LM. Resistência à fratura de pré-molares tratados endodonticamente com cavidades MOD extensas restauradas com diferentes restaurações de compósito (um estudo in vitro). J Bagh Coll Dentistry 2014; 26(1):7-15.

Fernandes AS, Dessai GS. Factores que afectam a resistência à fratura de dentes reconstruídos pós-core: uma revisão. Int J Prosthodont. 2001;14(4):355-63.

Ree M, Schwartz RS. A interface endo-restauradora: conceitos actuais. Dent Clin North Am. 2010;54(2):345-74.

Assif D, Bitenski A, Pilo R, Oren E. Efeito do desenho do pilar na resistência à fratura de dentes tratados endodonticamente com coroas completas. J Prosthet Dent. 1993;69(1):36-40.

Isidor F, Odman P, Brondum K. Carga intermitente de dentes restaurados com pilares pré-fabricados de fibra de carbono. Int J Prosthodont. 1996;9(2):131-136.

Goodacre CJ, Baba NZ. Restauração de dentes tratados endodonticamente. Em: Ingle JI, Bakland LK, editores. Endodontia. Londres: BC Decker Inc; 2007. p.1431-73.

Adanir N, Belli S. Avaliação do efeito de diferentes comprimentos de pilares na resistência à fratura de um sistema de pilares de fibra de vidro. Eur J Dent. 2008;2(1):23-28.

Pereira JR, do Valle AL, Juvencio TM, Fernandes TMF, Ghizoni, JS, de Reis S, et al. Efeito do comprimento do pino em dentes tratados endodonticamente: resistência à fratura. Braz J Oral Sci. 2010;9(3):371-375.

Seifi M, Heidari B, Aghdaee NA, Ebrahimzadeh S. Efeito do comprimento e diâmetro do pilar de compósito reforçado com fibra (FRC) na resistência à fratura da estrutura dentária remanescente. JDMT. 2013;4(2):50-53.

Jindal S, Jindal R, Gupta K, Mahajan S, Garg S. Avaliação comparativa do efeito de reforço de diferentes sistemas de pilares na restauração de dentes anteriores humanos tratados endodonticamente com dois comprimentos diferentes de preparação do espaço para pilares - um estudo in vitro. J Dent (Teerão). 2013;10(2):124-33.

Stern N, Hirshfeld Z. Princípios de preparação de dentes tratados endodonticamente para restaurações de pinos e núcleos. J Prosthet Dent. 1973;30(2):162-165.

Halle E, Nicholls J, Hassel V. Uma comparação in vitro de um pilar e núcleo ocos e de um pilar e núcleo ocos personalizados. J Endod. 1984;10(3):96-100.

Pilo R, Tamse A. Espessura de dentina residual em pré-molares inferiores preparados com brocas gates glidden e ParaPost. J Prosthet Dent. 2000;83(6):617-623.

Standlee JP, Caputo AA, Hanson EC. Retenção de pinos endodônticos: efeitos do cimento, comprimento do pino, diâmetro e desenho. J Prosthet Dent. 1978;39(4):400-5.

Trabert KC, Caput AA, Abou-Rass M. Fratura dentária - uma comparação entre tratamentos endodônticos e restauradores. J Endod. 1978;4(11):341-5.

Wu XH, Chen XM, Yang Y, Niu L, Yao W. Efeitos do diâmetro do pilar na retenção do sistema de coroa pós-núcleo. Hua Xi Kou Qiang Yi Xue Za Zhi. 2005;23(3):220-2.

Grieznis L, Apse P, Soboleva U. The effect of 2 different diameter cast posts on tooth root fracture resistance in vitro. Estomatologia. 2006;8(1):30-2.

Jalaliana E, Mirzaeib M. Avaliação in vitro do efeito de diferentes diâmetros de pinos de fibra de quartzo na resistência à fratura de raízes dentárias. Rev Clin Pesq Odontol. 2009;5(1):29-36.

Farina AP, Weber AL, Severo BD, Souza MA, Cecchin D. Efeito do comprimento do pino e do tecido radicular remanescente na resistência à fratura de pinos de fibra reembasados com resina composta. J Oral Rehabil. 2014:doi: 10.1111/joor.12243.

Schwartz RS, Robbins JW. Colocação de pinos e restauração de dentes tratados endodonticamente: uma revisão da literatura. J Endod. 2004;30(5):289-301.

Juloski J, Radovic I, Goracci C, Vulicevic ZR, Ferrari M. Ferrule effect: Uma revisão da literatura. J Endod. 2012;38(1):11-19.

Akkayan B. Um estudo in vitro que avalia o efeito do comprimento da ponteira na resistência à fratura de dentes tratados endodonticamente restaurados com sistemas de pinos reforçados com fibra e zircónia. J Prosthet Dent. 2004;92(2):155-62.

Dikbas I, Tanalp J, Ozel E, Koksal T, Ersoy M. Avaliação do efeito de diferentes desenhos de virolas na resistência à fratura de incisivos centrais superiores tratados endodonticamente com pinos de fibra, núcleos de compósito e restaurações de coroa. J Contemp Dent Pract. 2007;8(7):62-9.

Ma PS, Nicholls JI, Junge T, Phillips KM. Fadiga de carga de dentes com diferentes comprimentos de virola, restaurados com pinos de fibra, núcleos de resina composta e coroas de cerâmica pura. J Prosthet Dent. 2009;102(4):229-34.

Aggarwal V, Singla M, Yadav S, Yadav H, Sharma V, Bhasin SS. The effect of ferrule presence and type of dowel on fracture resistance of endodontically treated teeth restored with metal-ceramic crowns. J Conserv Dent. 2014;17(2):183-7.

Simring M, Goldberg M. A abordagem da bolsa pulpar: Periodontite retrógrada. J Periodontol 1964;35:22-48.

Simon JH, Glick DH, Frank AL. A relação das lesões endodônticas-periodônticas. J Periodontol. 1972;43(4):202-8.

Haueisen H, Heidemann D. Hemisecção para tratamento de uma lesão endodôntica-periodontal avançada: relato de um caso. Int Endod J. 2002;35(6):557-72.

Bhatia G, Khatri M, Singh G, Punhani D, Saxena S. Lesões periodontais-endodônticas ou endodônticas-periodontais??? (Um Dilema de Diagnóstico). Jornal Único de Ciências Médicas e Dentárias 2013;1(2):6-10.

Weine FS. Problemas Endodônticos-Periodontais. Em: Weine FS editores. Endodontic therapy, 5th ed. St. Louis:C.V Mosby Co 1998:640-673.

Sunitha V R, Emmadi P, Namasivayam A, Thyegarajan R, Rajaraman V. O continuum periodontal - endodôntico: Uma revisão. J Conserv Dent. 2008;11(2):54-62.

Abbott PV, Salgado JC. Estratégias para o tratamento endodôntico de doenças endodônticas e periodontais concomitantes. Aust Dent J. 2009;54(Suppl 1):S70-85.

Jaoui L, Machtou P, Ouhayoun JP. Avaliação a longo prazo do tratamento endodôntico e periodontal. Int Endod J. 1995;28(5):249-254.

Lin S, Tillinger G, Zuckerman O. Lesões de bifurcação endodôntico-periodônticas: Uma nova opção de tratamento. J Contemp Dent Pract. 2008;(9)4:107-114.

Kim E, Song JS, Jung LY, Lee SJ, Kim S. Estudo Clínico Prospetivo Avaliando os Resultados da Microcirurgia Endodôntica em Casos com Lesões de Origem Endodôntica Comparados com Casos com Lesões de Origem Periodontal-Endodôntica Combinada. J Endod. 2008;34(5):546-551.

Somanath G, George G, Sinha JN, Gautam V. Abordagem interdisciplinar no tratamento de lesões endodônticas. Lesão Periodontal: Um relato de caso. Jornal da Faculdade Universal de Ciências Médicas 2013;1(3):58-61.

Figini L, Lodi G, Gorni F, Gagliani M. Visitas únicas versus múltiplas para tratamento endodôntico de dentes permanentes. Cochrane Database Syst Rev. J Endod. 2008;34(9):1041-7.

Sathorn C, Parashos P, Messer H.H. Eficácia do tratamento endodôntico de visita única versus visita múltipla em dentes com periodontite apical: uma revisão sistemática e meta-análise. Int Endod J. 2005;38(6):347-355.

Singh S, Garg A. Incidence of post-operative pain after single visit and multiple visit root canal treatment: Um ensaio aleatório controlado. J Cons Dent. 2012;15(4):323-327.

Nandakishore KJ, Shija AS, Vinaychandra R. Endodontia de visita única - Uma revisão. Jornal de Ciências da Saúde e Investigação 2011;2(1):23-8.

Ashkenaz PJ. One-visit endodontics. Dent Clin North Am 1984;28(4):853-63.

Oliet S. Endodontia de visita única: Um estudo clínico. J Endod. 1983;9(4):147-52.

Su Y, Wang C, Ye L. Healing Rate and Post-obturation Pain of Single- versus Multiple-visit Endodontic Treatment for Infected Root Canals: A Systematic Review. J Endod. 2011;37(2):125-132.

Bhagwat S,Mehta D. Incidence of post-operative pain following single visit endodontics in vital and non-vital teeth: Um estudo in vivo. Contemp Clin Dent. 2013;4(3):295-302.

Silveira AM, Lopes HP, Siqueira JF, Macedo SB, Consolaro A. Reparo perirradicular após tratamento endodôntico em duas visitas, utilizando duas diferentes medicações intracanais, comparado ao tratamento endodôntico em visita única. Braz Dent J. 2007;18(4):299-304.

Vera J, Siqueira JF, Ricucci D, LoghinS, Fernández N, Flores B, et al. Tratamento endodôntico de dentes com periodontite apical em uma versus duas visitas: Um estudo histobacteriológico. J Endod. 2012;38(8):1040-1052.

Malhotra N, Kundabala M, Acharya S. Abordagem endodôntica contemporânea: tratamento de canal radicular de visita única revisitado. Endodontic Practice Today 2009;3(3):215-225.

Siddiqui TM, Wali A, Shafiq K, Qamar N, Azam K, Tahir N. Comparação da Incidência de Flare-ups Pós-obturação após Tratamento de Canal Radicular de Visita Única e Múltipla. Jornal da Universidade Dow de Ciências da Saúde de Karachi 2011;5(2):47-50.

Roane JB, Dryden JA, Grimes EW. Incidence of post-operative pain after single- and multiple-visit endodontic procedures (Incidência de dor pós-operatória após procedimentos endodônticos de visita única e múltipla). Oral Surg Oral Med Oral Pathol Oral Radiol Endod. 1983;55(1):68-72.

Albashaireh ZS, Alnegrish AS. Dor pós-obturação após terapia endodôntica de visita única e múltipla. Um estudo prospetivo. J Dent. 1998;26(3):227-32.

Oginni A, Udoye CI. Surtos endodônticos: comparação da incidência entre procedimentos de visita única e múltipla em pacientes atendidos num hospital universitário nigeriano. Odontostomatol Trop. 2004;27(108):23-7.

Al-Negrish AR, Habahbeh R. Flare up rate related to root canal treatment of asymptomatic pulpally necrotic central incisor teeth in patients attending a military hospital. J Dent. 2006;34(9):635-40.

Penesis VA, Fitzgerald PI, Fayad MI, Wenckus CS, BeGole EA, Johnson BR. Resultado do tratamento endodôntico de uma visita e de duas visitas em dentes necróticos com periodontite apical: um ensaio aleatório controlado com avaliação de um ano. J Endod. 2008;34(3):251-7.

Malhotra N, Mala K, Reddy S, Singh P, Acharya S, Shenoy R. Incidência de dor pós-operatória após terapia endodôntica de visita única em dentes com uma e várias raízes. Malaysian Dental J. 2010;31(2):71-7.

El Mubarak AHH, Abubakr NH, Ibrahim YE. Dor pós-operatória no tratamento de canais radiculares de visita múltipla e de visita única. J Endod. 2010;36(1):36-9.

Dorasani G, Madhusudhana K, Chinni SK. Avaliação clínica e radiográfica do tratamento endodôntico de visita única e de visita múltipla em dentes com patologia periapical: Um estudo in vivo. J Conserv Dent. 2013;16(6)484-8.

Weine FS, Buchanan SL. Controvérsias em endodontia clínica: Parte 2. Tratamento de consulta única versus tratamento de consulta múltipla. Compend Contin Educ Dent. 1997;18(2):140-4,146,148 passim;quiz 156.

Gibbons RV. Germs, Dr. Billings, and the theory of focal infection (Germes, Dr. Billings e a teoria da infeção focal). Clin Infect Dis. 1998;27(3):627-33.

Baumann MA, Beer R. Endodontologia e saúde sistémica geral. Endodontologia 2011.

Conrads G, Gharbia SE, Gulabivala K, Lampert F, Shah HN. A utilização de uma PCR 16S rDNA para a deteção de bactérias endodontopatogénicas. J Endod. 1997;23(7):433-438.

Gonçalves RB, Mouton C. Deteção molecular de Bacteroides forsythus em canais radiculares infectados. J Endod. 1999;25(5):336-340.

Machado de Oliveira JC, Siqueira JF Jr, Alves GB, Hirata R Jr, Andrade AFB. Deteção de Porphyromonas endodontalis em canais radiculares infectados pela reação em cadeia da polimerase dirigida pelo gene 16s rRNA. J Endod. 2000;26(12):729-732.

Hashimura T, Sato M, Hoshino E. Deteção de Slackia exigua, Mogibacterium timidum e Eubacterium saphenum em amostras pulpares e perirradiculares utilizando o método de reação em cadeia da polimerase (PCR). Int Endod J. 2001;34(6):463-470.

Jung I-Y, Choi B-K, Kum K-Y, Yoo Y-J, Yoon T-C, Lee S-J, et al. Identificação de espiroquetas orais ao nível da espécie e sua associação com outras bactérias em infecções endodônticas. Oral Surg Oral Med Oral Pathol Oral Radiol Endod. 2001;92(3):329-334.

Roças IN, Siqueira JF Jr, Santos KR, Coelho AM. "Complexo vermelho" (Bacteroides forsythus, Porphyromonas gingivalis e Treponema denticola) em infecções endodônticas: uma abordagem molecular. Oral Surg Oral Med Oral Pathol Oral Radiol Endod. 2001;91(4):468-471.

Siqueira J Jr, Roças IN, Oliveira JCM, Santos KRN. Deteção de patógenos orais putativos em abscessos perirradiculares agudos por PCR direto 16S rDNA. J Endod. 2001;27(3):164-167.

Siqueira J Jr, Roças IN, Moraes SR, Santos KRN. Amplificação direta de seqüências do gene rRNA para identificação de patógenos orais selecionados em infecções de canais radiculares. Int Endod J. 2002;35:345-351.

Jindal D, Raisingani D, Sharma M, Soni D, Dabas H. Auxiliares de diagnóstico contemporâneos em endodontia. Jornal de Evolução das Ciências Médicas e Dentárias 2014;3(6):1526-1535.

Schnettler JM. Wallace JA. A oximetria de pulso como ferramenta de diagnóstico da vitalidade pulpar. J Endod. 1991;17(10):488-90.

Monari V, Lima-Arsati YBO, Rodrigues JA. Evitando a exposição pulpar em lesões profundas de cárie: técnica de escavação por etapas. Rev Gaúcha Odontol. 2011;59(4):633-638.

Dominguez MS, Witherspoon DE, Gutmann JL, Opperman LA. Avaliação histológica e por microscopia eletrónica de varrimento de vários materiais vitais para terapia pulpar. J Endod. 2003;29(5):324-33.

Junn DJ, McMillan P, Bakland LK, Torabinejad M. Avaliação quantitativa da formação de pontes de dentina após o capeamento pulpar com agregado de trióxido mineral (MTA). J Endod. 1998;24:278.

Pitt-Ford TR, Torabinejad M, Abedi HR, Bakland LK, Kariyawasam SP. Utilização do agregado de trióxido mineral como material de capeamento pulpar. J Am Dent Assoc. 1996;127(10):1491-4.

Thomson TS, Berry JE, Somerman MJ, Kirkwood KL. Cementoblasts maintain expression of osteocalcin in the presence of mineral trioxide aggregate. J Endod. 2003;29(6):407-12.

Camp JH. Dilemas de diagnóstico na terapia da polpa vital: o tratamento da dor de dentes está a mudar, especialmente em dentes jovens e imaturos. Pediatr Dent. 2008;30(3):197-205.

Mehta N, Raisingani D, Gupta S, Sharma M. Tendências endodônticas: onde estamos e onde devemos estar - um relatório de inquérito. Jornal do Povo de Investigação Científica 2013;6(2):30-7.

Gopikrishna V, Pare S, Pradeep Kumar AR, Narayanan LL. Irrigation protocol among endodontic faculty and post-graduate students in dental colleges of India (Protocolo de irrigação entre professores de endodontia e estudantes de pós-graduação em faculdades de medicina dentária da Índia): A survey. J Conserv Dent. 2013;16(5):394-8.

Haapasalo M, Shen Y, Qian W, Gao Y. Irrigação em endodontia. Dent Clin North Am. 2010;54(2):291-312.

Spencer HR, Ike V, Brennan PA. Revisão: o uso de hipoclorito de sódio em endodontia - potenciais complicações e sua gestão. Bri Dent J. 2007;202(9):555-559.

White RR, Hays GL, Janer LR. Atividade antimicrobiana residual após irrigação do canal com clorhexidina. J Endod. 1997;23(4):229-31.

Shrestha D, Dahal M, Karki S. An endodontic practice profile amongst general dental practitioners in Kathmandu: Um inquérito por questionário. Journal of College of Medical Sciences-Nepal 2013;9(4):40-50.

Estrela C, Pécora JD, Souza-Neto MD, Estrela CR, Bammann LL. Efeito do veículo nas propriedades antimicrobianas de pastas de hidróxido de cálcio. Braz Dent J. 1999;10(2):63-72.

Estrela C, Holanda R. Hidróxido de Cálcio: Estudo Baseado em Evidências Científicas. J Appl Oral Sci. 2003;11(4):269-82.

Gupta R, Rai R. The Adoption of New Endodontic Technology by Indian Dental Practitioners: A Questionnaire Survey. J Clin Diagn Res. 2013;7(11):2610-4.

Rajeswari P, Gopikrishna V, Parameswaran A, Gupta T, Kandaswamy D. Avaliação in-vitro da microinfiltração apical da guta-percha aquecida thermafil e obtura II em comparação com a condensação lateral a frio utilizando o sistema de filtração de fluidos. Endodontology 2005;17(2):24-31.

Gutmann JL, Rakusin H, Powe R, Bowles WH. Avaliação da transferência de calor durante a obturação do canal radicular com guta-percha termoplastificada. Parte II. Resposta in vivo aos níveis de calor gerados. J Endod. 1987;13(9):441-448.

Er O, Yaman SD, Hasan M. Análise por elementos finitos dos efeitos da obturação térmica nos dentes caninos superiores. Oral Surg Oral Med Oral Pathol Oral Radiol Endod. 2007;104(2):277-286.

Eriksson AR, Albrektsson T. Níveis de limiar de temperatura para lesão do tecido ósseo induzida pelo calor: um estudo vital-microscópico no coelho. J Prosthet Dent. 1983;50(1):101-107.

Meister F, Lommel TJ, Gerstein, H. Diagnóstico e possíveis causas de fracturas radiculares verticais. Oral Surg Oral Med Oral Pathol Endod. 1980; 49:243-253.

Tamse A. Fratura vertical iatrogénica da raiz em dentes tratados endodonticamente. Endod Dent Traumatol. 1988;4(5):190-6.

Sorensen JA, Engelman MJ. Desenho da ponteira e resistência à fratura de dentes tratados endodonticamente. J Prosthet Dent. 1990;63(5):529-36.

Dodge JS. Obturação radicular imediata. Dental Cosmos 1887;29:234-5.

Pekruhn RB. Terapia endodôntica de visita única: um estudo clínico preliminar. J Am Dent Assoc. 1981;103(6):875-877.

Jurcak JJ, Bellizzi R, Loushine RJ. Endodontia de visita única bem-sucedida durante a Operação Escudo do Deserto. J Endod. 1993;19(8):412-3.

Welch I. Tratamento endodôntico com uma consulta. J Can Dent Assoc. 1975;41:613 - 615.

Fava LR. A comparison of one versus two appointment endodontic therapy in teeth with non-vital pulps. Int Endod J. 1989;22(4):179-183.

Walton R, Fouad A. Endodontic interappointment flare-ups: um estudo prospetivo da incidência e factores relacionados. J Endod. 1992;18(4):172-177.

Jurcak JJ, Bellizzi R, Loushine RJ. Endodontia de visita única bem-sucedida durante a Operação Escudo do Deserto. J Endod. 1993;19(8):412-413.

Field JW, Gutmann JL, Solomon ES, Rakusin H. Uma avaliação clínica radiográfica retrospetiva da taxa de sucesso do tratamento do canal radicular numa única visita. Int Endod J. 2004;37(1):70-82.

Weiselberg M, Vogelson K. One-visit endodontics: not only could you but should you? J N J Dent Assoc. 1983;54(4):59-63.

Soltanoff W. Um estudo comparativo do procedimento endodôntico de visita única e de visita múltipla. J Endod. 1978;4(9):278-281.

Spangberg LS. Endodontia baseada em evidências: a idéia do tratamento em uma única visita [Comentário]. Oral Surg Oral Med Oral Pathol Oral Radiol Endod. 2001;91(6):617- 618.

Shenoy N, Shenoy A. Lesões endo-perio: Diagnóstico e considerações clínicas. Indian J Dent Res. 2010;21(4):579-85.

Ruddle CJ. Novas Direcções em Endodontia. Entrevista. Dent Today. 2002;21(2):74- 81.

Glickman GN, Koch KA. Endodontia do século XXI. J Am Dent Assoc. 2000;131 Suppl:39S-46S.

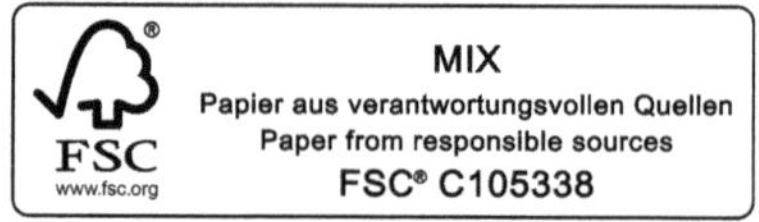

Printed by Books on Demand GmbH, Norderstedt / Germany